U0129991

袖珍中草药彩色图谱

A Pocket Color Atlas of Chinese Medicinal Herbs

编著 华碧春 陈小峰

绘图 余汉平 邓盈丰

余 峰 陈文虎

福建科学技术出版社

图书在版编目（CIP）数据

袖珍中草药彩色图谱/华碧春，陈小峰编著．—福州：福建科学技术出版社，1998.8（2014.6重印）
ISBN 978-7-5335-1313-9

Ⅰ．袖…　Ⅱ．①华…②陈…　Ⅲ．中草药—图谱
Ⅳ．R282-64

中国版本图书馆 CIP 数据核字（1999）第 49646 号

书　　名	**袖珍中草药彩色图谱**	
作　　者	华碧春　陈小峰	
出版发行	福建科学技术出版社	
地　　址	福州市东水路 76 号，邮编 350001	
网　　址	www.fjstp.com	
经　　销	各地新华书店	
排　　版	福建省科发电脑排版服务公司	
印　　刷	福建彩色印刷有限公司	
开　　本	787 毫米×1092 毫米　1/64	
印　　张	11.5625	
插　　页	4	
字　　数	321 千字	
版　　次	2014 年 6 月第 1 版第 27 次印刷	
书　　号	ISBN 978-7-5335-1313-9	
定　　价	42.00 元	

书中如有印装质量问题，可直接向本社调换

编写说明

在常用中草药中,植物类药物占大多数,使用也较普遍。为了便于基层医药人员、药农及广大群众识别、采集和应用中草药,编者参考了十余种书籍,筛选出370多种常用中草药,编写成这部图文并茂的《袖珍中草药彩色图谱》。本书同时以中药的临床功用为重点,较多地介绍了古今用药经验及实用单方、验方,目的是为中医临床和农村基层提供较实用的用药参考书。

一、本书药物以功用分为 16 大类,有些大类适当分成几个小类,分类及排序以临床实用为准。

二、本书有 300 种中草药配彩色原植物形态图(为节省篇幅,动物药、矿物药及少数植物药未配图)。植物图突出药用部分,图下附植物名及拉丁学名。对多种植物来源的中草药,限于篇幅,仅配一种植物的彩图,文字部分与之对应;同一种植物不同部分分别入药,或因炮制不同而功用有异者,以一图标出不同药用部分,读者可前后互参。

三、文字部分以功用、选方为主,具体设药名、来源、原植物、采制、性味功用、用量用法、选方等几项内容。

1. 药名:常用中药名,原则上取通用药材名。

2. 来源:指原植(动)物的科名、植(动)物名(未配图者附拉丁学名,已配图的省略)和药用部位。矿物药则注明类、族、矿石名或岩石名以及主要成分。

3. 原植物:配合彩图扼要描述形态、鉴别特征,尤其是药用部分的特征,并指明生长特性和分布地区,以利识别、采集。

4. 采制:指明采收时节,简介采收、炮制方法以及炮制品种。

5. 性味功用:包括药物性味、毒性、功效和应用,为了方便掌握应用,本书以药物功效为纲,对应分述各功效范围内的主要适应病证及同一病证的不同证型,适当介绍现代研究新进展和临床新用途。传统功用以中医术语表达,现代应用以西医术语表述。

6. 用量用法:煎服用量指干燥药物成人一日常用量,鲜品加倍。外用药无特殊要求者只写适量。有不同炮制品的写明不同炮制品的性味功用。同时写明病证、妊娠或配伍等用药禁忌,以及用药后可能出现的毒性或副作用。

7. 选方:简要介绍药物在不同病证或不同证型中

的具体应用和不同配伍,同时也介绍一些简便方和现代新用途。选方中突出主药的功效和应用(限于篇幅,未指明处方名),临床应用时可随证加减应用。

四、书末附录有三个部分。"常见病症选药"以西医病名为主,综合古今用药经验和现代研究成果,以供临床配方选用药物。"常见病症选方"参考有关书籍,选辑了常见病症的简便验方,供读者选用。"药名索引"以药名的笔画顺序排列,附药在目录中未出现,可据此索引查到。

因编者水平有限,如有不足或错误之处,敬请读者指正。

本书原植物部分及彩图承蒙福建师范大学植物学教授林来官审阅,在此深表谢忱!

华碧春　陈小峰
1998 年 2 月于福建中医学院

目录

5

1. 解表药
2. 清热药
3. 温里药
4. 祛湿药
5. 化痰止咳平喘药
6. 理气药
7. 理血药
8. 补虚药
9. 安神药
10. 平肝息风药
11. 开窍药
12. 消食药
13. 驱虫药
14. 泻下药
15. 固涩药
16. 外用药

麻　黄

为麻黄科植物草麻黄、木贼麻黄、中麻黄的草质茎。

原植物　草麻黄:草本状小灌木。高 20～40cm,无直立的木质茎。小枝圆表面细纵槽纹,常不明显,对生或轮生。叶膜质鞘状,生于节上,2 裂,裂片锐三角形。雌雄异株。种子 2。生于河床、沙滩、干草原。分布于甘肃、新疆、内蒙古、四川西部等地。

采制　秋采绿色草质茎,晒干,生用或蜜炙用。

性味功用　①发汗散寒:治风寒感冒无汗发热。②宣肺平喘:治肺气不宣、胸闷喘咳。③利水消肿:治风水浮肿。

用量用法　1.5～9g,水煎服。解表、利水宜生用,止咳平喘宜炙用。表虚自汗、阴虚盗汗、高血压、心功能不全、失眠者均忌用。

选方　①风寒感冒发热恶寒,头痛无汗:麻黄 9g,桂枝 10g,荆芥、羌活各 6g,甘草 3g,水煎服。②肺寒咳喘:麻黄 6g,杏仁 8g,细辛 3g,干姜 6g,水煎服。③风水水肿、小便不利:麻黄 6g,泽泻、茯苓各 10g,附子 6g,水煎服。④外科阴证(阴疽、流注、鹤膝风):麻黄 9g,熟地 15g,白芥子 10g,鹿角胶 15g,黄芪 15g,水煎服。

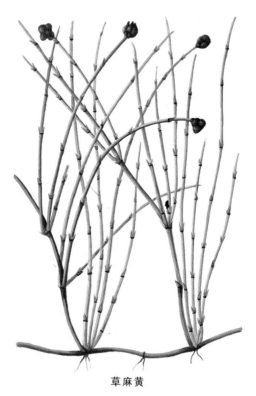

草麻黄

Ephedra sinica Stapf.

桂　枝

为樟科植物肉桂的嫩枝。

原植物　常绿乔木。树皮灰棕色,有细皱纹及小裂纹,皮孔椭圆形,芳香而味甜。叶互生,叶片革质,长椭圆形或披针形,全缘,具离基 3 出脉。花顶生或腋生,聚成圆锥花序,黄绿色,花被 6 片。果实椭圆形,熟时暗紫色。生于山坡、丛林,分布于广东、广西、云南等地,福建南部有栽培。

采制　春季割嫩枝,晒干或阴干,切片或切段用。

性味功用　辛、甘,温。①发汗解肌:治风寒感冒。②温通经脉:治胸痹心痛、脘腹冷痛、经闭腹痛、风湿肩臂冷痛。③助阳化气:治痰饮眩晕、小便不利、水肿等。

用量用法　3～10g,水煎服。外感热病、阴虚火旺、血热出血、孕妇、月经过多者忌用或慎用。

选方　①感冒:如无汗,桂枝、麻黄各 9g,荆芥、防风各 6g,水煎服;如汗出恶风,桂枝、白芍各 10g,生姜3g,水煎服。②胸痹心痛:桂枝、枳实、薤白各 10g,桃仁、红花各 6g,丹参 15g,水煎服。③经闭腹痛:桂枝10g,当归、川芎各 8g,吴茱萸、艾叶各 6g,水煎服。④风湿臂痛:桂枝、熟附子各 9g,姜黄、威灵仙各 12g,水煎服。⑤痰饮、水肿:桂枝 9g,茯苓、白术各 12g,车前子、泽泻各 10g,水煎服。

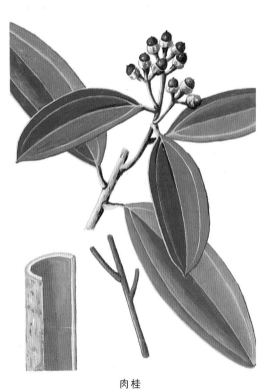

肉桂

Cinnamomum cassia Sieb.

紫　苏

为唇形科植物紫苏的茎、叶,其叶为紫苏叶,其茎为紫苏梗。

原植物　一年生草本,被长柔毛。有芳香气味。茎高 30～200cm,四棱形。叶对生,有长柄;叶片卵形,边缘有粗圆齿,背面紫色或两面紫色。疏生柔毛。夏秋开花;总状花序顶生和腋生;花红色或淡红色。小坚果近球形,有网状皱纹,灰棕色。生于山坡路边、屋旁阴湿处,或栽培于菜地。分布于南北各省。

采制　夏秋采茎,大暑前后采叶。阴干,生用。

性味功用　辛,温。①疏风散寒:治风寒感冒、咳嗽。②理气宽中:治脾胃气滞胸闷呕吐、妊娠恶阻。③解鱼蟹中毒:治食鱼蟹中毒之腹痛泄泻。

用量用法　3～10g,水煎服。不宜久煎。

选方　①感冒发热头痛:紫苏叶 12g,水煎服,温服取汗。②风寒咳嗽:紫苏叶 10g,陈皮、半夏各 6g,水煎服。③胃肠型感冒发热无汗、呕吐腹泻:紫苏梗带叶12g,藿香 8g,陈皮 10g,荆芥、防风各 8g,水煎服。④妊娠气胀、胸闷呕恶、胎动不安:紫苏梗 10g,姜制竹茹10g,砂仁 6g,制半夏 5g,水煎服。⑤食鱼、蟹等中毒:紫苏叶 10g,甘草 5g,生姜 5 片,水煎服;或鲜品 60g,捣汁服。

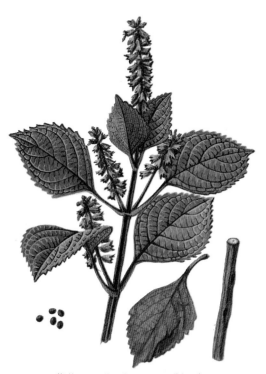

紫苏 *Perilla frutescens* (Linn.)
Britton var. *acuta* (Thunb.) Kudo

荆 芥

为唇形科一年生草本植物荆芥的地上部分。

原植物 一年生草本,高 60～80cm;有强烈香气。茎直立,四棱形,全株被灰白色短柔毛。叶对生,指状 3 裂,裂片 3～5,中部及上部叶无柄。轮伞花序,多轮密集生于枝端而成穗状。花冠青紫色或淡红色,唇形。雄蕊 4,二强。子房 4 深裂。小坚果卵形或椭圆形。多为栽培。分布于江苏、浙江、江西及山东等地。

采制 夏秋花开到顶、穗绿时采割。阴干切段。生用或炒黄、炒炭用。

性味功用 辛,微温。①祛风解表:治感冒发热。②透疹止痒:治麻疹、风疹、皮肤瘙痒症。③消疮止痛:治疮疡初起、痔疮肿痛、扁桃体肿大。④止血:治便血、崩漏、产后血晕。

用量用法 5～10g,水煎服。止血炒炭用。

选方 ①感冒发热头痛:荆芥、防风各 8g,川芎、白芷各 10g,水煎服。②疹出不透:荆芥 8g,葛根 15g,薄荷 5g,水煎服。③皮肤瘙痒:荆芥、薄荷各 6g,蝉蜕 5g,白蒺藜 10g,水煎服。④疮疡初起(发热恶寒、肿痛):荆芥 10g,金银花 15g,土茯苓 15g,水煎服。⑤痔疮肿痛:荆芥 30g,煎汤熏洗。⑥扁桃体肿大:荆芥、薄荷各 6g,玄明粉、青黛各 10g,研末,蜜水调点患处。

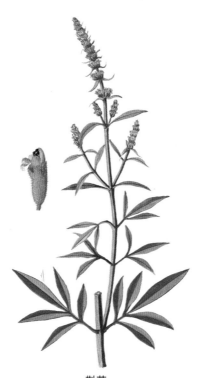

荆芥

Schizonepeta tenuifolia Briq.

防 风

为伞形科植物防风的根。

原植物　多年生草本,高20～80cm。根直而长,顶端密披棕黄色叶柄残基。花莛单生,二歧分枝。基生叶具长柄,2～3回羽状分裂,末回裂片条形至倒披针形,顶生叶具扩展叶鞘。复伞形花序顶生,伞幅5～9个,花梗4～9,花白色。双悬果。生于丘陵地带山坡草丛中。分布于东北及河北、四川、云南等地。

采制　春秋采挖根,晒干切片生用或炒炭用。

性味功用　辛、甘,微温。①解表祛风:治感冒头痛。②胜湿止痛:治风湿痹痛。③止痉:治破伤风。④止泻:治腹痛泄泻、肠风下血。

用量用法　3～10g,水煎服。止泻宜炒用。

选方　①感冒头痛:荆芥、防风各10g,苏叶、羌活各8g,水煎服。②风寒湿痹证:防风、羌活各10g,秦艽、苍耳各8g,苍术6g,水煎服。③破伤风:防风10g,天南星、白附子各8g,水煎服。④小儿高热惊风:防风10g,羚羊角1g(磨汁冲服),龙胆草、钩藤各8g,水煎服。⑤肝脾不和肠鸣痛泻:防风10g,白芍12g,陈皮6g,水煎服。⑥肠风下血:防风8g,荆芥炭、地榆炭各10g,水煎服。⑦霉菌性阴道炎:防风30g,艾叶30g,大戟10g,水煎冲洗阴道。

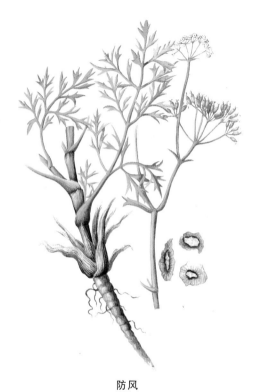

防风

Saposhnikovia divaricata (Turcz.) Schischk.

羌　活

为伞形科植物羌活及宽叶羌活的根茎及根。

原植物　羌活:多年生草本,高60～120cm。根茎圆柱状。基生叶和下部叶2～3回奇数羽状复叶,边缘有不等的钝锯齿;茎上部叶常无柄。复伞形花序,无总苞片,花白色。双悬果长圆形,背棱及侧棱有翅。生于高山阳坡草丛及灌木丛中。分布于青海、甘肃、四川等省。

采制　春秋采挖,干燥,切片生用。

性味功用　辛、苦,温。①解表散寒:治风寒感冒。②胜湿止痛:治风寒湿痹证、头风头痛、脊痛项强。

用量用法　5～10g,水煎服。脾胃虚弱呃逆呕吐、血虚痹证及头痛均慎用。

选方　①风寒感冒(恶寒发热、头身疼痛):羌活、白芷各8g,紫苏、荆芥、防风各6g,水煎服。②风寒湿痹(关节肌肉酸痛尤其是上半身痹痛):羌活、桂枝各10g,姜黄、当归各9g,水煎服。③头风头痛、头身困重:羌活、苍术各9g,白芷、蔓荆子各10g,川芎8g,水煎服。④脊痛项强:羌活、独活各10g,藁本、防风各8g,炖猪排,或牛脊骨,每周2次。

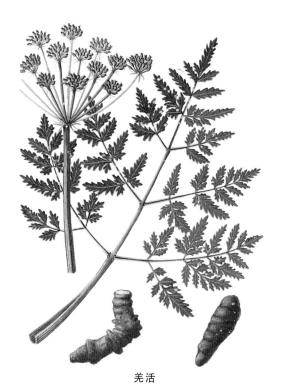

羌活

Notopterygium incisum Ting. ex H. T. Chang

白 芷

为伞形科植物白芷或杭白芷的根。

原植物 白芷:多年生大型草本。根圆锥形,粗大。茎粗壮中空,常呈紫色。茎生叶,有长柄,基部叶鞘半圆形,紫红色。2~3回羽状复叶,全裂,最后裂片披针形至倒卵形,基部下延呈翅状。花白色。双悬果椭圆形,分果爿具5棱。生于河边、溪旁或栽培。分布于华北、东北。北方、华东常见栽培。

采制 秋季叶黄时采挖,晒干切片生用。

性味功用 辛、温。①祛风止痛:治外感风寒头身疼痛、风湿痹痛、牙痛。②通鼻窍:治鼻塞、鼻渊。③消肿排脓:治痈疽肿疡。④润肤止痒:治风团、脱屑、湿烂渗液等皮肤损害。⑤燥湿止带:治寒湿带下。

用量用法 3~10g,水煎服,或入丸散。外用适量,研末作掺敷药、涂药,或水煎为洗渍药。

选方 ①外感风寒眉棱骨、前额痛痛甚:白芷10g,荆芥6g,水煎服。②风湿痹痛:白芷、羌活、威灵仙各12g,水煎服。③牙痛(寒痛):白芷、细辛或吴茱萸各8g,水煎漱口,或研末塞牙。④过敏性鼻炎、鼻窦炎鼻塞流浊涕:白芷、辛夷花、苍耳子、薄荷各8g,研末,开水冲泡,先熏后服。⑤疮疡、乳痈:白芷、当归各8g,银花、蒲公英各15g,水煎服。

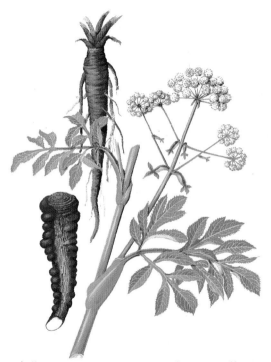

白芷　*Angelica dahurica*（Fisch. ex Hoffm.）
Benth. et Hook. f. ex Franch. et Sav.

细　辛

为马兜铃科植物北细辛、汉城细辛、华细辛的全草。

原植物　北细辛:多年生草本。根茎横走,有多数肉质根,气味芳香。叶基生,2~3片;叶片近心形,先端短锐尖或钝,基部深心形,全缘;上面脉上有短毛,下面近无毛。花单生,接近地面,紫褐色。蒴果半球形。生于山沟阴湿处或阴湿林及灌木丛中。分布于东北各省。

采制　夏秋连根采挖全草,阴干生用。

性味功用　辛,温;有小毒。①祛风解表:治风寒感冒。②散寒止痛:治风冷头痛、牙痛、痹痛。③温肺化饮:治寒痰咳喘。④宣通鼻窍:治鼻渊头痛。

用量用法　1.5~5g,水煎服;0.5~1g,入丸散用。反藜芦。

选方　①阳虚外感风寒(恶寒重发热轻、身冷蜷卧):细辛、麻黄各5g,附子10g,水煎温服。②头痛畏冷、得温则减:细辛4g,川芎、白芷各10g,水煎服。③牙痛:冷痛、口淡,细辛10g煎汤含漱;胃火牙痛、口臭,细辛5g,石膏30g,水煎含漱后吞服。④风湿性关节炎骨节冷痛:细辛5g,羌活、威灵仙、巴戟天10g,水煎服;药渣温熨痛处。⑤慢性支气管炎、支气管哮喘:细辛、干姜各5g,半夏、五味子各6g,茯苓15g,水煎服。

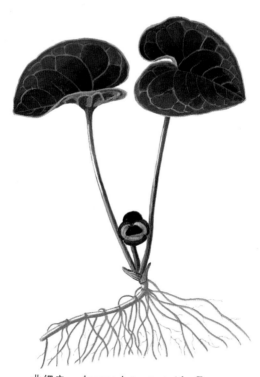

北细辛 *Asarum heterotropoides* Fr.
Schmidt var. *mand-shuricum* (Maxim.) Kitag.

藁 本

为伞形科植物藁本或辽藁本的根茎及根。

原植物 藁本:多年生草本。根茎为不规则团块。基生叶三角形,2回羽状全裂,末回裂片3~4对;茎上部的叶具扩展叶鞘。复伞形花序,顶生或腋生;总苞片羽状细裂,狭条形;小总苞线形或狭披针形;花白色。双悬果宽卵形。野生于向阳山坡草丛中或潮湿的水滩边。分布于陕西、甘肃、江西、四川、云南等地。

采制 春季采挖,晒干切片生用。

性味功用 辛,温。散风寒湿邪、止痛,治风寒头痛、巅顶痛、痹痛、寒湿腹痛、疥癣。

用量用法 3~10g,水煎服。外用适量,煎水洗或研末调涂。血虚头痛忌服。

选方 ①风寒头痛连及巅顶:藁本、川芎各10g,细辛5g,葱白5根,水煎温服。②痹痛、手足麻木酸痛:藁本、海风藤各10g,威灵仙、当归各12g,水煎服或浸酒服。③胃痉挛、腹痛:藁本、苍术各10g,木香3g,水煎服。④疥癣瘙痒:藁本、苦参各30g,煎汤洗浴。⑤头屑头痒:藁本、白芷各30g,研末装瓶备用,每晚取适量掺入发内,次晨梳之。

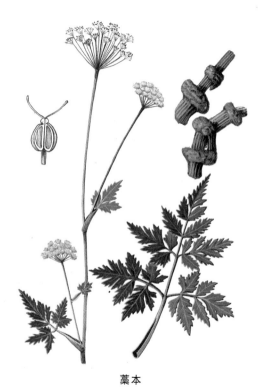

藁本

Ligusticum sinense Oliv.

苍耳子

为菊科植物苍耳的果实。

原植物 一年生草本。茎粗糙，有黑褐色条斑。叶互生；叶片呈不规则三角形，先端尖，基部心形，两面被短毛。头状花序几无梗，腋生或顶生，花单性，雌雄同株。果实(总苞)坚硬，灰褐色，表面有钩刺。瘦果2，倒卵形。生于荒山、路旁、村边。分布于全国各地。

采制 白露前采摘果实，晒干，炒去钩刺用。夏秋采全草。梗中寄生虫也当药用。

性味功用 辛、苦，温；有小毒。①发汗通窍：治风寒头痛、鼻渊头痛。②散风祛湿：治风湿痹痛、疥癣、风疹。

用量用法 3～10g，水煎服。血虚头痛忌用。过量易致中毒。

选方 ①风邪头痛：苍耳子、白芷、防风各10g，水煎服。②鼻塞不闻香臭：苍耳子3g，研末，湿棉签蘸末塞入鼻腔。③风湿痹痛：苍耳子或全草10g，威灵仙、川芎各8g，水煎服或浸酒服。④荨麻疹、疥癣：苍耳子、地肤子、白鲜皮各30g，煎汤外洗。⑤疔疮、痈肿：苍耳蠹虫若干条，麻油适量浸泡，外涂；或苍耳草鲜用，捣汁外涂。⑥寻常疣：苍耳子100g，浸泡于75％酒精中1～2周，用药液涂擦患部。

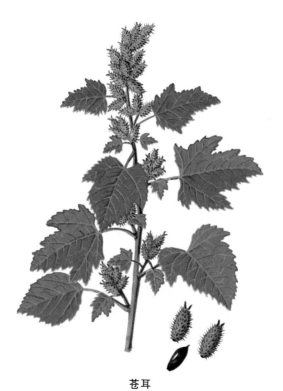

苍耳

Xanthium sibiricum Patr.

香薷

为唇形科植物海州香薷的全草。

原植物　多年生草本,高30~50cm。茎紫色,近方形,被短柔毛。叶对生,长圆披针形至披针形,边缘有细齿。假穗状花序顶生。苞片广卵形,边缘有睫毛;外被白色短硬毛,裂齿顶端刺芒状;花冠玫瑰紫色,外密被长柔毛。小坚果倒卵形,黑棕色。生于山野。分布于广东、浙江、江西、江苏、河北、辽宁等省。

采制　夏秋采收,当果实成熟时割取地上部分,晒干或阴干,切段生用。

性味功用　辛,微温。①发汗解暑:治夏月感寒饮冷之阴暑证。②化湿调中:治湿困脾胃证。③行水消肿:治水肿、脚气。

用量用法　3~10g,水煎服。利水须浓煎。表虚汗出、阳暑忌用。

选方　①夏日感冒夹湿(恶寒发热、无汗身痛、胸闷头重、呕吐泄泻):香薷10g,厚朴、扁豆各12g,佩兰8g,水煎服。②霍乱腹痛、吐泻肢冷:香薷10g,姜汁10ml(冲服),木香8g,水煎服。③水肿、小便不利:香薷12g,茯苓、车前子各15g,水煎服。④口臭苔腻:香薷15g,水煎含漱。⑤寒湿脚气:香薷10g,木瓜、蚕沙各15g,水煎服。

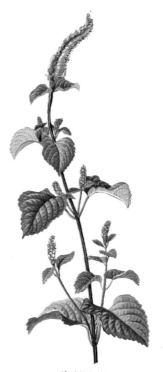

海州香薷

Elsholtzia splendens Nakai ex F. Maekawa

辛 夷

为木兰科植物玉兰、武当玉兰或望春花的花蕾。

原植物 玉兰:落叶乔木,高达15m。嫩枝有毛,冬芽密生灰绿色长绒毛。叶互生,倒卵形至倒卵状长圆形,先端有短急尖头。花大,钟形,先叶开放;花被片9枚,白色,矩圆状倒卵形。雄蕊、心皮多数,分别呈螺旋状排列于伸长的花托上。蓇葖果顶端圆形,多数,聚合成圆筒形。全国大部分地区有栽培。

采制 冬末春初花未开放时采收,阴干生用。

性味功用 辛,温。①发表散寒:治外感风寒头痛鼻塞。②宣通鼻窍:治多种鼻病。

用量用法 3~9g,水煎服,布包煎。外用适量,研末嗜鼻,或水浸、蒸馏滴鼻。阴虚口干慎用。

选方 ①风寒头痛鼻塞:辛夷花、白芷、苍耳子各9g,水煎服。②鼻渊头痛、遇寒则甚:辛夷6g,细辛5g,荆芥、防风各8g,水煎服。③鼻渊流浊脓涕:辛夷9g,豆腐1块,将辛夷插于豆腐上,隔水炖30分钟,去辛夷吃豆腐。④过敏性鼻炎、喷嚏不止:辛夷9g,鹅不食草15g,浓煎取汁滴鼻;或辛夷、苍耳子、白芷,冰片各等分,研末嗜鼻。

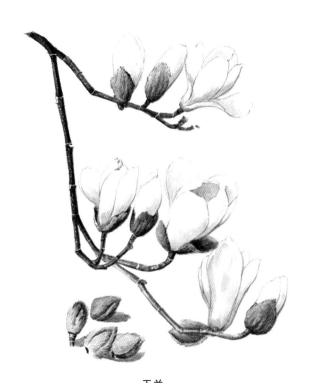

玉兰

Magnolia denudata Desr.

25

胡　荽

为伞形科植物芫荽的全草。

原植物　一年生草本,高20～60cm,气味芳香。全株无毛。根细长,具多数支根。茎直立,中空,具细条棱。叶互生,基生叶及茎下部叶有长柄,具鞘。顶生复伞形花序,或与叶对生,通常无总苞片,伞梗3～6;花小形,白色或淡红色。双悬果近球形,光滑有棱。生于菜地,原产地中海地区。全国各地常见栽培。

采制　春季采收,洗净,晒干切段生用,或用鲜品。

性味功用　辛,温。①发汗透疹:治风寒外束而疹发不畅。②消食下气:治食物积滞。

用量用法　3～6g,水煎服;鲜品加倍。

选方　①小儿麻疹、水痘欲出不畅:胡荽30g,水煎,先熏后洗;或胡荽6g,浮萍8g,荆芥5g,蝉衣3g,水煎服。②胃纳不佳、食后腹胀、矢气不通:胡荽6g,木香3g,麦芽15g,水煎服。③风寒咳嗽:胡荽3g,半夏、陈皮、杏仁各6g,生姜3片,水煎服。④小儿积热、小便不出:胡荽3g,滑石10g,车前子10g,水煎服。

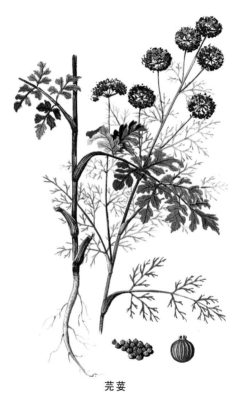

芫荽

Coriandrum sativum L.

柽　柳

为柽柳科柽柳的嫩枝叶。

原植物　落叶灌木或小乔木,高 2.5～4m。枝条柔软,向外扩展而下垂。树皮及枝条均为红褐色。叶互生,叶片细小,呈鳞片状、卵状三角形或披针形,先端尖,蓝绿色。花为圆锥状复总状花序,顶生,无总苞;花小,粉红色;密集成团。蒴果近球形,光滑有棱,先端具毛。生于山野或栽培于庭园。分布于河南、河北、山东、安徽等地。

采制　4～5 月花未开时,摘取细嫩枝叶,晒干,切段用。

性味功用　辛,平。①发表透疹;治感冒、麻疹不透、风疹瘙痒。②祛风除湿;治风湿骨节疼痛。

用量用法　3～10g,水煎服。外用适量。麻疹已透及体虚汗多者忌服。

选方　①感冒头痛发热:柽柳 10g,桑叶 9g,生姜 3 片,水煎温服。②小儿麻疹透发不畅:柽柳 6g,香菇脚 10g,荆芥 6g,水煎服。③风疹身痒:柽柳 30g,地肤子 20g,水煎外洗。④风湿骨节疼痛:柽柳 10g,防风、苍耳草各 12g 水煎服,药渣温熨痛处。

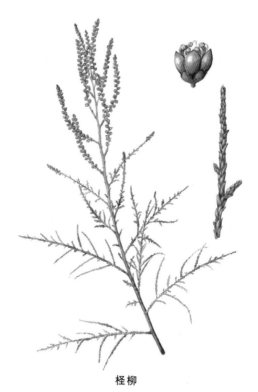

柽柳

Tamarix chinensis Lour.

生 姜

为姜科多年生草本植物姜 *Zingiber officinale* Rose 的根茎。

采制 秋冬采挖,去须根,切片生用为生姜;外表皮为生姜皮;捣汁为生姜汁。

性味功用 ①生姜:辛,温。发汗解表,治感冒;温中止呕,治胃寒呕吐;温肺止咳,治风寒咳嗽;解鱼蟹毒。②生姜皮:辛,凉。利水消肿,治水肿。③生姜汁:化痰止呕。

用量用法 3～9g,水煎服。姜汁每次3～10滴,开水冲服。

选方 ①伤风感冒:生姜5片,葱白5根,水煎热服取汗。②呕吐清水:生姜5片,半夏6g,陈皮8g,水煎少量频服。③晕车晕船:生姜2片,胶布固定于内关穴。④咳嗽痰稀色白:生姜或干姜6g,半夏8g,细辛3g,茯苓15g,陈皮6g,水煎。⑤水肿、小便不利:生姜皮10g,茯苓皮、冬瓜皮各15g,水煎服。

葱 白

为百合科多年生草本植物葱 *Allium fistulosum* L. 近根部的鳞茎。

采制 我国各地均有种植。随时采集,切去须根及叶,剥除外膜。葱叶、葱汁也当药用。

性味功用 辛,温。①发汗解表:治风寒感冒轻证。②散寒通阳:治阴盛格阳证,或二便不通,腹水。③解毒散结、杀虫:治疮痈肿毒、痄腮、虫咬伤肿痛、臁疮溃烂、疥癣、阴囊湿疹、荨麻疹、蛔虫腹痛、蛲虫病。

用量用法 3～10g,水煎服。外用适量。

选方 ①风寒感冒轻证(发热恶寒、头痛):葱白10g(或带叶连根15g),淡豆豉15g,水煎温服取微汗;或葱白、生姜各15g,食盐3g,捣成糊状,用纱布包裹,涂擦五心(即前胸、后背、脚心、手心、腘窝、肘窝)一遍后,安卧取微汗,1日2次。②二便不通:鲜葱白适量炒热捣烂外敷脐腹。③腹水:鲜葱白适量,芒硝10g,捣敷于腹部神阙穴,1日1次。③乳痈初起、痄腮、丹毒、无名肿毒等:葱白适量洗净研糊,加入1/3份蜂蜜调敷患处,1～2日换药1次。⑤虫咬伤肿痛、臁疮溃烂:葱白适量,甘草10g,煎水洗;或加食盐适量捣烂外敷。⑥疥疮、湿疹、荨麻疹:葱白、苦参、蛇床子各15g,煎汤外洗。

薄 荷

为唇形科植物薄荷的地上部分。

原植物 多年生草本,高达 80cm,气味清凉浓香。根状茎细长。地上茎向上直立,四棱形,被微柔毛。叶对生,长圆形或长圆状披针形,先端锐尖,基部楔形,边缘具尖锯齿,两面有疏微柔毛。花小,成腋生轮伞花序;花冠淡紫色或红色。小坚果长圆形。生于水边湿地或水沟边、河岸及山野湿地,或栽培。分布于全国各地。

采制 北方分别在 7、9 月上旬和下旬收割,南方分别在 6、7、10 月上、中、下旬收割,阴干。

性味功用 辛,凉。①疏散风热:治风热感冒、温病初起。②清利头目:治头痛目赤。③利咽喉:治咽痛、口疮。④透疹止痒:治风疹、麻疹。

用量用法 3～6g,水煎服,后下。

选方 ①感冒发热(微恶风寒、头痛鼻塞):薄荷、菊花、蔓荆子各 9g,荆芥、银花各 12g,水煎服。②风热上攻而目赤、咽痛:薄荷、桔梗各 6g,牛蒡子、板蓝根、菊花各 10g,水煎服。③风热外束,麻疹不透或风疹瘙痒:薄荷、蝉衣各 6g,防风、紫草各 8g,水煎服。④肝郁胸胁不舒:薄荷、柴胡各 6g,白芍、香附各 10g,水煎服。

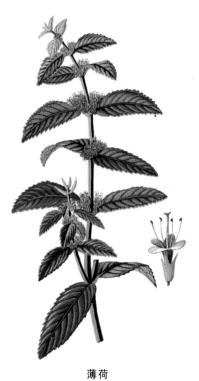

薄荷

Mentha haplocalyx Briq.

牛蒡子

为菊科植物牛蒡的果实。

原植物 多年生草本,高1～2m。主根肉质。茎直立,紫色。叶片心状卵形至宽卵形,先端圆钝,基部通常为心形,下面密被白色绒毛,茎上叶互生,有长柄。花紫红色,头状花序簇生茎顶,略呈伞房状。总苞球形,密被钩刺状苞片,全为管状花。瘦果,长椭圆形或倒卵形。生于路旁、沟边或山坡草地,或栽培。分布于全国各地。

采制 秋季采收果实,去杂质晒干,生用或炒用。

性味功用 辛、苦,寒。①疏散风热:治风热感冒。②宣肺透疹:治疹出不透。③散结解毒:治痄腮、咽喉肿痛、疮疖肿毒。

用量用法 3～10g,水煎服。便溏者慎用。

选方 ①感冒(头痛发热、咽喉肿痛):牛蒡子9g,板蓝根15g,薄荷、甘草各3g,水煎服。②麻疹不透:牛蒡子、葛根各6g,蝉蜕、荆芥各3g,水煎服。③流行性腮腺炎、疮痈肿痛:牛蒡子10g,黄芩9g,升麻、蒲公英各12g,水煎服。④肺热咳嗽,咯痰不畅:牛蒡子、浙贝母各10g,桔梗、甘草各3g,水煎服。⑤急性乳腺炎早期未化脓:鲜牛蒡叶30g,水煎服。

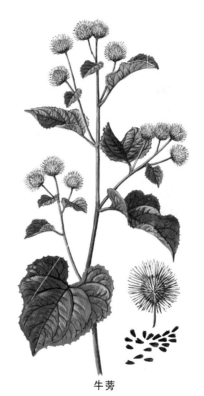

牛蒡

Arctium lappa L.

桑　叶

为桑科植物桑的叶。

原植物　落叶灌木或小乔木,高达15m。根皮红黄色至黄棕色。叶互生,具柄;叶片卵圆形或宽卵形,边缘有粗锯齿,有时不规则分裂。开绿色花,花小,雌雄异株,均为穗状花序,腋生。瘦果外包肉质花被,多数密集成圆形或长圆形聚合果,初绿色,成熟后变肉质,黑紫色或白色,味甜。生于村旁、田间或山坡。分布全国各地。

采制　经霜后采收,晒干,生用或制用。

性味功用　苦、甘,寒。①疏散风热:治风热感冒。②平肝明目:治肝阳上亢头目晕眩、急性结膜炎。③清肺润燥:治秋燥咳嗽、肺热咳血。

用量用法　5～10g,水煎服。润肺宜用蜜炙。

选方　①风热感冒(发热恶寒、咳嗽):桑叶、菊花各8g,杏仁、桔梗、甘草各5g,连翘10g,水煎服。②头目眩晕:桑叶、菊花各10g,决明子、夏枯草各12g,水煎代茶。③急性结膜炎:桑叶30g,煎水洗眼。④咳嗽少痰、咽干口燥:桑叶10g,沙参15g,杏仁6g,川贝母3g(冲服),水煎服。⑤肺热咳血:桑叶10g,仙鹤草15g,石韦10g,白及8g,水煎服。

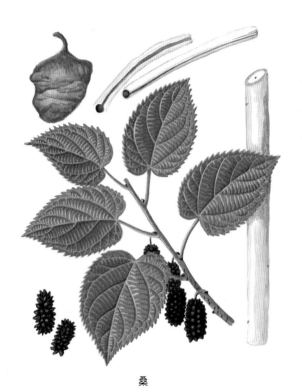

桑

Morus alba L.

菊　花

为菊科植物菊的头状花序。

原植物　多年生草本。全株密被白色柔毛，基部木质。叶互生，具柄；叶片卵圆形或披针形，羽状分裂。头状花序顶生或腋生。总苞片3～4层，舌状花数层，着生花序边缘，白色或黄色，中央管状花两性，黄色。瘦果柱状，无冠毛。全国各地广为栽培，河南、安徽和浙江产的分别称为怀菊花、滁菊花（或亳菊花）和杭菊花。

采制　秋季霜降前花正开时采收，阴干生用。

性味功用　辛、甘、苦，微寒。①疏散风热：治风热感冒。②平肝明目：治肝阳上亢眩晕目昏、肝经风热目赤肿痛。③解毒散肿：治热毒疮痈。④降血压：治高血压、冠心病。

用量用法　6～10g，水煎或开水泡服。疏风清热多用杭菊花（黄菊花），平肝明目多用滁菊花（白菊花）。

选方　①风热感冒：见"桑叶"。②高血压病头晕目眩：菊花、钩藤各10g（后下），白芍、白蒺藜各12g，水煎服。③肝肾阴虚两目干涩、视物昏花：菊花10g，枸杞子、山萸肉各15g，水煎常服。④肝经风热目赤肿痛：菊花、夏枯草各10g，水煎服。⑤疔疮痈肿红肿热痛：菊花10g，蒲公英、紫花地丁各15g，水煎服；或以鲜品捣汁服，渣外敷患处。

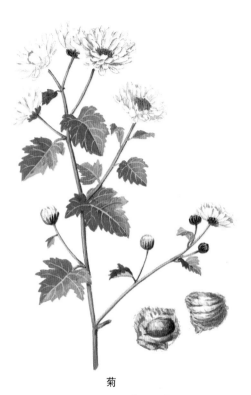

菊

Chrysanthemum morifolium Ramat.

蔓荆子

为马鞭草科植物单叶蔓荆或蔓荆的成熟果实。

原植物 单叶蔓荆:落叶灌木,高约 2m。幼枝方形,全体密生白色细绒毛;老枝渐变圆,毛亦脱落。单叶对生,叶片卵形至倒卵形,上面绿色,下面白色,搓之有芳香气味。淡紫色唇形花,圆锥花序窄长,顶生。浆果球形,为宿萼所包围。生于平原草地、河滩或荒山上。分布于广东、福建、台湾、浙江、安徽、江西、山东、河北、辽宁等省。

采制 夏秋果实成熟时采收,阴干,生用或炒用。

性味功用 辛、苦,微寒。①疏散风热:治风热感冒。②凉肝明目:治肝经风热、目赤肿痛。③祛风止痛:治湿痹拘挛、腰脊重痛。

用量用法 5～10g,打碎,水煎服。生用发散风热,炒用明目。

选方 ①风热感冒(头痛头晕、身热恶风):蔓荆子10g,桑叶、菊花各 8g,水煎服。②肝热目赤、羞明多泪:蔓荆子、青葙子、栀子各 10g,水煎服。③清阳不升而目生翳障、耳鸣头晕:蔓荆子、升麻各 10g,黄花 15g,水煎服。④风湿痹痛:蔓荆子 10g,羌活、防风各 12g,水煎服。

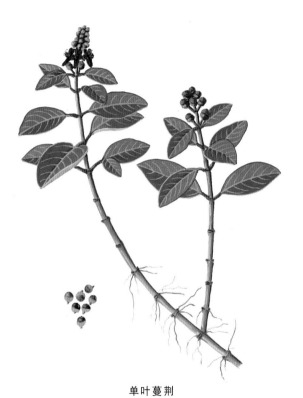

单叶蔓荆

Vitex trifolia L. var. *simplicifolia* Cham.

葛 根

为豆科多年生落叶藤本植物野葛或甘葛藤的根。

原植物 野葛:缠绕植物。全株有黄色长硬毛。3出复叶,小叶3片,叶片阔卵形或菱状卵形,边缘全缘或中部以上3裂;小托叶线形。花紫蓝色,组成腋生总状花序;苞片线状锥形;花冠蝶形。荚果长椭圆形。生于丘陵地区坡地或疏林。几遍全国各地。

采制 块根春秋采挖,去外皮,晒干生用或煨用。葛花立秋后花未全开放时采收。

性味功用 甘、辛,凉。①解肌退热:治感冒发热、头项强痛。②清热生津:治热病烦渴、消渴。③透疹:治疹出不透。④升阳止泻:治热痢、泄泻。⑤降血压:治高血压病。葛花甘、平,解酒,治饮酒过度、头晕呕吐。

用量用法 15～30g,水煎服。葛花10～15g,水煎服。

选方 ①感冒发热:葛根15g,柴胡、黄芩各10g,荆芥、防风各6g,水煎服。②热病烦渴、消渴:葛根20g,知母12g,生石膏30g,甘草3g,水煎服,或用鲜葛根60g,水煎代茶饮。③疹出不透:葛根15g,升麻10g,牛蒡子12g,蝉蜕5g,水煎服。④热痢、泄泻:葛根15g,黄连6g,黄芩10g,马齿苋15g,水煎服。⑤高血压病、冠心病:葛根20g,红花10g,三七8g,丹参15g,水煎服。

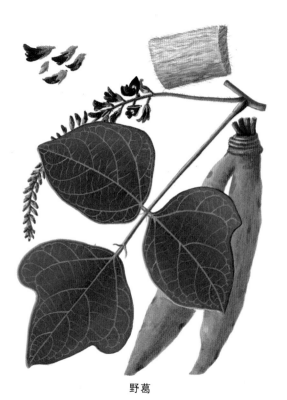

野葛

Pueraria lobata (Willd.) Ohwi

43

柴　胡

　　为伞形科植物柴胡(北柴胡)和狭叶柴胡(南柴胡)的根或全草。

　　原植物　柴胡：多年生草本。主根圆柱形，粗大质硬。茎上部分分枝略呈"之"字形弯曲。叶片条状阔披针形，具平行脉7～9条。复伞形花序多数；花小，鲜黄色。双悬果宽椭圆形，生于较干燥的山坡上。分布于东北、华北、西北、华东及湖北、四川等省。福建沿海各地较常见。

　　采制　春秋采挖，晒干，切段，生用或醋炙用。

　　性味功用　苦、辛，微寒。①疏散退热：治感冒发热、寒热往来，疟疾。②疏肝解郁：治肝郁气滞胸胁胀痛、月经不调。③升阳举陷：治子宫下垂、胃下垂、脱肛。

　　用量用法　3～10g，水煎服。退热生用，疏肝醋制。

　　选方　①感冒发热：柴胡、葛根各10g，黄芩8g，石膏15g，水煎服。②少阳证、疟疾寒热往来：柴胡10g，黄芩8g，青蒿15g，水煎服。③胸胁胀痛、月经不调：柴胡、白芍、香附、青皮各10g，水煎服。④中气下陷(脱肛、子宫下垂、胃下垂)、气虚低热：柴胡、升麻、白术各10g，黄芪、党参各15g，水煎服。⑤急慢性支气管炎：柴胡10g，鱼腥草15g，水煎服。⑥黄疸型肝炎：柴胡10g，茵陈蒿15g，栀子8g，水煎服。⑦高脂血症：柴胡10g，决明子15g，山楂10g，水煎服。

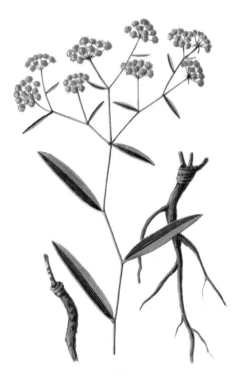

柴胡

Bupleurum chinense DC.

升 麻

为毛茛科植物大三叶升麻或兴安升麻和升麻的根茎。

原植物 大三叶升麻:多年生草本。根茎粗壮,有圆洞状老茎残痕。茎高 1m 左右,无毛或疏生柔毛。下部茎生叶为 2 回 3 出复叶,顶生小叶倒卵形。花两性,退化雄蕊顶端不分裂,无空花药,子房无毛或近无毛。生于山地或林缘。分布于黑龙江、吉林、辽宁等省。

采制 野生品春秋采挖;栽培品于栽后第二年或第三年秋挖,晒干切片,生用或蜜制用。

性味功用 辛、甘,微寒。①发表透疹:治风热感冒、麻疹不透。②清热解毒:治热毒诸证。③升举阳气:治气虚下陷证。

用量用法 3～10g,水煎服。透疹、解毒宜生用,升阳宜蜜炙用。

选方 ①风热头痛:升麻、蔓荆子各 10g,水煎服。②麻疹不透:升麻、紫草、葛根各 10g,水煎服。③头面丹毒(恶寒发热、头面红肿热痛):升麻、黄连、黄芩各 10g,板蓝根 15g,水煎服。④牙龈肿痛、口臭:升麻、生地各 10g,黄连 3g,石膏 15g,水煎含漱后服。⑤咽喉肿痛:升麻 10g,牛蒡子、玄参各 12g,水煎服。⑥气虚下陷证:见"柴胡"。

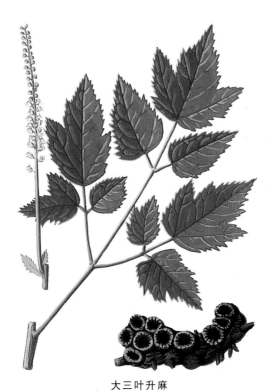

大三叶升麻

Cimicifuga heracleifolia Kom.

浮 萍

为浮萍科植物紫萍的全草。

原植物 多年生水生漂浮草本。叶状体扁平,倒卵形至圆形,上面绿色,下面紫红色;叶片 3～4 片相连,每个叶状体下面着生线状须根。花单性,雌雄同株,白色或淡绿色,生于叶状体边缘的缺刻处,佛焰苞二唇形。果圆形,生于池塘、水田、水泽。分布于全国各地。

采制 6～9 月采收,洗净,拣去杂质,晒干生用。

性味功用 辛,寒。①宣散风热:治风热感冒。②透疹止痒:治麻疹不透、风疹瘙痒。③利水消肿:治急性肾炎水肿尿少。

用量用法 3～10g,水煎服。气虚自汗者忌用。外用适量,研末掺,或捣烂外敷。

选方 ①风热感冒发热无汗:浮萍、薄荷 各8g,水煎服。②麻疹不透、荨麻疹:浮萍、荆芥各10g,水煎服,或浮萍100～200g,水煎熏洗。③急性肾炎浮肿尿少:浮萍10g,车前子12g,黑豆30g,水煎服。④粉刺面黚:浮萍20g 研末,调水外涂;或鲜浮萍100g,防己30g,加水煎浓汁洗患处。⑤丹毒、烧烫伤、疮痈肿痛:鲜浮萍适量,捣烂调茶油外敷。

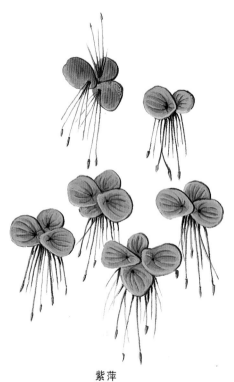

紫萍

Spirodela polyrrhiza (L.) Schleid.

木 贼

为木贼科植物木贼的全草。

原植物 多年生常绿草本。根状茎黑褐色,横生地下。地上茎单一,或于基部簇生,直立,中空有节,有棱沟20～30条,表面灰绿色或黄绿色,触之粗糙。叶退化成鞘筒状包于节上,顶部和茎部各成黑褐色环。孢子囊穗顶生,紧生,长圆形,黄褐色,无柄。生于河边或溪边砂地、湿地上。分布于东北及河北、陕西、甘肃、新疆。

采制 夏秋采挖,除去杂质及须根,洗净,晒干,切段生用。

性味功用 甘、苦,平。①疏散风热、明明退翳:治风热目赤、角膜云翳,现代常用治急性眼结膜炎、急性泪囊炎。②止血:治便血、痔疮出血。此外,治急性黄疸型肝炎。

用量用法 3～10g,水煎服。

选方 ①风热目赤、恶寒发热、头痛:木贼、谷精草各10g,蝉衣5g,薄荷、桑叶、菊花各10g,水煎服。②目翳障睛、视物昏花:木贼、菟丝子、枸杞子各10g,与猪肝或羊肝同煮,食汤食肝。③痔疮出血:木贼、地榆、槐花各10g,水煎服。④急性黄疸型肝炎:木贼10g,金钱草、虎杖各15g,水煎服。

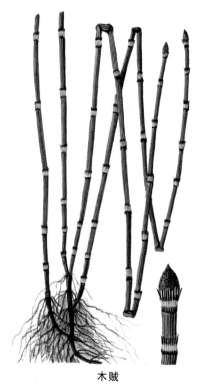

木贼

Equisetum hiemale L.

淡豆豉

为豆科植物大豆 *Glycine max*（L.）Merr. 的成熟种子经蒸罨加工发酵而成。

采制 取桑叶、青蒿或苏叶、麻黄各适量,煎汤与大豆拌匀,待汤吸尽后,置蒸笼内蒸透,略晾后置容器,上盖药渣,发酵后干燥。

性味功用 辛、甘、微苦,寒（用青蒿、桑叶发酵者）;辛,微温（用苏叶、麻黄发酵者）。①解表:治四时感冒、头痛发热。②宣郁除烦:治胸中烦闷、虚烦不眠。

用量用法 10～15g,水煎服。

选方 ①感冒初起而鼻塞流涕、头痛:淡豆豉15g,葱白5根,水煎热服,取微汗。② 烦闷不眠:淡豆豉、生栀子各10g,水煎服。

蝉　蜕

为蝉科昆虫黑蚱 *Cryptotympana pustulata* Fabricius 羽化后的蜕壳。

采制　夏季从树枝上或树下采收,去净泥土及杂质,晒干生用。

性味功用　甘,寒。①疏散风热、利咽开音:治风热感冒、咽痛音哑。②透疹止痒:治麻疹不透、荨麻疹。③明目退翳:治翳障或角膜云翳、目赤肿痛。④解痉息风:治小儿惊风夜啼、破伤风。此外,治过敏性鼻炎。

用量用法　3~10g,水煎服;3~5g,研末服。孕妇禁用。

选方　①风热感冒发热恶寒、咽痛音哑:蝉蜕、薄荷各 9g,牛蒡子 10g,桑叶、菊花各 8g,水煎服。②疹出不畅、发热恶风:蝉蜕 8g,柽柳、荆芥各 10g,热服避风。③荨麻疹或皮肤瘙痒:蝉蜕 9g,徐长卿 15g,金银花、白鲜皮各 12g,水煎服。④目赤、翳膜遮睛:蝉蜕、白蒺藜、决明子各 10g,水煎服。⑤小儿感冒夹惊(夜啼烦躁):蝉蜕 6g,研末,钩藤、白芍、薄荷各 8g,煎汤送服。⑥惊风抽搐:蝉蜕、天麻各 10g,僵蚕、全蝎各 9g,水煎服。⑦过敏性鼻炎:蝉蜕 9g,研末,薄荷 9g,细辛 3g,苍耳子 10g,煎汤送服。

知 母

为百合科植物知母的干燥根茎。

原植物 多年生草本。地下根茎横走粗壮,上面被残存黄褐色纤维。叶丛生于根茎上,线形,质稍硬。花茎上散生鳞片状小苞片;花2～3朵簇生在顶部集成长穗状,花紫堇色。蒴果长卵形,种子黑色,三棱形,两端尖。生于向阳干燥的丘陵地及固定的砂丘上。分布于东北及河北、山西、陕西、甘肃、内蒙古等地。

采制 春秋采挖,除去须根及泥沙,晒干,为毛知母;除去外皮,晒干,为知母肉。切片入药,生用或盐水炙用。

性味功用 苦、甘、寒。①清热泻火:治热病烦渴、肺热咳嗽。②滋阴润燥:治骨蒸潮热、消渴、肠燥便秘。

用量用法 6～12g,水煎服。清热泻火宜生用,滋阴降火宜炙用。脾虚便溏不宜用。

选方 ①高热烦渴:见"石膏"。②咳嗽:肺热痰黄粘稠,知母12g,黄芩9g,鱼腥草、瓜蒌各15g,水煎服;燥咳痰少或干咳,知母、北沙参各10g,川贝母6g(冲服),水煎服。③骨蒸劳热:知母、熟地各12g,鳖甲、银柴胡各10g,水煎服。④内热消渴:知母12g,生地、天花粉各15g,水煎服。⑤肠燥便秘:知母、生首乌各12g,火麻仁、肉苁蓉各15g,水煎服。

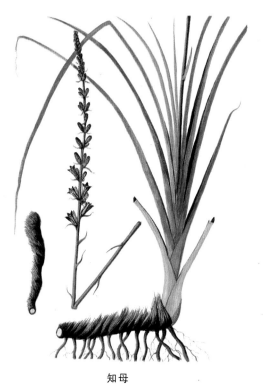

知母

Anemarrhena asphodeloides Bge.

栀 子

为茜草科植物栀子的成熟果实。

原植物 常绿灌木,高可达 2m。茎多分枝,叶对生少为 3 叶轮生;叶片披针形,长 7～14cm。花单生于枝顶,白色,芳香,花冠高脚蝶状,通常 5～6 裂。果实倒长卵形或椭圆形,秋季成熟,黄色或桔红色,有翅状纵棱 5～8 条,顶端有绿色宿存花萼。生于旷野、山坡灌丛中。分布于长江以南各省。

采制 秋季采收,生用、炒焦或炒炭用。

性味功用 苦,寒。①泻火除烦:治热病心烦。②清热利尿:治黄疸尿赤、血淋涩痛。③凉血解毒:治血热吐衄、目赤肿痛、火毒疮疡。④消肿止痛:治扭挫伤痛。

用量用法 3～10g,煎服。外用生品适量研末调敷。焦栀子凉血止血。脾虚便溏者不宜用。

选方 ①热病心烦:生栀子10g,淡豆豉15g,水煎服;或生栀子5粒,去外壳,炖糯米饭。②高热烦躁:生栀子10g,黄连、黄芩、黄柏各8g,水煎服。③黄疸型肝炎、面目身黄:生栀子、茵陈各15g,垂盆草20g,水煎服。④淋证、小便赤涩:生栀子、白茅根各15g,水煎服。④鼻衄:焦栀子10g,侧柏叶12g,水煎服。⑤丹毒:生栀子、牡丹皮各12g,紫花地丁15g,水煎服。⑥扭伤肿痛:生栀子适量捣烂,加面粉、米醋或鸡蛋清外敷。

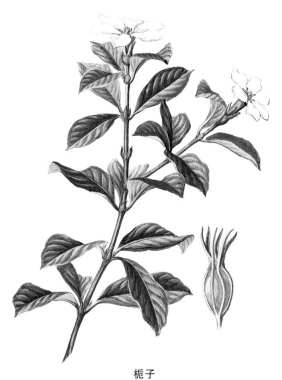

栀子

Gardenia jasminoides Ellis

芦 根

为禾本科植物芦苇的地下茎。

原植物　多年生高大草本。地下根茎横走,粗壮,黄白色,节上生多数须根。地上茎直立。叶片披针形至宽长条形;叶鞘包围茎秆,叶舌有毛。圆锥花序直立顶生,由多数穗状花序组成,棕紫色。颖果椭圆形与内外稃分离。生于河流、池沼岸边湿地。分布于全国各地。

采制　春末夏初或秋季采挖根茎,洗净,切段,鲜用或晒干用。

性味功用　甘,寒。①清热生津、除烦:治热病烦渴、肺热咳嗽、肺痈吐脓。②止呕:治胃热呃逆。③利尿:治热淋涩痛。④透疹:治麻疹不透。

用量用法　15～30g,水煎服。鲜品加倍,或捣汁用。

选方　①热病伤津烦渴:芦根 30g,知母、麦冬、天花粉各 15g,水煎服。②肺热咳嗽痰黄:芦根、瓜蒌各 15g,浙贝母、黄芩各 10g,水煎服。③肺痈吐脓:芦根 30g,鱼腥草、薏苡仁各 15g,金银花 10g,桔梗 6g,水煎服。④胃热呃逆、呕吐:芦根汁、姜汁各适量口服。⑤小便短赤、淋沥涩痛:芦根、白茅根各 30g,煎汤冲六一散 10g 服用。⑥麻疹不透:芦根、柽柳各 30g,胡荽 10g,煎汤内服或外洗。

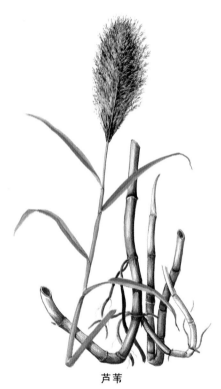

芦苇

Phragmites communis (L.) Trin.

天花粉

为葫芦科植物栝楼或日本栝楼的块根。

原植物　栝楼:多年生宿根草质藤本。块根肥厚,表面灰黄色。卷须侧生,2～5分叉。叶片近宽圆形,3～5浅裂至深裂。花白色,雄花排成总状花序;萼片线形,全缘,花冠裂片5,顶端有流苏状;雌花单生,花柱3裂。果实卵状椭圆形至球形,光滑,成熟时黄褐色。生于山坡、林缘,或栽培。分布于南北各地。

采制　秋冬采挖,鲜用或切成段、块、片,晒干用。

性味功用　甘、微苦,微寒。①清热生津:治热病烦渴。②清肺润燥:治肺热燥咳、内热消渴。③消肿排脓:治疮疡肿毒。

用量用法　10～15g,水煎服。不宜与乌头类药物同用,孕妇忌服。

选方　①糖尿病:天花粉、山药各15g,知母、山茱萸各10g,水煎服。②肺热燥咳、干咳带血丝:天花粉、麦冬各15g,仙鹤草12g,水煎服。③胃与十二指肠溃疡(胃脘灼痛、口干吞酸):天花粉30g,浙贝母20g,鸡蛋壳15g,焙干,共研末,每次6g,开水调服,日3次。④急性乳腺炎初起:天花粉、蒲公英各30g,白芷、银花各15g,水煎服。此外,天花粉制成注射液,用于中期妊娠、死胎、过期流产的引产。

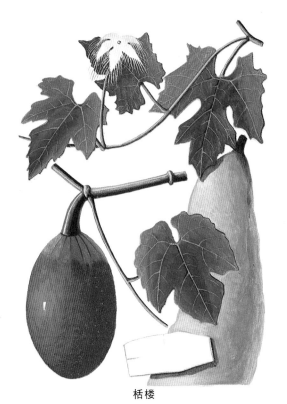

栝楼

Trichosanthes kirilowii Maxim.

竹 叶

为禾本科植物淡竹(毛金竹)的叶。

原植物 常绿乔木或灌木,高7～18m。地下根状茎横走竹鞭。秆直立,圆柱形,中空,表面绿色,无毛。秆环及箨环隆起。近于革质,黄色,具有灰黑色的斑点及纵条纹。小枝具叶1～5片,叶片窄披针形。穗状花序排成圆锥花序,小穗2～3花,顶花常退化;颖1～2片,外稃内稃较颖稍长。颖果。秋冬开花。生于山坡、河旁、村边。分布于长江流域及其以南各省。

采制 全年可采,晒干捆成约10～15g小扎;鲜品加倍。卷而未开放的幼叶,为竹叶卷心。

性味功用 甘、淡,寒。①清热除烦、生津止渴:治热病烦渴、风热感冒发热、口疮尿赤。②利尿:治诸淋。

用量用法 6～15g,鲜品加倍,水煎服。

选方 ①热病烦渴:竹叶、麦冬各12g,石膏30g,水煎服。②感冒发热口干:竹叶15g 银花、薄荷各8g,水煎服。③心火口疮、尿赤:竹叶、生地各15g,木通、甘草各3g,水煎服。④淋证小便淋沥涩痛:竹叶、车前子各15g,乌豆20g,灯心草、甘草各3g,水煎服。⑤热病心烦:竹叶卷心、莲子心各10g,水煎服。

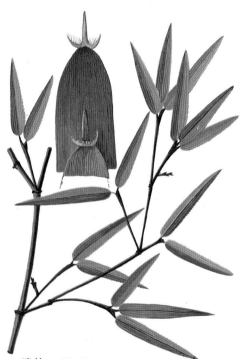

淡竹 *Phyllostachys nigra* (Lodd.)
Munro var. *stauntoni* (Munro) Keng f.

淡竹叶

为禾本科植物淡竹叶的叶。

原植物　多年生草本,高 40～90cm。具木质短缩的根茎,密生长须根,须根叶中下部常膨大呈纺锤形。秆中空。叶互生,多无柄,叶片广披针形,长 5～20cm。圆锥花序顶生;小穗条状披针形,不育外稃互相紧包并渐狭小,其顶端具有 1～2cm 的短芒,芒上密生微小倒刺,成束而似弱冠。颖果纺锤形。生于丘陵或山地林中阴湿处。分布于长江以南及西南各省。

采制　夏季采收,晒干,切段生用,或生用全草。

性味功用　甘、淡,寒。①清热除烦:治热病烦渴、口舌生疮。②利尿:治小便赤涩淋痛。

用量用法　10～15g,鲜品加倍,水煎服。

选方　①热病烦渴、暑热心烦:淡竹叶、麦冬各15g,芦根、荷叶各 12g,水煎服。②口舌生疮、尿赤:淡竹叶 12g,灯芯草 10g,海金沙 6g,水煎服。③尿血:淡竹叶、白茅根各 15g,水煎服。④黄疸型肝炎面目身黄、尿赤:淡竹叶 15g,茵陈蒿、积雪草各 12g,水煎服,或代茶。⑤肾炎水肿、尿少:淡竹叶、益母草各 15g,泽泻、猪苓各 12g,水煎服。

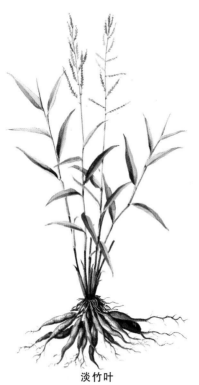

淡竹叶

Lophatherum gracile Brongn.

鸭跖草

为鸭跖草科植物鸭跖草的全草。

原植物 一年生草本,高30～60cm。茎多分枝,下部横卧在地,节上生根,节部膨大,叶互生;叶片披针形,基部下延成膜质鞘。夏季开花,花生于二叉状聚伞花序柄上的佛焰苞内,状如"蝴蝶",蓝色。蒴果椭圆形,成熟时开花,内有4粒种子。生于阴湿地、田边或沟旁。分布于全国各地。

采制 夏秋采收,洗净鲜用或晒干切段用。

用量用法 15～30g,鲜品加倍,水煎服。

性味功用 甘、苦,寒。①清热解毒:治风热感冒、高热、咽痛、疮痈肿毒。②利尿消肿:治热淋涩痛、水肿尿少。

选方 ①流行性感冒发热畏风:鸭跖草30g,薄荷6g,银花、连翘各12g,水煎服。②急性咽炎、扁桃体炎咽喉肿痛:鸭跖草30g,板蓝根、玄参各15g,水煎服;或鲜鸭跖草60～120g,捣烂,加凉开水挤汁,频频含咽。③痈疮肿痛:鸭跖草30g,紫花地丁、野菊花各15g,水煎服;另用鲜品适量,捣烂外敷。④小便淋沥涩痛:鸭跖草、淡竹叶各15g,车前草30g,水煎代茶。⑥细菌性痢疾:鸭跖草、马齿苋各30g,水煎服。

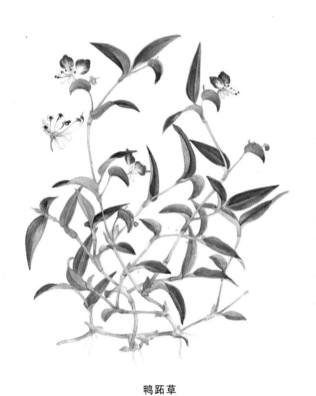

鸭跖草

Commelina communis L.

夏枯草

为唇形科植物夏枯草的果穗。

原植物 多年生草本,高约 30cm。全株被白色细毛。茎四棱形,通常紫红色。叶对生,叶片狭卵形。夏初开花,花序顶生,穗状,有肾形苞片,苞片顶端突尖成尾状,基部略呈心形;花红紫色。小坚果三棱形,褐色。夏末全株枯萎。生于路旁、草地、田埂坡边、林缘湿润处。分布于全国。

采制 夏季当果穗半枯时采收,晒干。

性味功用 苦、辛,寒。①清火明目:治目赤肿痛、头痛。②清肝火、降血压:治高血压病。③散结消肿:治瘰疬、瘿瘤、乳痈肿痛。

用量用法 10～15g,水煎服,或熬膏服。

选方 ①肝火目赤肿痛:夏枯草、白菊花各 15g,水煎服。②肝阴不足目珠夜痛:夏枯草、枸杞子、女贞子各 15g,水煎服。③高血压病头痛眩晕、面红烦躁:夏枯草、决明子、葛根各 15g,煎汤代茶。④淋巴结结核:夏枯草 100g,玄参 50g,煎汤代茶,疗程 1～3 个月。⑤甲状腺肿:夏枯草、昆布、海藻各 50g,烘焙,共研细末,每服 10g,日 2 次。⑥乳痈肿痛:夏枯草、蒲公英各 30g,水煎服。

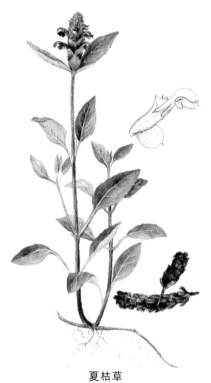

夏枯草

Prunella vulgaris L.

谷精草

为谷精草科植物谷精草的干燥带花茎的头状花序。

原植物 一年生湿生草本。须根细软而稠密。叶基生，条状披针形，有横脉。花葶多数，头状花序近球形；花单生，生于苞片腋内；雄花少数，生于花序中央，花药黑色。雌花生于花序周围。蒴果。生于水稻田或池沼边潮湿处。分布于云南、贵州、四川、西藏、福建、浙江、江苏、江西及华中等地。

采制 秋季采收，将花序连同花茎拔出，晒干切段生用。

性味功用 甘，平。①疏散风热：治风热头痛、目赤。②明目退翳：治目赤羞明、眼生翳膜。

用量用法 6～15g，水煎服。阴虚血亏者不宜用。

选方 ①风热目赤、目生翳膜：谷精草、龙胆草、赤芍药各12g，水煎服。②风热上攻而头痛、咽痛：谷精草15g，薄荷6g，牛蒡子12g，水煎服。

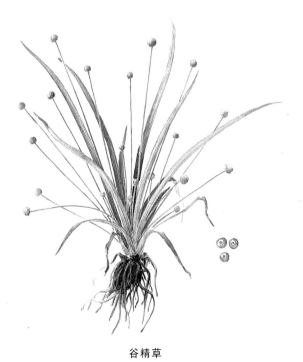

谷精草

Eriocaulon buergerianum Koern.

密蒙花

为马钱科植物密蒙花树的花蕾。

原植物　落叶灌木,高1～3m。小枝略呈四棱形,枝及枝柄、叶背、花序等均密被灰白色星状毛及茸毛。花芳香,淡紫色,聚伞圆锥花序顶生及腋生,花萼4裂,花冠管状,4裂,雄蕊4。蒴果卵圆形,二瓣裂。生于山坡、河旁、沟边灌木丛中。分布于西南、华中及西北地区;福建沿海各地有栽培。

采制　春季花未开时采收花蕾及花序,晒干生用。

性味功用　甘,微寒。清热平肝、明目退翳,治目赤肿痛、多泪羞明、眼生翳膜、肝虚目暗、视物昏花。

用量用法　6～12g,水煎服。

选方　①肝火目赤、角膜生翳:密蒙花、石决明各12g,木贼、菊花、白蒺藜各10g,水煎服。②肝虚有热而视物涩痛:密蒙花15g,枸杞子20g,女贞子、沙苑子各15g,水煎服。③青光眼、角膜生翳:密蒙花、菊花各12g,水煎服。

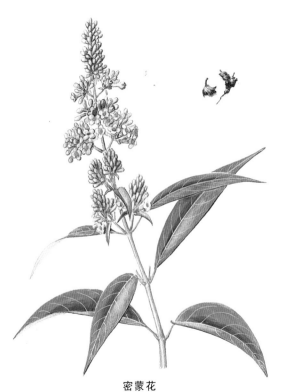

密蒙花

Buddleja officinalis Maxim.

决明子

为豆科植物决明或小决明的成熟种子。

原植物 决明:一年生草本,高50~150cm。全体被短柔毛。叶互生,偶数羽状复叶,每对小叶的叶轴上有针刺状暗红色腺体1枚,长约2mm,小叶片3对。花冠黄色。荚果细长,四棱柱形,略扁,稍弯曲。种子多数,菱状方形,光滑,浅棕绿色,两侧各有1条线形的浅色斜凹纹。生于荒坡、草地、河滩、路边、村旁。分布于长江流域及其以南,或栽培。

采制 秋季采收,晒干,打下种子,生用或炒用。

性味功用 甘、苦、咸、微寒。①清热明目:治目赤肿痛、头痛眩晕、目暗不明。②润肠通便:治肠燥便秘。

用量用法 10~15g,水煎服。用于通便不宜久煎。气虚便溏者不宜用。

选方 ①风火眼赤:决明子10g,桑叶、菊花各12g,水煎服。②火眼红肿、怕光流泪:决明子、夏枯草、栀子各12g,水煎服。③高血压病:决明子、钩藤、夏枯草各12g,水煎服;或决明子适量,炒黄捣成粗粉,泡开水服,每次约3g,每日3次。④高脂血症:决明子15g,水煎服;或制成糖浆剂、片剂。⑤便秘:决明子、火麻仁、瓜蒌仁各10g,水煎调蜂蜜服。

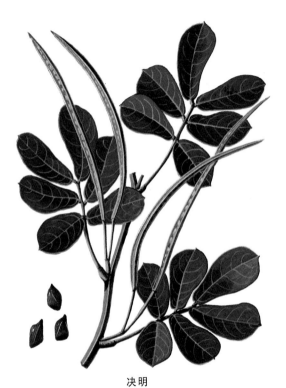

决明

Cassia tora L.

青葙子

为苋科植物青葙的成熟种子。

原植物 一年生草本。茎绿色或带红紫色,有条纹。叶互生,椭圆状披针形至披针形。穗状花序单生于茎顶或分枝顶,呈圆柱形或长圆锥形;花着生甚密,花被片干膜质,淡红色,后变为白色,每花具有干膜质苞片,雄蕊花丝下部合生成环状。胞果卵形。种子肾圆形,黑色光亮。生于坡地、路边较干燥向阳处。几乎遍布全国。

采制 秋季种子成熟时采集,晒干用。

性味功用 苦,微寒。清泄肝火、明目退翳,治肝热目赤、眼生翳膜、视物昏花、肝火眩晕。

用量用法 9～15g,水煎服。青光眼忌用。

选方 ①急性结膜炎、角膜炎而目赤肿痛:青葙子15g,蒲公英20g,水煎服。②夜盲:青葙子15g,酌加鸡肝或乌枣,水煎服。③高血压头痛眩晕:青葙子、决明子、菊花各10g,石决明15g,水煎服。④慢性葡萄膜炎:青葙子15g,玄明粉10g(冲服),酸枣仁、决明子、密蒙花各10g,茯苓、白扁豆各15g,水煎服。

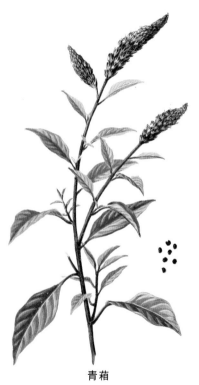

青葙

Celosia argentea L.

石　膏

　　为硫酸盐类矿物硬石膏族石膏,主含含水硫酸钙（$CaSO_4 \cdot 2H_2O$）。

　　采制　采挖后,除去泥沙及杂石,洗净,干燥,研细生用或煅用。

　　性味功用　生用:甘、辛,大寒。煅用:甘、辛、涩,寒。①清热泻火、除烦止渴:治外感热病高热烦渴、肺热喘咳、胃火亢盛头痛及牙痛。②收湿、生肌、敛疮、止血:治疮疡不敛、湿疹、烧烫伤及外伤出血。

　　用量用法　15～60g,内服用生石膏,打碎先煎30分钟。外用适量,用煅石膏,研细末掺敷。

　　选方　①热病邪在气分（高热不退、烦渴引饮）:生石膏30g,知母15g,生甘草3g,粳米15g,水煎服。②流行性乙型脑炎气血两燔（神昏谵语、发斑疹）:生石膏60g,水牛角15g,大青叶15g,牡丹皮、玄参各10g,水煎服。③邪热郁肺（气急喘促、咳嗽痰黄）:生石膏30g,生麻黄8g,苦杏仁6g,生甘草3g,黄芩10g,鱼腥草15g,水煎服。④胃火头痛、牙痛、口疮:生石膏15g,升麻12g,水煎服。⑤溃疡不敛、湿疹、烫伤、出血等:煅石膏、青黛、白及各15g,研细末敷。

寒水石

为天然层积矿物单斜晶系硫酸钙或三方晶系碳酸钙矿石。

采制 北方习用硬矿石(又称红石膏),南方习用三方晶碳酸钙(又称方解石)。采集,研细生用或煅用。

性味功用 辛、咸,寒。①清热泻火:治热病烦渴、丹毒、烧烫伤。②利窍消肿:治湿热水肿。

用量用法 15～30g,煎服,打碎先煎。外用适量。

选方 ①温病壮热、烦渴:寒水石、生石膏、滑石各15g,金银花12g,水煎服。②风热赤眼、目赤肿痛:寒水石15g,黄连5g,水煎服。③小儿丹毒、皮肤热赤、烧烫伤:煅寒水石30g,研细末,青黛15g,茶油调外敷。④巴豆中毒:寒水石30g,水煎冷服。

黄 芩

为唇形科植物黄芩的根。

原植物 多年生草本。主根粗壮，外皮片状脱落，内部黄色。茎丛生，几无毛或被微柔毛。叶对生，披针形，全缘，具短柄。总状花序顶生，花偏于一侧；花冠二唇形，蓝紫色。小坚果卵圆形，包存于宿萼中。生于向阳山坡、草原。分布于河北、内蒙古、辽宁、吉林等。

采制 春秋采挖。蒸透或开水润透切片，生用，酒炙或炒炭用。

性味功用 苦，寒。①清热燥湿：治湿温、暑温胸闷呕恶，湿热痞满、泻痢、黄疸。②泻火解毒：治肺热咳嗽、高热烦渴、痈疮肿毒。③凉血止血：治血热吐衄。④除热安胎：治胎热胎动不安。

用量用法 3～10g，水煎服。清热生用，安胎炒用，止血炒炭用，清肺热酒炒用。脾胃虚寒不宜用。

选方 ①湿温、暑温：黄芩、白豆蔻各 6g，六一散 10g，水煎服。②泄泻热痢：黄芩、白芍、葛根各 10g，白头翁 15g，水煎服。③肺热咳痰黄稠：黄芩 8g，瓜蒌、鱼腥草各 15g，水煎服。④疔疮痈肿：黄芩、银花、连翘各 10g，水煎服。⑤胎热胎动不安：黄芩 10g，生地、竹茹各 15g，水煎服。

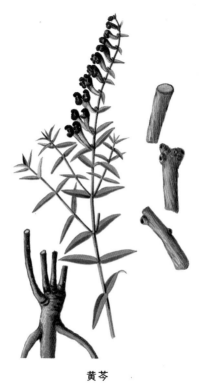

黄芩

Scutellaria baicalensis Georgi

黄　连

为毛茛科植物黄连、三角叶黄连或云连的根茎。

原植物　黄连:多年生草本。根茎分枝,形如鸡爪。叶基生,有长柄;叶片卵状三角形,3全裂,中央裂片稍呈菱形,羽状深裂。花葶1~2条,顶生,聚伞花序,有3~8朵花;萼片5,黄绿色;花瓣线形。蓇葖果黑色,8~12个集生于增长的小花梗上。生于高山林下阴湿处,多栽培。分布于四川、贵州、湖南、湖北等省。

采制　秋季采挖根茎,干燥,生用或清炒、姜炙、酒炙、吴茱萸水炒用。

性味功用　苦,寒。①清热燥湿:治湿热痞满、呕吐、泻痢。②泻火解毒:治心烦不寐、血热吐衄、目赤、吞酸、牙痛、消渴、痈肿。外用治湿疹、湿疮、耳道流脓。

用量用法　2~10g,水煎服。清胃止呕用姜炙,肝火犯胃用吴茱萸制。外用适量。

选方　①湿热痞满:黄连3g,黄芩6g,干姜、半夏各4g,水煎服。②泄泻:黄连6g,葛根15g,黄芩8g。③痢疾里急后重:黄连8g,白头翁10g,木香3g,水煎服。④黄疸:黄连5g,茵陈15g,栀子10g,水煎服。⑤目赤肿痛:黄连3g,用人乳磨汁点眼。⑥呕吐吞酸:萸黄连6g,水煎服。⑦痈疮、湿疮、耳道流脓:黄连研末,茶油调涂患处。

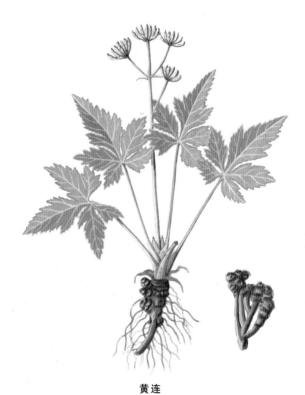

黄连

Coptis chinensis Franch.

黄　柏

为芸香科植物黄檗(关黄柏)、黄皮树(川黄柏)的树皮。

原植物　黄檗:落叶乔木。树皮淡灰色,木栓层较厚,内层鲜黄色。单数羽状复叶对生,小叶5～13,卵状披针形,顶端长渐尖。花单性,雌雄异株;花序圆锥状,花小,黄绿色。浆果状核果圆球形,熟时紫黑色。生于山地林中或河谷等处。分布于华北、东北及宁夏等地。

采制　立夏至夏至之间采收,剥下树皮,趁鲜刮去粗皮,晒干或切丝晒干。生用或盐水炙、酒炙、炒炭用。

性味功用　苦,寒。①清热燥湿:治湿热泻痢、黄疸、带下、热淋、脚气。②泻火除蒸:治骨蒸劳热、盗汗、遗精。③解毒疗疮:治疮疡肿毒、湿疹、湿疮。

用量用法　3～12g,水煎服。外用适量。生用清热燥湿解毒,盐水炙泻火除蒸。脾胃虚寒忌用。

选方　①泻痢:黄柏9g,蒲公英15g,水煎服。②小便涩痛:黄柏、车前子各10g,水煎服。③带下色黄腥臭:黄柏、芡实、鸡冠花各10g,水煎服。④脚气、足痿:黄柏、苍术、牛膝各12g,水煎服。⑤阴虚盗汗、遗精、低热:黄柏、知母各12g,熟地15g,鳖甲10g,水煎服。⑥黄水疮:黄柏、煅石膏各30g,枯矾12g,共研细粉,茶油调涂患处,1日1～2次。

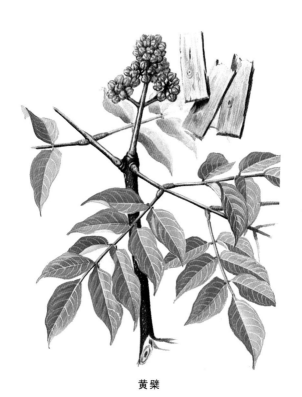

黄檗

Phellodendron amurense Rupr.

龙胆草

为龙胆科植物龙胆、三花龙胆或条叶龙胆的根。

原植物 龙胆：多年生草本。通常暗绿色稍带紫色，高30～60cm。根状茎短，周围簇生多数细长圆柱状根，根稍肉质。茎直立，不分枝，近四棱形。叶全部茎生，卵形或卵状披针形。花簇生顶端或叶腋，蓝色；苞片披针形；花萼5深裂；花冠筒状钟形。种子条线形。生于向阳山坡、草丛、林边。分布于东北及浙江等地。

采制 秋季采挖，晒干，切段，生用。

性味功用 苦，寒。①清热燥湿：治湿热黄疸、阴肿阴痒、带下、湿疹瘙痒。②泻肝胆火：治目赤、耳聋、胁痛、口苦、惊风抽搐。

用量用法 3～6g，水煎服。外用适量。脾胃虚寒、阴虚津伤者不宜用。

选方 ①黄疸胁痛：龙胆草、柴胡各6g，川楝子10g，栀子8g，水煎服。②带下阴痒：龙胆草、苦参各20g，蛇床子15g，水煎外洗。③目赤肿痛：龙胆草6g，夏枯草15g，水煎服。④肝火胁痛、口苦、耳聋：龙胆草、黄芩各6g，柴胡8g，木通5g，水煎服。⑤高血压烦躁头晕：龙胆草6g，钩藤、夏枯草、菊花各10g，水煎服。⑥阴囊瘙痒、溃破流水：龙胆草、桃叶、露蜂房、苍术各等分，研细末茶油调涂。

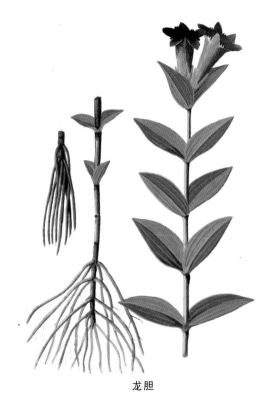

龙胆

Gentiana scabra Bge.

秦 皮

为木犀科植物苦枥白蜡树、白蜡树的干燥枝片或干皮。

原植物　白蜡树:落叶乔木,高 10～15m。树皮灰褐色,裂皱浅细。奇数羽状复叶对生,小叶 5～7 或 9,卵状椭圆形或倒卵形,先端渐尖或钝圆,边缘具疏锯齿或钝锯齿,叶片背面中脉基部被白色短柔毛。花单性,雌雄异株;圆锥花序顶生,大而疏松,花萼钟状;无花冠。翅果披针形,稍扁平。生于山坡、山谷溪边及丛林中。分布于吉林、辽宁、山西、陕西、河南及华东地区等,或栽培。

采制　春秋季剥下枝皮或干皮,晒干,生用。

性味功用　苦、涩,寒。①清热燥湿、解毒、止痢:治痢疾、带下。②明目:治目赤肿痛。外用治牛皮癣。

用量用法　3～12g,水煎服。外用适量。

选方　①痢疾里急后重、下痢赤白:秦皮、白头翁各 12g,黄连 3g,水煎服。②慢性细菌性痢疾:秦皮、仙鹤草、椿皮各 12g,水煎服。③带下色黄:秦皮、芡实、黄柏各 9g,水煎服。④麦粒肿、大便秘结:秦皮 9g,大黄 6g,菊花、夏枯草各 10g,水煎服。⑤牛皮癣:秦皮 30～60g,煎水洗患处,每天 1 次,或 1 周 2 次。

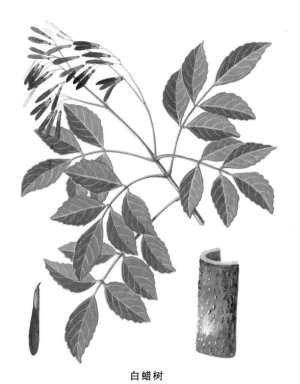

白蜡树

Fraxinus chinensis Roxb.

苦 参

为豆科植物苦参的干燥根。

原植物 灌木。根圆柱形,外皮浅棕黄色,味苦,气刺鼻。茎直立,小枝绿色,幼时有疏毛。叶互生,奇数羽状复叶。小叶11～29,披针形至条状披针形,先端渐尖,基部宽楔形,全缘,下面密生贴伏毛。总状花序顶生;花萼钟形;蝶形花冠淡黄色。荚果条形,先端具长喙,节间紧缩不甚规则。种子3～7粒,近球形,棕褐色。生于山坡、灌丛及河岸沙地等处。分布于全国各地。

采制 春秋季采挖,切片,晒干,生用。

性味功用 苦,寒。①清热燥湿:治热痢、黄疸、淋证、带下赤白、便血、湿疹、湿疮。②解毒杀虫:治阴肿阴痒或皮肤瘙痒。

用量用法 4.5～9g,水煎服,或入丸剂。外用适量,煎汤洗。脾胃虚寒忌用。不宜与藜芦同用。

选方 ①热痢:苦参8g,木香3g,秦皮10g,水煎服。②黄疸:苦参、栀子各9g,茵陈15g,水煎服。③带下色黄气臭、阴痒或滴虫性阴道炎:苦参30g,黄柏、苍术各15g,蛇床子、地肤子各10g,水煎熏洗阴部,1日2次。④肠热便血、痔疮出血:苦参、地榆、槐花各9g,水煎服。⑤疥疮、皮肤瘙痒、湿疹、湿疮:苦参、白鲜皮各30g,水煎外洗。

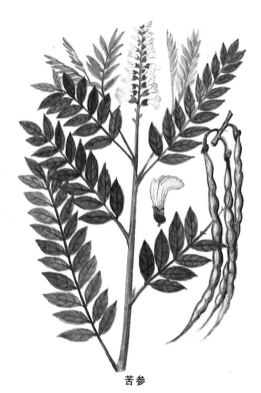

苦参

Sophora flavescens Ait.

白鲜皮

为芸香科植物白鲜的根皮。

原植物　多年生草本，全株有特异的香气。根斜出，木质化，外皮淡黄白色。茎直立。奇数羽状复叶互生；有叶柄，小叶 5～13，对生，纸质。总状花序；花轴及花梗混生白色柔毛及黑色腺毛，开白色或淡紫色花。蒴果，密被腺毛，成熟时 5 裂，表面被棕黑色腺点、腺毛及白色细柔毛。种子 2～3 枚，黑色，近圆形。生于山坡及丛林中。分布于东北及河北、河南、四川、江西、甘肃等地。

采制　北方于春秋采收，南方于夏季采收。挖出后洗净，除去须根及粗皮，纵向剖开，抽去木心，切片，晒干生用。

性味功用　苦，寒。祛风燥湿、清热解毒，治湿热疮毒、疥癣、皮肤痒疹、风湿痹痛、黄疸。

用量用法　6～10g，水煎服。外用适量。

选方　①湿热疮疹、皮肤瘙痒：白鲜皮 10g，防风 6g，苦参 8g，地肤子 10g，水煎服。②疥疮：白鲜皮、苦参、蛇床子各 30g，煎汤外洗。③风湿热痹(关节红肿疼痛、屈伸不利)：白鲜皮 8g，忍冬藤、薏苡仁各 15g，防己、牛膝各 10g，水煎服。④黄疸：白鲜皮 10g，茵陈 15g，黄柏 8g，水煎服。

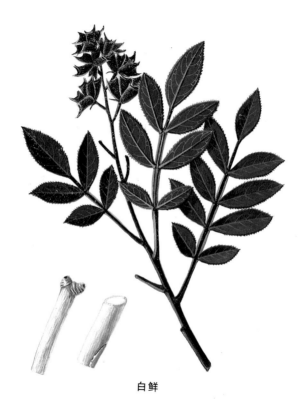

白鲜

Dictamnus dasycarpus Turcz.

椿 皮

为苦木科植物臭椿(樗)的根皮或树皮。

原植物 落叶乔木,高达20m。根皮灰黄色,皮孔明显,纵向排列;树皮平滑有纵裂纹。新枝赤褐色,被疏柔毛。奇数羽状复叶互生,有柄,小叶13～25片,卵状披针形,先端长渐尖,叶缘上半部全缘,近基部有少数粗齿,齿端有腺体一枚,破裂后有奇臭。夏季开绿白色小花,圆锥花序顶生,花杂性。翅果长椭圆形,扁平。生于村边或山间路旁,亦有栽培。分布于全国大部分地区。

采制 全年可采,剥下根皮或干皮,去净外层粗皮和其中木心,晒干,切丝,生用或麸炒用。

性味功用 苦、涩,寒。①燥湿清热、止带止泻:治泄泻、痢疾、带下赤白。②收敛止血:治便血、尿血、崩漏。外用治滴虫性阴道炎、疥癣瘙痒。

用量用法 3～10g,水煎服。外用适量。

选方 ①久痢、便血:椿皮100g,烘干研粉,每次9g,温开水送服。②湿热带下赤白:椿根皮10g,黄柏6g,益母草12g,水煎服。③月经过多、崩漏:椿皮10g,阿胶10g(烊化冲服)、仙鹤草12g,水煎服。④滴虫性阴道炎或带下色黄、外阴瘙痒:椿皮、苦参、蛇床子各30g,水煎外洗。

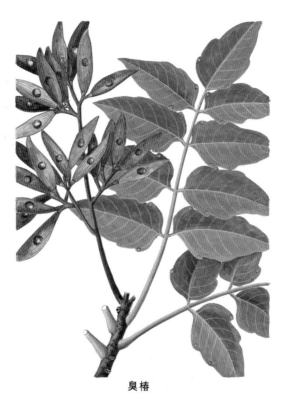

臭椿

Ailanthus altissima (Mill.) Swingle

金银花

为忍冬科植物忍冬、红腺忍冬、山银花等的花蕾或初开的花。

原植物 忍冬:半常绿缠绕性藤本,茎中空,外皮呈条状剥离。叶对生,经冬不凋,故有"忍冬"之名;叶片卵形至长卵形,全缘;嫩叶有短柔毛。花成对腋生;初开时白色,后变黄色;苞片叶状;花冠长 3～4cm,近二唇形,上唇 4 裂,下唇不裂,有清香。浆果球形,熟时黑色。生于丘陵、林边、山谷。分布于全国大部分地区。

采制 金银花:夏初采花蕾,阴干,生用、炒用或制成露剂。忍冬藤:秋季割取带叶的嫩枝,晒干,生用。

性味功用 甘,寒。①清热解毒:治痈疮、血痢。②疏散风热:治风热感冒、温病初起。③清解暑热:制露治暑热、痱子。藤清热解毒并通络,治热毒、风湿热痹。

用量用法 10～15g,水煎服。

选方 ①疔疮肿毒:金银花 10g,蒲公英 15g,水煎服;或单用鲜品(花或藤)30～60g,捣烂取汁饮,渣敷患处。②热毒下痢:金银花炭 10g,黄连 6g,水煎服。③感冒:金银花、连翘各 10g,荆芥、薄荷各 6g,水煎服。④暑热烦渴:金银花露 10ml,冲服。⑤热痹关节红肿疼痛:忍冬藤 15g,防己 10g,秦艽 12g,水煎服。

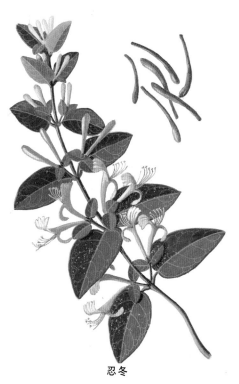

忍冬

Lonicera japonica Thunb.

连 翘

为木犀科植物连翘的果实。

原植物 落叶灌木。枝条细长平展或下垂,中空。单叶对生,具柄;3出复叶或有时3深裂,卵形至长圆卵形,先端尖,基部宽楔形,边缘有齿。春季花先叶开,1～4朵生于叶腋;花萼4深裂;花冠浅黄色,4深裂。蒴果木质,鸟嘴状,有多数疣状突起。种子多数,有翅。生于林缘或灌丛,多栽培。分布于云南、江苏、山东、河南、河北、陕西及东北等。

采制 白露果实青绿时采,蒸熟,晒干,习称"青翘";寒露前果实熟透时采,晒干,习称"老翘"。

性味功用 苦,微寒。①清热解毒、消痈散结:治热毒疔疮、瘰疬。②清心散热:治心经热盛、风热感冒、淋证。

用量用法 5～15g,水煎服。

选方 ①热毒疮痈红肿热痛:连翘、金银花各10g,紫花地丁15g,水煎服。②咽喉肿痛:连翘、黄芩各10g,玄参、板蓝根各15g,水煎服。③瘰疬:连翘15g,夏枯草、玄参各30g,水煎服。④口舌生疮、心烦不寐:连翘心、莲子心各10g,黄柏、甘草各6g,水煎含漱后咽下。⑤风热感冒:连翘、金银花各10g,薄荷6g,水煎服。⑥小便淋沥涩痛:连翘10g,车前子、竹叶各12g,水煎服。

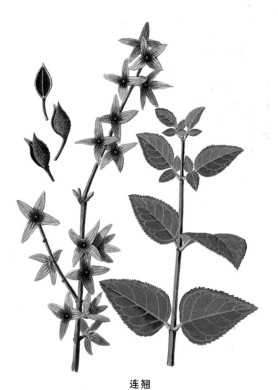

连翘

Forsythia suspensa (Thunb.) Vahl.

大青叶

为十字花科植物菘蓝的叶。

原植物 二年生草本。主根灰黄色。茎直立,有条棱,光滑无毛,上部多分枝。基生叶矩圆状椭圆形;有柄;茎生叶矩圆形至矩圆状披针形,叶基部垂耳圆形。复总状花序;花黄色。角果顶端圆钝,扁平,边缘有翅。种子1枚。生于旷野山坡、路旁、荒地,或栽培。分布于河北、陕西、江苏、安徽等地。

采制 夏秋采收,鲜用或晒干生用。根为板蓝根,叶也可加工制成青黛。

性味功用 苦、咸,大寒。清热解毒、凉血消斑,治温邪入营、高热神昏、发斑发疹、黄疸、热痢、痄腮、喉痹、丹毒、痈肿。

用量用法 10～15g,水煎服;鲜品30～60g。外用适量。脾胃虚寒慎用。

选方 ①流行性感冒头痛发热:大青叶15g,薄荷6g,金银花10g,水煎服。②流行性乙型脑炎:大青叶30g,石膏、玄参各15g,水煎服。③下痢脓血:大青叶、马齿苋各15g,水煎服。④咽喉肿痛:大青叶60g,鲜用捣汁内服;或板蓝根15g,牛蒡子10g,水煎服。⑤疮痈、丹毒:大青叶、野菊花各15g,水煎服;或鲜品各60g,捣烂外敷。⑥防治暑疖、痱子:鲜大青叶50g,水煎代茶。

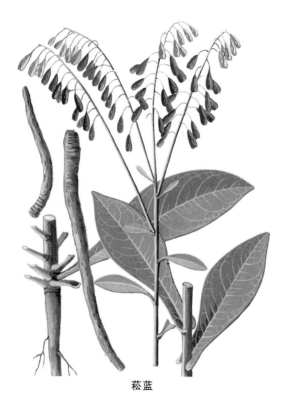

菘蓝

Isatis indigodica Fort.

蒲公英

为菊科植物蒲公英及其多种同属植物的带根全草。

原植物 蒲公英:多年生草本,根垂直。叶基生,莲座状,长圆状倒披针形或倒披针形,羽状深裂,裂片齿牙状或三角形,全缘或具疏齿。花葶数枚,与叶近等长,上端被密蛛丝状毛。总苞淡绿色。舌状花,花冠黄色。瘦果倒披针形,先端有喙。生于山坡草地、路旁。分布于东北、华北、华东、华中、西北及西南等地。

采制 开花前连根采,洗净,鲜用或晒干。

性味功用 甘、苦,寒。①清热解毒、消痈散结:治疗疮肿毒、乳痈、痄腮、咽喉肿痛、目赤肿痛、毒蛇咬伤。②利湿通淋:治淋证、黄疸。

用量用法 10~30g,水煎服。外用适量。

选方 ①痈疮肿毒:蒲公英、野菊花、紫花地丁各15g,水煎服。②急性乳腺炎早期未化脓:蒲公英30g,全瓜蒌15g,金银花12g,水煎服;或鲜品60g,捣烂外敷。③流行性腮腺炎:鲜蒲公英30g,捣烂外敷。④眼结膜炎:蒲公英15g,黄连3g,夏枯草12g,水煎服。⑤急性黄疸型肝炎:蒲公英、茵陈各15g,栀子10g,水煎服。⑥小便淋沥涩痛:蒲公英、白茅根、金钱草各15g,水煎服。⑦急性胃炎:蒲公英15g,砂仁、陈皮各6g,水煎服。

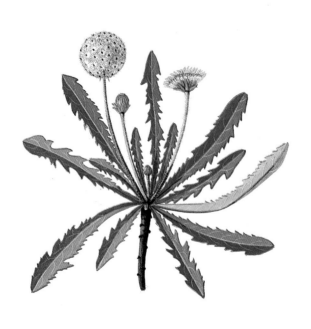

蒲公英

Taraxacum mongolicum Hand. -Mazz.

紫花地丁

为堇科植物紫花地丁的全草。

原植物 多年生草本。地下茎短,主根较粗壮,白色。叶基生,叶柄上部两侧稍有翅,叶片窄披针形或卵状披针形,或下部叶为三角状披针形,两面有疏柔毛;托叶膜质,部分附着于叶柄。花瓣紫堇色,花梗常较叶短。蒴果椭圆形,熟时3裂。种子多数。生于草坡上或路旁、菜地等。分布于东北、中南及华东等地。

采制 夏季果实成熟时采取全草,洗净鲜用或晒干,切段生用。

性味功用 苦、辛,寒。清热解毒,凉血消痈,治疮痈肿毒、丹毒、乳痈、肠痈、毒蛇咬伤、目赤肿痛、咽喉肿痛。

用量用法 15～30g,水煎服。外用适量。

选方 ①热毒疮疡、痈肿、丹毒(红肿热痛):紫花地丁30g,水煎服;或重者紫花地丁、蒲公英、野菊花、金银花各15g,水煎服;或鲜紫花地丁60g,捣烂外敷患处。②肠痈:紫花地丁、败酱草各30g,桃仁10g,红藤15g,水煎服。③毒蛇咬伤:鲜紫花地丁60g,捣烂取汁服,渣配雄黄3g调匀外敷伤口。④眼结膜炎(目赤肿痛):紫花地丁30g,水煎服。

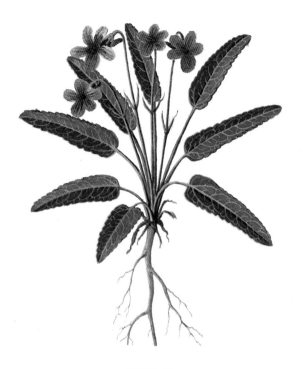

紫花地丁

Viola yedoensis Makino

野菊花

为菊科植物野菊的头状花序。

原植物　多年生草本。茎直立或斜举,上部多分枝,有毛。叶卵状三角形或卵状椭圆形,羽状深裂,边缘有浅锯齿,有毛。头状花序顶生,排成聚伞状;总苞半球形,4层,边缘膜质;花小,黄色,缘花舌状,一层;盘花两性,先端5裂。瘦果具5条纵棱。生于山坡、路旁、原野。分布于全国大部分地区。

采制　秋冬花初开时采,鲜用或晒干用。叶鲜用。

性味功用　苦、辛,微寒。①清热解毒:治疗疮肿痛、浸淫疮、疥疮、湿疹、风热感冒、咽喉肿痛。②平肝泻火:治目赤肿痛、头痛眩晕。

用量用法　10～15g,鲜品加倍,水煎服。外用适量。

选方　①疗疮肿痛、毒虫咬伤:鲜野菊花或叶30g,捣汁冲服,或捣烂外敷;或野菊花、紫花地丁、银花、连翘各15g,水煎服。②浸淫疮、疥癣、湿疹:野菊花30g,花椒10g,白矾5g,煎汤外洗。③眼结膜炎、目赤肿痛:野菊花、谷精草、桑叶、夏枯草各15g,水煎分两半,一半兑服,一半熏洗患眼。④风热感冒:野菊花、积雪草各15g,水煎服。⑤高血压病头痛眩晕:野菊花、决明子、夏枯草各15g,水煎服。

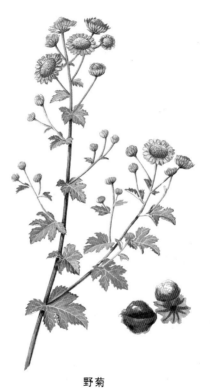

野菊

Chrysanthemum indicum L.

穿心莲

为爵床科植物穿心莲的全草。

原植物 一年生草本。茎四棱形,节膨大。叶对生,纸质,叶片长圆状卵形至披针形,边缘有浅齿。总状花序顶生和腋生,集成大型圆锥花序;小花,多数,花冠白色,近二唇形,下唇带紫色斑纹。蒴果长椭圆形,疏生腺毛,熟时2瓣裂,种子多数,棕黄色。生于热带、亚热带地区,我国长江流域以南温暖地区多栽培。

采制 夏秋末开花前或刚开花时采收。切段晒干生用,或鲜用。

性味功用 苦,寒。①清热解毒:治流行性感冒、肺热咳喘、疮痈肿毒、丹毒、咽喉肿痛、毒蛇咬伤。②燥湿消肿:治泄痢、淋证、湿疹、烧烫伤。

用量用法 6～15g,水煎服,或入丸、散、片剂;外用适量。内服不宜多服、久服。脾胃虚寒者慎用。

选方 ①感冒发热、咽痛:穿心莲、桔梗各6g,金银花、薄荷各8g,水煎服。②肺热咳嗽痰黄:穿心莲8g,浙贝母6g,鱼腥草15g,水煎服。③疮痈、丹毒、毒蛇咬伤:穿心莲30g,蒲公英15g,鲜用捣烂外敷。④急性细菌性痢疾、胃肠炎:穿心莲10g,马齿苋15g,水煎服。⑤尿频赤涩疼痛:穿心莲、车前子各10g,水煎服。⑥湿疹、烧烫伤:穿心莲60g,单味研末茶油调涂患处。

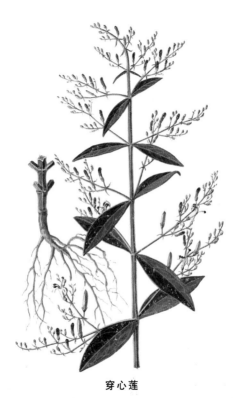

穿心莲

Andrographis paniculata (Burm. f.) Nees

贯 众

为鳞毛蕨科植物贯众、绵马鳞毛蕨(绵马贯众)和紫萁科植物紫萁等的带叶柄基部的根茎。

原植物 贯众：多年生草本。根状茎短，直立或斜升，连同叶柄基部密被红褐色鳞片。奇数羽状复叶；宽披针形或长圆披针形，纸质；羽片10～20对，互生。孢子囊群散布叶背，着生于内藏小脉顶端。生于山坡林边、岩石湿地。分布于西北、华北、长江流域以南。

采制 四季可采，秋季为佳，除去须根和部分叶柄，晒干，切片生用或炒炭用。

性味功用 苦，微寒；有小毒。①清热解毒：治风热感冒、湿热病高热发斑、痄腮。②杀虫：治肠寄生虫病。③凉血止血：治出血证。

用量用法 10～15g，水煎服。清热解毒宜生用，止血宜炒炭用。脾胃虚寒者慎用。

选方 ①流行性感冒：贯众10g，桑叶、薄荷各6g，水煎服。②预防麻疹、流行性感冒：贯众、大青叶或板蓝根各15g，水煎代茶。③流行性乙型脑炎、腮腺炎：贯众、板蓝根、金银花各15g，水煎服。④蛲虫病：贯众30g，煎汁，睡前熏洗肛周。⑤崩漏、月经过多(血色鲜红)：贯众炭、荆芥炭各10g，地榆、槐花各8g，水煎服。⑥高血压病：贯众、夏枯草、葛根各15g，水煎服。

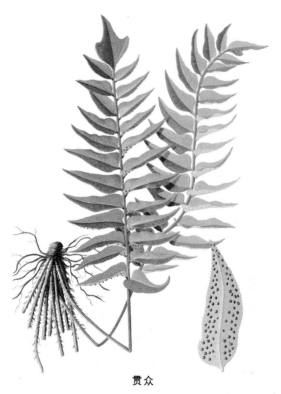

贯众

Cyrtomium fortunei J. Sm.

鱼腥草

为三白草科植物蕺菜的全草。

原植物 多年生草本,高 15～50cm。全株有鱼腥味。地下茎多节,色白,节上有须根。叶互生,心形或宽卵形,有细腺点,先端渐尖至长尖,全缘,下面带紫红色;托叶膜质,条形,下部常与叶柄合生成鞘状。穗状花序生于茎顶与枝对生,基部有花瓣状总苞 4 片,白色,花小而密,无花被。蒴果顶端开裂。生于田埂、山地林边及洼地草丛中。分布于长江流域以南。

采制 夏秋间采集,割取茎叶,晒干生用或鲜用。

性味功用 辛,微寒。①清热解毒、消痈排脓:治肺痈、肺热咳嗽、热毒疮痈、毒蛇咬伤、泄泻痢疾。②利尿通淋:治暑热小便短赤、淋证、白带、湿疹、痔疮、阴痒。

用量用法 10～30g,水煎服,不宜久煎。鲜品加倍。外用适量。

选方 ①肺痈咳吐脓血:鱼腥草 30g,桔梗 10g,黄芩 8g,水煎服。②咳嗽痰黄:鱼腥草 15g,桑白皮、浙贝母各 8g,石韦 10g,水煎服。③疮痈、毒蛇咬伤:鱼腥草、紫花地丁鲜品各 60g,捣汁服,渣外敷。④泄泻、痢疾:鱼腥草、马齿苋各 30g,水煎服;或鲜品捣汁服。⑤暑热小便短赤涩痛、淋证:鱼腥草、荷叶、白茅根各 30g,煎汤代茶。⑥带下、湿疹、痔疮:鱼腥草 60g,煎汤外洗。

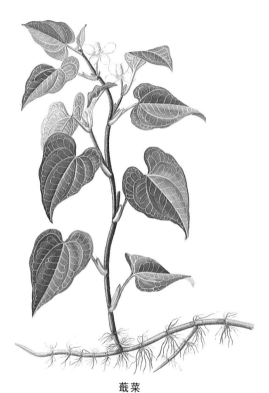

蕺菜

Houttuynia cordata Thunb.

金荞麦

为蓼科植物野荞麦(天荞麦)的根茎及块根。

原植物 多年生草本。主根粗大,呈结节状,横走,红棕色。茎直立,多分枝,淡绿微带红色。单叶互生,叶片戟状三角形,下面脉上有白色细柔毛,托叶鞘抱茎。聚伞花序,顶生或腋生,稍有分枝,花白色,花小。瘦果,呈卵状三棱形,红棕色。生于沟边、路边较阴湿地,也多栽培。分布于陕西、江苏、浙江、江西、广东、云南等。

采制 秋季采挖,洗净,晒干。切段或小块,生用。

性味功用 苦,平。①清热解毒、散淤排脓:治肺痈、咽喉肿痛、湿热赤白痢疾、疔疮、毒蛇咬伤。②祛风除湿:治风湿痹证。③健脾消食:治消化不良、胃痛。

用量用法 15～30g,水煎服。外用适量。

选方 ①肺痈咳吐脓血:金荞麦、鱼腥草各30g,薏苡仁20g,鱼腥草15g,水煎服。②肺热咳嗽:金荞麦、石膏各15g,射干10g,水煎服。③赤白痢疾:金荞麦、马齿苋、秦皮各15g,水煎服。④咽喉肿痛:金荞麦、牛蒡子各15g,水煎服。⑤痈疮、瘰疬结核、毒蛇咬伤:金荞麦30g醋磨涂,或研粉水调敷。⑥痹证关节肿痛:金荞麦、防己、独活各10g,水煎服。⑦消化不良、胃脘胀痛:金荞麦、神曲各10g,陈皮6g,水煎服。

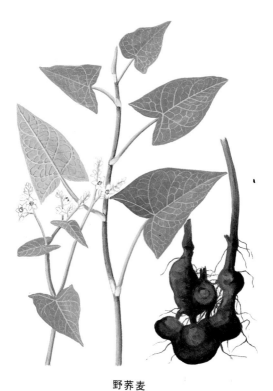

野荞麦

Fagopyrum cymosum (Trev.) Meisn.

红　藤

为大血藤科植物大血藤的藤茎。

原植物　落叶木质藤本。茎圆柱形，褐色扭曲，砍断时有红色液汁。叶互生，3出叶，有长柄，顶生小叶倒卵形，侧生小叶较大，斜卵形。总状花序，下垂，花绿色，有香气，单性，雌雄异株；萼片和花瓣各6片，黄色。心皮多数，离生，浆果肉质；种子卵形，黑色，有光泽。生于大山沟畔肥沃土壤、山地疏林或灌木丛中。分布于江西、湖北、福建、安徽、四川、江苏、湖南等地。

采制　夏秋采收藤茎，除去枝叶，砍成约60cm长的一节，切片，晒干，生用。

性味功用　苦，平。①清热解毒：治肠痈、乳痈、热毒疮痈。②活血止痛：治血淤闭经、痛经、跌打损伤、风湿热痹。

用量用法　15～30g，水煎服，或浸酒饮。孕妇慎用。

选方　①急性阑尾炎：红藤、蒲公英各30g，大黄10g，厚朴9g，水煎服。②乳痈：红藤、天花粉各30g，白芷10g，水煎服。③疮痈肿痛：红藤、金银花各15g，水煎服。④经闭腹痛：红藤、益母草各20g，水煎服。⑤跌打损伤肿痛：红藤、骨碎补各30g，捣烂调酒外敷。⑥风湿性关节炎关节红肿疼痛：红藤60g，浸酒饮用。

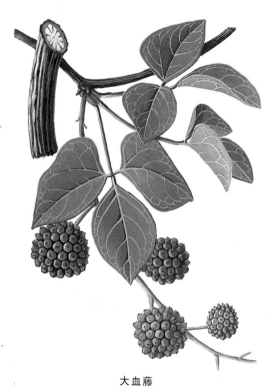

大血藤

Sargentodoxa cuneata (Oliv.) Rehd. et Wils.

败酱草

为败酱草科植物黄花败酱、白花败酱的带根全草。

原植物 黄花败酱:多年生草本。根状茎粗壮,有特殊败酱臭气。茎直立,节间长。基生叶有长柄;叶片长卵形,先端尖,边缘有粗锯齿;茎生叶对生,叶片羽状全裂或深裂,椭圆状披针形,两侧裂片披针形至条形。圆锥花序伞房状,顶生或腋生,花小,黄色。瘦果椭圆形,有3棱,无翅状小苞。生于山坡、草地或林缘。分布于东北、华北、华东、华南及贵州、四川等地。

采制 秋季采收,洗净,阴干,切段生用。

性味功用 辛、苦,微寒。①清热解毒、消肿排脓:治肠痈、肺痈、疮疡肿毒、目赤肿痛、痢疾泄泻。②祛淤止痛:治淤血腹痛。

用量用法 15～30g,水煎服;鲜品加倍。外用适量。脾胃虚寒及孕妇慎用。

选方 ①肠痈腹痛:败酱草、蒲公英各30g,金银花、大黄各10g,水煎服。②肺痈咳吐脓血:败酱草、鱼腥草各30g,黄芩、金荞麦、桔梗各10g,水煎服。③疮痈肿痛:败酱草15g,紫花地丁20g,水煎服;或鲜败酱草60g,捣烂外敷。④泻痢腹痛:败酱草、马齿苋各30g,水煎服。⑤产后腹痛、恶露不尽:败酱草、益母草各30g,当归10g,水煎服。

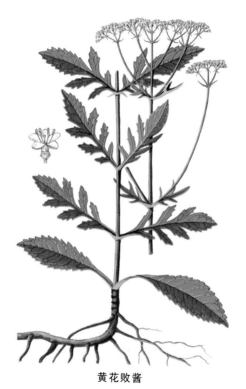

黄花败酱

Patrinia scabiosaefolia Fisch. ex Link.

射 干

为鸢尾科植物射干的根茎。

原植物 多年生直立丛生,高 0.5～1.5m 草本。地下有鲜黄色不规则结节状根茎,生有多数须根。叶互生,剑形,顶端渐尖,基部相互套叠,鞘状抱茎,排为 2 列,扁平,有多条平行脉。花序顶生,呈叉状分枝,橙黄色而有红色斑点。蒴果三角状倒卵形至长椭圆形。种子圆形,黑色。生于山坡、田边、林缘、草地等处,或栽培。分布于全国各地。

采制 春秋季挖出地下根状茎,去须根,洗净后,切片晒干,生用。

性味功用 苦,寒。①清热解毒、利咽消肿:治咽喉肿痛、疮痈肿毒、瘰疬、稻田性皮炎。②祛痰止咳:治咳嗽痰多难咯。③活血散瘀:治血瘀闭经、跌打损伤。

用量用法 6～10g,水煎服。脾虚便溏、妊娠慎用。

选方 ①咽喉肿痛:鲜射干 30g,捣汁含咽;或射干、桔梗各 6g,金银花、玄参各 12g,水煎服。②瘰疬肿痛:射干 9g,玄参、夏枯草各 15g,水煎服。③稻田性皮炎:射干 500g,煎水 1 桶,加食盐 100g,水温 30～40℃ 搽洗患处。④痰盛咳喘:射干 9g,浙贝母 10g,杏仁 8g,水煎服。⑤血瘀闭经:射干 9g,当归、川芎各 10g,莪术 9g,水煎服。⑥跌打损伤:鲜射干 60g,捣烂敷患处。

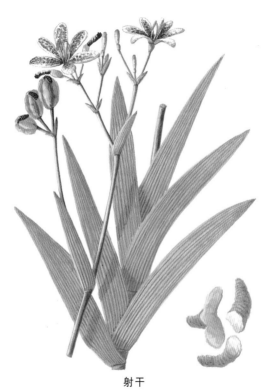

射干

Belamcanda chinensis (L.) DC.

山豆根

为豆科植物越南槐(广豆根)的根。

原植物　蔓生性矮小灌木,通体被灰色毛茸。直立或平卧,根圆柱形,外面黄棕色,味极苦。单数羽状复叶,互生,小叶卵状长椭圆形,先端尖,基部圆,全缘。总状花序顶生;萼宽钟状,疏生毛茸,萼齿三角形;蝶形花冠黄白色。荚果紫黑色,串珠状,种子3~5粒。生于石灰岩或岩隙间。分布于广西、云南、贵州等地。

采制　春秋采挖,除去茎叶和须根,晒干,生用。

性味功用　苦,寒。清热解毒、利咽消肿,治咽痛、牙龈肿痛、肺热咳嗽、湿热黄疸、鼻咽癌、喉癌、宫颈癌。

用量用法　3~10g,水煎服。外用适量。用量不宜过大,脾胃虚寒、泄泻呕吐者忌用。

选方　①咽喉红肿疼痛:山豆根、连翘各10g,玄参15g,水煎服;或鲜山豆根30g,捣汁含咽;或山豆根15g,用醋同研取汁含咽。②齿龈肿痛:山豆根10g,切片用患齿咬合。③咳嗽痰稠:山豆根、黄芩各9g,瓜蒌15g,水煎服。④湿热黄疸:山豆根10g,金钱草、茵陈各15g,水煎服。⑤鼻咽癌、喉癌:山豆根10g,白花蛇舌草、鱼腥草各15g,水煎服。⑥疮痈肿毒:山豆根10g,蒲公英15g,金银花10g,水煎服;或鲜山豆根30g,捣烂外敷。

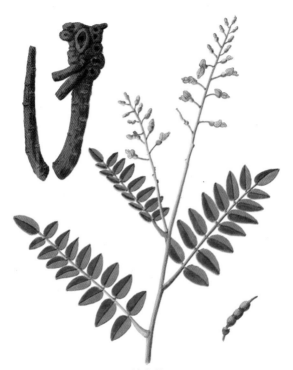

越南槐

Sophora tonkinensis Gapnep.

白头翁

为毛茛科植物白头翁的根。

原植物　多年生草本。根圆锥形,外皮黄褐色,粗糙,有纵纹。基生叶4～5;叶片宽卵形,下面有柔毛,3全裂,中央全裂片有柄,3深裂,侧生裂片无柄,不等3裂,叶柄密生白色长柔毛。总苞钟形,有密柔毛,裂片条形。花单朵顶生,萼片花瓣状,紫蓝色,外面有绵毛,雄蕊多数,花药黄色。瘦果有宿存羽毛状花柱。生于灌丛、低山草坡、平原草地。分布于华北、东北和江苏、四川、陕西等地。

采制　春秋采挖,剪去地上部分,保留根头白绒毛,洗净,切片,晒干生用。

性味功用　苦,寒。清热解毒、凉血止痢,治热毒血痢、阴痒带下、阿米巴痢疾、痈疖、腮腺炎等。

用量用法　6～15g,水煎服。外用适量。虚寒泄痢忌用。

选方　①热痢(下痢脓血、里急后重):白头翁、秦皮各15g,黄柏10g,水煎服。②阿米巴痢疾:白头翁12g,黄连8g,马齿苋15g,水煎服。③滴虫性阴道炎(瘙痒、带下色黄气臭):白头翁、苦参各30g,水煎外洗。④痈疖、腮腺炎肿痛:鲜白头翁60g,捣敷。⑤痔疮下血、肿痛:白头翁、地榆炭、槐花炭各12g,水煎服。

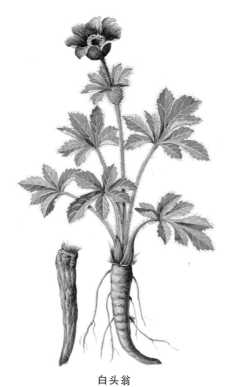

白头翁

Pulsatilla chinensis (Bge.) Regel

马齿苋

为马齿苋科植物马齿苋的全草。

原植物　一年生肉质草本。茎下部匍匐,四散分枝,肥厚多汁,无毛,绿色或淡紫色。叶互生或近对生;叶片倒卵形至匙形,先端圆,稍凹下或平截,基部宽楔形,形似马齿。花小,淡黄色,3～5朵簇生于枝顶4～5叶状的总苞内。蒴果,成熟时盖裂。种子多数,黑色,扁圆形。生于田园、路边。分布于全国各地。

采制　夏秋季采,除去泥沙,用沸水略烫或略蒸后,晒干生用,或鲜用。

性味功用　酸,寒。清热解毒、凉血止痢,治赤白痢疾、胃肠炎、肠痈、乳痈、痔疮出血、崩漏下血、疔疮肿毒、带状疱疹、湿疹。

用量用法　30～60g,鲜品加倍,水煎服。外用适量。肠滑易泄者忌用,孕妇忌用。

选方　①痢疾、肠炎:马齿苋30g,黄连6g,水煎服;或鲜马齿苋120g,水煎服。②痔疮出血、崩漏下血:马齿苋30g,地榆炭15g,荆芥炭10g,水煎服。③疮痈、湿疹、带状疱疹、瘰疬等:鲜马齿苋120g,煎汤外洗或捣敷。④赤白带下、血淋等:马齿苋30g,车前子10g,黄柏8g,水煎服;或鲜马齿苋120g捣汁服。此外,鲜嫩马齿苋500g,洗净,油炒为药膳,为消暑清热佳品。

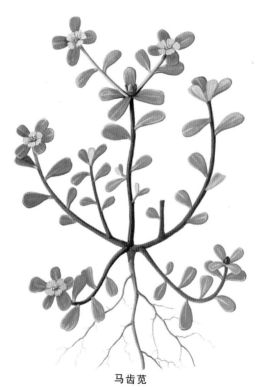

马齿苋

Portulaca oleracea L.

鸦胆子

为苦木科植物鸦胆子的成熟种子。

原植物　常绿灌木或小乔木,高 2～3m。全株被黄色柔毛。奇数羽状复叶,互生;小叶 7～13,卵形或长卵形,先端渐尖,边缘有粗齿,两面均被柔毛。圆锥状聚伞花序腋生,花暗紫色;雌雄异株,花萼 4 裂;花瓣 4;雄蕊 4。核果椭圆形,熟时黑色,干时具突起的网纹。种子 1 粒,卵形,淡黄色,有油性,味极苦。生于山坡、旷野路旁或灌木丛中。分布于我国东南、华南及西南等地。

采制　果实熟时采,晒干去杂质,取仁,生用。

性味功用　苦,寒。有小毒。①清热解毒、止痢:治热毒血痢、阿米巴痢疾。②截疟:治疟疾。③腐蚀赘疣:治疣、鸡眼。

用量用法　治痢疾,10～30 粒;治疟疾,10～15粒。以龙眼肉或胶囊包裹吞服。或压去油制成丸剂、片剂服用。外用适量。不宜多服久服,胃肠出血、肝肾功能不佳者及孕妇、幼儿忌用。外用不宜接触正常皮肤,有时会过敏。

选方　①下痢脓血:鸦胆子仁每次 10 粒,分装胶囊,每日 3 次,饭后服,服 7～10 天。②间日疟、三日疟:鸦胆子仁 15 粒,分装胶囊,每日 3 次,饭后服,第 3 后每次 5 粒,连服 5 日。③鸡眼、赘疣:鸦胆子仁捣敷。

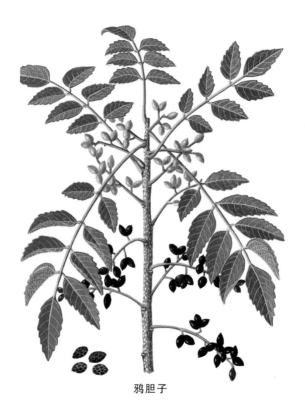

鸦胆子

Brucea jabanica (L.) Merr.

地锦草

为大戟科植物地锦的全草。

原植物　一年生匍匐小草本,有白色乳汁。枝柔细,紫红色,平铺地面。单叶对生,有短柄;叶片长圆形至长矩圆形,先端钝圆,基部偏斜,边缘有锯齿。杯状聚伞花序单生于叶腋,浅红色,顶端4裂;腺体4,具白色花瓣状附属体。蒴果三棱状球形。种子黑褐色,外被白色蜡粉。生于荒地、路旁。分布于我国南北各省区。

采制　夏秋采集全草,洗净,晒干,切段生用。

性味功用　苦、辛,平。①清热解毒:治热毒泻痢、毒蛇咬伤、疮痈肿毒。②凉血止血:治出血证。③消疳积:治小儿疳积。④下乳:治乳汁不足。⑤清热利湿:治湿热黄疸。

用量用法　15～30g,水煎服。外用适量。

选方　①泄泻、痢疾:地锦草200g,加水500ml,文火煎至250ml,每次服5～10ml,每日4次;或地锦草、马齿苋各30g,水煎服。②疮痈肿痛、毒蛇咬伤:鲜地锦草100g,捣烂外敷。③便血:地锦草500g,研末,每次5g,温开水冲服。④小儿疳积:地锦草15g,炖瘦肉,每日1次,15天为1疗程。⑤乳汁不足:地锦草30g,猪前蹄或鲫鱼炖服。⑥黄疸、小便不利:地锦草、茵陈蒿各30g,水煎代茶。

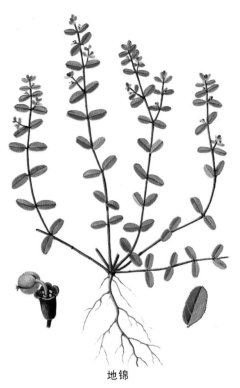

地锦

Euphorbia humifusa Willd.

蚤 休

为百合科植物云南重楼或七叶一枝花的根茎。

原植物 云南重楼:多年生草本。根茎粗厚,黄褐色,密生环节。茎紫色。叶常7片,轮生于茎顶部;椭圆形或倒卵状长圆形,先端尖,基部圆形或楔形,全缘;叶柄带红紫色。花单生于花梗顶端;萼片叶状,披针形;花瓣淡黄色,条形。蒴果浆果状,近球形,黄褐色;种子具红色假种片。生于林下、路旁。分布于长江流域及其以南。

采制 秋季采挖,除去须根,洗净,晒干。

性味功用 苦,寒;有小毒。①清热解毒、消肿止痛:治疗疮肿痛、毒蛇咬伤、跌打损伤、痄腮、肺癌、子宫颈糜烂。②熄风定惊:治惊风抽搐、中暑高热抽搐。

用量用法 5～10g,水煎服。外用适量。用量不宜过大,阴证痈疡及孕妇忌用。

选方 ①疮痈疔毒:蚤休10g,蒲公英、金银花各15g,水煎服;或鲜蚤休、鲜鱼腥草,捣烂外敷。②咽喉肿痛:蚤休8g,研末吞服;或蚤休10g,熊胆粉3g,冰片6g,研末喷喉。③毒蛇咬伤:蚤休6g,研末开水送服。重者配半边莲15g,生大黄6g,水煎服。伤口用蚤休醋磨汁涂。④热盛动风抽搐:蚤休10g,钩藤15g,大青叶15g,水煎服。⑤扭伤肿痛:蚤休30g,酒磨浓汁涂擦。

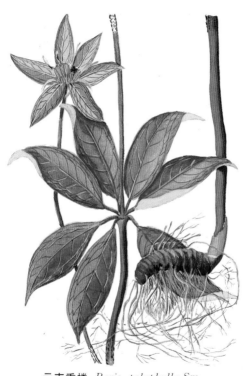

云南重楼 *Paris polyphylla* Sm.

var. *yunnanensis*（Franch.）Hand.-Mzt.

拳 参

为蓼科植物拳参的根茎。

原植物 多年生草本。根茎肥厚扭曲,外皮紫红色。茎直立,不分枝。基生叶,有长柄,革质,叶片长圆状披针形或窄卵形,先端锐尖。叶鞘膜质筒状。穗状花序顶生,花白色或淡红色。雄蕊8。瘦果三棱形,褐色。生于山坡草丛阴湿处。分布于江苏、山东、湖北及东北等地。

采制 春季发芽前或秋季地上部分枯萎时采挖,除去须根,晒干,切片生用。

性味功用 苦,凉。①清热解毒:治痈肿、瘰疬、毒蛇咬伤。②凉血止痢:治湿热泄痢、血热吐衄。③镇肝熄风:治热病动风抽搐。

用量用法 3～12g,水煎服。外用适量。

选方 ①疮痈肿痛、毒蛇咬伤、烧烫伤:拳参、金银花各10g,紫花地丁15g,水煎服;或鲜拳参捣敷。②瘰疬肿痛:拳参、蚤休各10g,夏枯草15g,水煎服。③下痢脓血:拳参、白头翁各12g,黄连6g,水煎服。④血热吐衄血:拳参12g,仙鹤草15g,白茅根15g,水煎服。⑤外伤出血:拳参、白及各15g,研末外敷。⑥风热感冒发热、咽痛:拳参、板蓝根各12g,金银花、薄荷各10g,水煎服。⑦热感动风、神昏抽搐:拳参12g,大青叶30g,钩藤15g,水煎服。

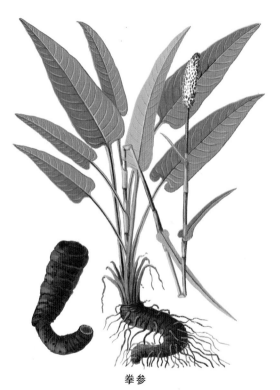

拳参

Polygonum bistorta L.

半边莲

为桔梗科植物半边莲的全草。

原植物　多年生平卧草本。全株光滑无毛,折断时有粘性乳汁渗出。茎细长,直立或匍匐,节处地生多数须根。叶互生,无柄,常呈披针形,少为长卵圆形,叶缘具疏锯齿。花单生于叶腋,淡紫色或白色;花冠基部合成筒状,上部向一边 5 裂展开,雄蕊 5,子房下位。蒴果,椭圆形。种子细小,多数。生于稻田岸边、沟边或潮湿荒地。分布于长江中下游及其以南地区。

采制　夏季采收,除去杂质,鲜用或晒干生用。

性味功用　甘、淡,寒。①清热解毒:治毒蛇咬伤、肿毒、咽喉肿痛、癌肿。②利湿消肿:治湿疹、足癣、黄疸、水肿。

用量用法　10～15g,水煎服。鲜品加倍。外用适量。虚证水肿忌用。

选方　①毒蛇咬伤:鲜半边莲 30g,捣烂外敷伤口。②热毒疔疮:半边莲、蒲公英各 15g,水煎服。③咽喉肿痛:半边莲、射干各 10g,水煎服。④胃癌、食道癌、直肠癌、宫颈癌:半边莲、蚤休各 15g,水煎服。⑤腹水、水肿:半边莲、泽泻、茯苓各 15g,水煎服。⑥黄疸:半边莲、白茅根各 15g,水煎服。⑦湿疹、足癣:半边莲 30g,单味浓煎湿敷患处。

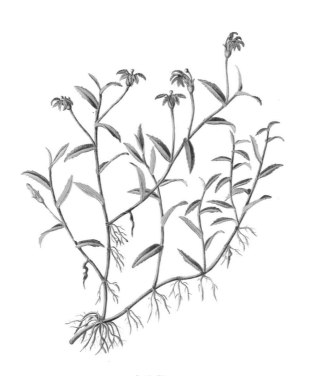

半边莲

Lobelia chinensis Lour.

白花蛇舌草

为茜草科植物白花蛇舌草的全草。

原植物 一年生草本,高 15～50cm。茎纤细,略带方形或圆柱形,多分枝。叶对生,无柄;叶片线形至线状披针形,草质;托叶膜质,基部合生成鞘状,顶端有齿。花单生于叶腋,有短柄;花小,白色。蒴果,扁球形,室背开裂,花萼宿存。种子棕黄色。极细小。生于山坡、路边、荒地、潮湿的田埂。分布于我国长江流域及其以南。

采制 夏秋季采收,洗净,晒干,切段生用。

性味功用 微苦、甘,寒。①清热解毒:治肺热喘咳、疔疮肿毒、咽喉肿痛、肠痈、细菌性痢疾、肠炎、附件炎、癌肿、毒蛇咬伤。②利湿通淋:治黄疸、淋证。

用量用法 15～60g,水煎服。外用适量。

选方 ①肺热咳喘:白花蛇舌草 30g,浙贝 10g,水煎服。②肠痈:白花蛇舌草、红藤各 30g,牡丹皮 10g,水煎服。③泄痢:白花蛇舌草、地锦草各 30g,水煎服。④盆腔炎、附件炎:白花蛇舌草、红藤、两面针各 30g,水煎服。⑤癌肿:白花蛇舌草、半边莲各 30g,水煎服。⑥乙型病毒性肝炎:白花蛇舌草、金钱草各 30g,水煎服。⑦热淋小便赤涩疼痛:白花蛇舌草、石韦各 30g,水煎服。⑧疮痈、蛇伤:鲜白花蛇舌草 120g,捣烂外敷。

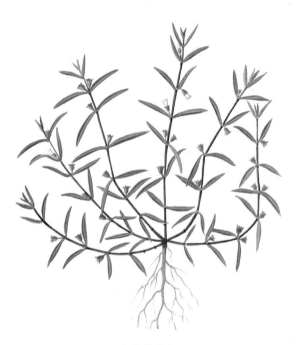

白花蛇舌草

Hedyotis diffusa Willd.

山慈姑

为兰科植物杜鹃兰、独蒜兰或云南独蒜兰的假鳞茎。

原植物　杜鹃兰:多年生草本。假鳞茎聚生,近球形,肉质。顶生叶 1 片,披针状长椭圆形,长 20～45cm,先端略尖,基部楔形。总状花序花葶侧生于假鳞茎顶端,直立,通常超出叶外。紫红色;花被片呈角状,略开展,萼片和花瓣近等长;唇瓣近匙形。蒴果,下垂。生于山沟阴湿处。分布于甘肃、陕西、山西和长江流域及其以南。

采制　夏秋采挖假鳞茎,除去茎叶,须根,洗净,分开大小,置沸水锅中蒸煮至透心,干燥。

性味功用　甘、微辛,寒;有小毒。清热解毒、消痈散结,治痈疽疔肿、瘰疬痰核、癌肿、肝脾肿大、蛇虫或狂犬咬伤、癫痫。

用量用法　3～6g,水煎服;1.5～3g,磨汁或入丸散。外用适量,磨汁涂或调末调敷。不宜多服久服。体虚者慎用。

选方　①痈疽肿毒:山慈姑 6g,蒲公英 15g,水煎服;或山慈姑、黄柏、白及各 30g,研末茶油调敷。②癌肿:山慈姑 6g,蚤休 8g,鳖甲 15g,水煎服。④肝脾肿大:山慈姑 6g,穿山甲 15g,丹参 15g,水煎服。⑤癫痫卒然昏仆、口吐白沫:山慈姑 6g,茶水研如泥并冲服。

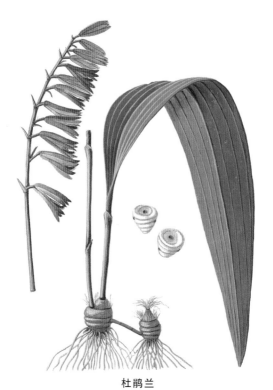

杜鹃兰

Cremastra appendiculata (D. Don) Makino

土茯苓

为百合科植物光叶菝葜的根茎。

原植物 多年生攀援状灌木。根茎块根状,有明显结节,黑褐色,坚硬。茎细长,无刺。叶片狭椭圆形至卵状披针形。叶柄基部有一对卷须。花单性,雌雄异株;伞形花序腋生,花小,白色,花被均为6片。浆果球形,成熟时紫黑色。生于山坡、荒山及林缘。分布于四川、福建、浙江、江西、江苏、湖南等省。

采制 秋末冬初采挖,除去芦头及须根,晒干,或新鲜时切片,晒干,生用。

性味功用 甘、淡,平。解毒除湿、利关节,治梅毒、汞毒、肢体拘挛、热毒疮痈、热淋、带下、痹痛、钩端螺旋体病。

用量用法 15~30g(治钩端螺旋体病用250g),水煎服。肝肾阴虚慎用。忌铁器,服时忌茶。

选方 ①梅毒:土茯苓30g,忍冬藤、蒲公英、马齿苋各15g,甘草6g,水煎服。或土茯苓500g,水煎去渣,加白糖30g,煎成浓液,每次15ml,1日2~3次,10~20天为1疗程。②热淋、阴痒带下:土茯苓15g,车前子10g,白茅根30g,水煎服。③风湿痹痛:土茯苓30g,防风、秦艽各10g,水煎服。④钩端螺旋体病:土茯苓、茵陈蒿各30g,黄芩、防己各10g,生甘草6g,水煎服。

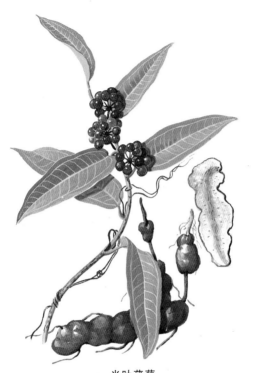

光叶菝葜

Smilax glabra Roxb.

143

漏 芦

为菊科植物祁州漏芦及蓝刺头(禹州漏芦)的根。

原植物 祁州漏芦:多年生草本。主根圆柱形。茎直立,单一,密生蛛丝毛及白色柔毛。叶大基生,羽状深裂至浅裂,裂片长圆形。头状花序单生茎顶,大型;总苞广钟形,苞片多裂、棕褐色;多层,外层卵形,中层附片宽,呈掌状分裂,内层披针形。花冠淡红紫色。瘦果倒圆锥形,黑褐色。生于山坡、山脚、田埂上。分布于东北及河北、内蒙古、山东、陕西、甘肃、宁夏等地。

采制 春秋季挖根部,除去须根,洗净晒干,切斜片生用。

性味功用 苦,寒。①清热解毒、排脓消肿:治疗肿疮痈、乳痈初起、痄腮、瘰疬结核、风湿肿痛。②通经下乳:治乳汁不通、月经不调。

用量用法 3～12g,水煎服。阴证疮疡、妊娠慎用。

选方 ①热毒痈疽、发背、痄腮:漏芦、紫花地丁各12g,连翘10g,生甘草3g,水煎服。②乳痈初起(红肿胀痛、发热畏寒):漏芦、金银花各10g,蒲公英、瓜蒌各30g,水煎服;另用芒硝120g,纱布包外敷患处。④乳汁不通、乳房作胀:漏芦12g,猪蹄1只,水煎服;或漏芦10g,穿山甲15g,水煎服。⑤闭经、月经后期:漏芦、红花各8g,枳壳、香附各10g,水煎服。

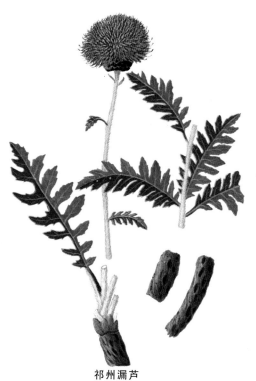

祁州漏芦

Rhaponticum uniflorum（L.）DC.

白 蔹

为葡萄科植物白蔹的块根。

原植物 多年生攀援藤本,块根粗壮肉质,长纺锤形或卵形,深棕褐色,数个聚生似地瓜。茎基部木质化,多分枝,幼枝光滑有条纹,卷须与叶对生。掌状复叶,互生,羽状分裂或羽状缺刻,裂片卵形或披针形,叶轴有阔翅,裂片基部有关节,两面无毛。聚伞花序小,与叶对生。花小,黄绿色。浆果球形,熟时紫蓝色。生于山地林缘或灌丛中。分布于东北南部、华北、华东及中南。

采制 春秋采挖,去苗,洗净剥去外皮,纵剖两瓣,切斜片晒干,生用。

性味功用 苦、辛,微寒。①清热解毒、消肿止痛:治疮痈肿痛、淋巴结结核、痔漏、湿热带下、跌打损伤。②生肌敛疮:治疮疡溃后不敛、烧烫伤。

用量用法 3～10g,水煎服。外用适量,不宜与乌头同用。

选方 ①疮痈肿毒:白蔹、大黄、黄柏各10g,赤小豆30g,研末麻油调敷。②痔漏出血、肿痛:白蔹、槐花炭各12g,水煎服。③湿热带下:白蔹、苍术等量研末,每次3g,1日2次。④扭挫伤淤肿疼痛:鲜白蔹60g,食盐20g,捣烂外敷。⑤疮疡不敛、烧烫伤:白蔹、白及各10g,地榆30g,研细末,茶油调敷。

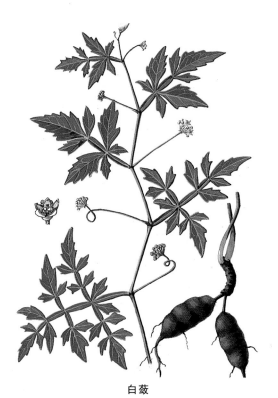

白蔹

Ampelopsis japonica（Thunb.）Makino

四季青

为冬青科植物冬青的叶。

原植物 常绿乔木。树皮暗灰色或灰色。单叶互生,薄革质,叶片长椭圆形或披针形,两面均无毛,边缘有浅锯齿,中脉在下面凸起,侧脉8～9对。花淡紫色或紫红色,雌雄异株,聚伞花序,生于当年嫩枝的叶腋。核果椭圆形,深红色,光亮,干后变褐黑色,分核4～5粒,背面有一深沟。生于山坡、林缘及灌丛向阳处。分布于我国长江以南各省区。

采制 秋冬季采收。晒干,生用。

性味功用 苦、涩,寒。①清热解毒:治流行性感冒、肺炎、咽喉肿痛、尿路感染。②止血敛疮:治烧烫伤、外伤出血、皮肤皲裂、湿疹。

用量用法 15～30g,水煎服。外用适量。

选方 ①流行性感冒:四季青15g,薄荷6g,荆芥、大青叶各10g,水煎服。②肺热咳嗽:四季青、鱼腥草各15g,黄芩、浙贝母各6g,水煎服。③小便淋沥涩痛:四季青、石韦各15g,水煎服。④烧烫伤、皮肤溃疡、湿疹:小面积者用四季青叶30g,研末茶油调涂;大面积者用四季青1∶1水剂或乳剂作创面涂布;或鲜四季青300g,捣烂,取汁外涂。⑤外伤出血:鲜四季青30g,捣烂外敷。⑥皮肤皲裂:四季青60g,烧灰调甘油或面膏外涂。

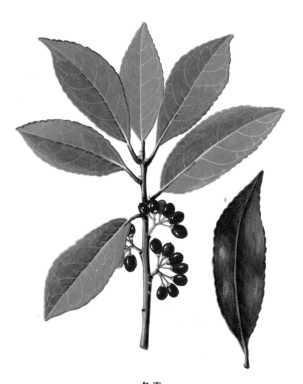

冬青

Ilex chinensis Sims

149

绞股蓝

为葫芦科植物绞股蓝的全草。

原植物　多年生攀援草本。茎细长,节上疏生细毛,或无毛,卷须常2裂或不分裂。叶互生,常由5～7小叶组成鸟趾状复叶,小叶长椭圆状披针形至卵形,边缘有锯齿,有小叶柄。圆锥花序腋生,花小,疏松;单性,雌雄异株;花萼细小;花冠裂片披针形。浆果圆形,成熟时黑色。种子长椭圆形。生于山间林下阴湿有乱石处,或栽培。分布于长江流域以南及陕西南部。

采制　秋季采集,晒干。切段,生用。

性味功用　苦,寒。①清热解毒:治胃肠炎、病毒性肝炎、肾盂肾炎。②止咳祛痰:治慢性支气管炎咳嗽痰多。②补气生津、健脾安神、固精:治劳伤虚损、食少倦怠、健忘、失眠、梦遗滑精。此外,现代用治肿瘤、糖尿病、冠心病、血管性头痛、高脂血症、肥胖症等。

用量用法　10～30g,水煎服;或开水泡服。

选方　①慢性胃炎、胃溃疡疼痛日久:绞股蓝20g,蒲公英15g,鸡内金、白芷、当归、延胡索、蒲黄、川芎各9g,白芍20g,水煎服。②高脂血症:绞股蓝、山楂各15g,何首乌12g,水煎服,或代茶饮。③冠心病、中风后遗症:绞股蓝、丹参各30g,葛根、当归、川芎各15g,水煎服。

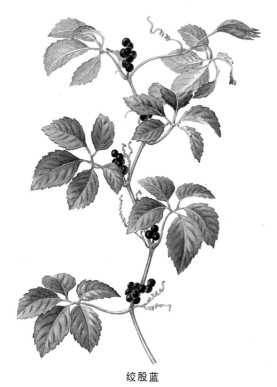

绞股蓝

Gynostemma pentaphyllum (Thunb.) Mak.

青 黛

为菘蓝、马蓝、蓼蓝、草大青等叶中的色素。

原植物 见"大青叶"。

采制 秋季采叶,加水浸泡至叶腐烂,叶落脱皮时,捞去落叶,加适量石灰乳,搅拌至浸液深红色时,捞取液面泡沫,晒干。

性味功用 咸,寒。①泻火解毒:治痄腮、喉痹、丹毒、带状疱疹、天疱疮、湿疹。②凉血消斑:治热病发斑疹、吐血、衄血以及咳嗽、胸痛、咯血。③清肝定惊:治暑热惊痫、惊风抽搐。

用量用法 1.5～3g,多入丸散,入汤剂宜布包煎。外用适量。胃炎、胃溃疡患者忌用。

选方 ①痄腮:青黛适量,醋调涂患处。②丹毒、带状疱疹、天疱疮:青黛、生大黄粉各适量,用鸡蛋清调涂患处。③湿疹溃烂:青黛、煅石膏各适量,外撒患处。④温病发斑疹、壮热神昏:青黛2g,生地、丹皮各15g,水牛角30g,紫草10g,水煎冲服。⑤鼻衄:用生理盐水洗净鼻腔,消毒棉片撒上青黛塞入鼻腔,上药时暂停吸气。⑥惊风抽搐:青黛、牛黄各1g,开水冲服。⑦慢性粒细胞性白血病:青黛装胶囊(每粒含青黛0.3g),每次4粒,每日3～4次。

熊　胆

为脊椎动物熊科棕熊 *Ursus arctos* Linnaeus 、黑熊 *Selenarctos thibetanus* G. Cuvier 的干燥胆汁。

采制　夏秋季猎取后,迅速取出胆囊,干燥,去净胆囊皮膜,研细用。现多人工养殖,人工引流胆汁,干燥研粉用。

性味功用　苦,寒。①清热解毒:治疮痈肿痛、痔疮肿痛、咽喉肿痛。②息风止痉:治小儿热盛惊风、癫痫、抽搐。③清肝明目:治黄疸、目赤肿痛、目生云翳。

用量用法　1～2.5g,入丸、散用。外用适量。

选方　①疮痈肿痛、痔疮肿痛:熊胆粉适量,开水调粉涂患处;或新鲜熊胆汁,加适量冰片调涂。②咽喉肿痛:熊胆粉1g,含咽。③小儿热盛惊风、抽搐:熊胆粉0.5g,竹沥汁10ml调服。③黄疸:熊胆粉1g,茵陈15g,栀子10g,煎汤冲服。④产褥感染:熊胆粉1g,地锦草、紫草各12g,秦艽、瞿麦各9g,共研细末,每次服3g,1日2次,开水送服。⑤目赤肿痛或目生云翳:熊胆粉1g,乳汁调滴眼。

玄　参

为玄参科植物玄参的根。

原植物　多年生草本，高60～120cm。根圆锥形或纺锤形，外皮灰黄褐色。茎直立，四棱形，带暗紫色，有腺状柔毛。叶对生，近茎顶时互生，有柄，叶片卵形至卵状披针形，先端略呈渐尖状，边缘细齿。聚伞花序顶生，花暗紫色。蒴果卵圆形。生于溪边、丛林、竹林中。分布于长江流域和贵州、福建等地，浙江有大量栽培。

采制　立冬前后采挖，除去茎叶，反复堆晒到内部黑色，晒干，切片生用。

性味功用　苦、甘、咸，寒。①清热凉血：治温热病热入营血。②滋阴生津：治热病伤阴、肺阴不足、内热消渴。③解毒消肿：治疮痈肿毒、咽喉肿痛、瘰疬结核。

用量用法　10～15g，水煎服。食少便溏忌用。不宜与藜芦同用。

选方　①温热病热入营血：玄参、生地各15g，黄连、金银花各10g，水煎服。②热病口干便秘：玄参、生地黄、麦冬各15g，水煎服。③淋巴结结核：玄参、生牡蛎各15g，浙贝母9g，水煎服。④扁桃体炎、咽炎：玄参9g，桔梗6g，生甘草3g，水煎服。⑤干咳、潮热盗汗：玄参、百合各15g，百部、川贝母各10g（冲服），水煎服。

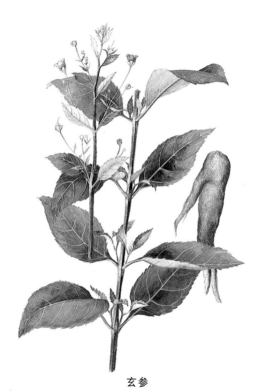

玄参

Scrophularia ningpoensis Hemsl.

牡丹皮

为毛茛科植物牡丹的根皮。

原植物 多年生落叶灌木，高1～2cm。2回3出复叶，上面绿色，无毛，下面有白粉。花单生于枝顶，花大；萼片5，绿色；花瓣5或重瓣，品种不同而有红、紫红、黄、白等各种颜色；雄蕊多数，花药黄色；心皮5，密生柔毛。蓇葖果卵形。原产我国，北方栽培很广。

采制 栽培3～4年，秋季叶枯萎时采挖根，除去木心，晒干生用或炒用。

性味功用 苦、辛，微寒。①清热凉血：治温热病热入营血、血热出血、热病后期低热、急性荨麻疹。②活血散瘀：血淤痛经、闭经跌打损伤、淤热肠痈、疮痈肿痛。③清肝泻火：治高血压病、月经先期。

用量用法 6～12g，水煎服。生用凉血，酒炒活血，炒炭止血。血寒、月经量多及孕妇忌用。

选方 ①热病后期低热不退：牡丹皮12g，鳖甲15g，青蒿10g，生地黄20g，水煎服。②急性荨麻疹：牡丹皮、赤芍药各12g，地肤子、浮萍各10g，蝉衣3g，水煎服。③肠痈初起腹痛便秘：牡丹皮12g，生大黄8g，红藤、金银花各15g，水煎服。④高血压病头晕肢麻：牡丹皮、赤芍药各10g，钩藤15g，水煎服。⑤肝郁血热而月经先期：牡丹皮炭、白芍、黄芩各10g，水煎服。

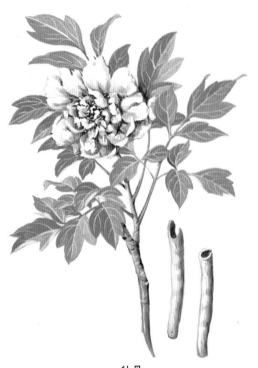

牡丹

Paeonia suffruticosa Andr.

赤 芍

为毛茛科植物芍药或川赤芍的根。

原植物 芍药:多年生草本。根圆柱形或略呈纺锤形、粗肥。茎直立,无毛。茎下部叶为2回3出复叶,小叶窄卵形、披针形或椭圆形。花大,顶生并腋生;花瓣粉红色或白色;雄蕊多数。生于山地草坡。分布于东北和河北、山西、内蒙古、甘肃北部、四川等,各地多有栽培。

采制 春秋季采收,除去根状茎和须根,洗净泥土,晒至半干,打成小捆,晒干,切片生用或炒用。

性味功用 苦,微寒。①清热凉血:治温毒发斑、吐血衄血、目赤肿痛、疮痈初起。②活血祛淤:治经闭痛经、症瘕腹痛、跌仆损伤、冠心病、慢性前列腺炎、痹证。

用量用法 9～15g,水煎服。生用凉血,酒炒活血。不宜与藜芦同用。

选方 ①热病发斑、吐血衄血:赤芍、生地、水牛角各15g,牡丹皮、地榆各10g,水煎服。②疮痈初起焮红肿痛:赤芍、金银花各12g,皂角刺8g,天花粉15g,水煎服。③淤血闭经痛经:赤芍、益母草各15g,当归10g,水煎服。④症瘕腹痛、淤血头痛、跌仆肿痛:赤芍、川芎各10g,桃仁、红花各6g,水煎服。⑤中风后半身不遂:赤芍、地龙干、黄芪各15g,水煎服。⑥冠心病心绞痛:赤芍、丹参各15g,川芎、红花各6g,水煎服。

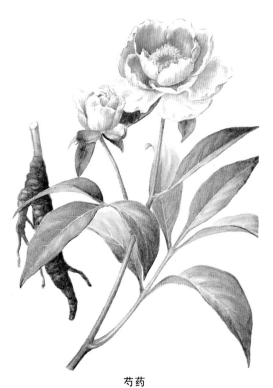

芍药

Paeonia lactiflora Pall.

紫　草

为紫草科植物紫草或新疆紫草的根。

原植物　紫草:多年生草本,全株被白色硬糙毛。根直立,粗壮,圆锥或倒圆锥形。茎直立,单一,或基部分两歧。基生叶丛生,无柄;叶片卵状披针形,全缘,黄绿褐色。茎生叶互生,无柄。聚伞花序密生于茎顶,无花梗。花序近球形,花冠白色。小坚果骨质,宽卵形,淡黄褐色。生于高山阳坡草丛中。分布于广西、贵州、四川、江西、山东、河南、湖北、湖南、河北、山西、辽宁、陕西至甘肃等省。

采制　春秋采挖,除去茎叶,晒干,切片生用。

性味功用　甘,寒。凉血活血、解毒透疹,治温病发斑疹、麻疹、痈疽疮疡、烧烫伤、湿疹、冻疮、过敏性紫癜、血小板减少性紫癜、绒毛膜上皮癌。

用量用法　3～10g,水煎服。外用适量,熬膏或油浸液涂擦。脾虚便溏者忌服。

选方　①热毒斑疹紫黑或透发不畅:紫草10g,蝉衣5g,赤芍12g,红花6g,水煎服。②防治小儿麻疹:紫草10g,甘草3g,水煎服代茶。③疮疡不敛、湿疹、烧烫伤、冻疮:紫草120g,茶油浸泡,滤取油液,制成紫草油备用,外涂患处。④紫癜:紫草10g,红枣10枚,花生皮6g,水煎服。⑤绒毛膜上皮癌:紫草30g,水煎分2次服。

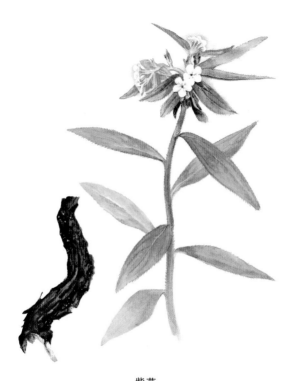

紫草

Lithospermum erythrorhizon Sieb. et Zucc.

生地黄

为玄参科植物地黄的块根。

原植物 见"熟地黄"。

采制 秋季采挖,鲜用或切片,晒干生用。

性味功用 甘、苦,寒。①清热凉血:温病热入营血、血热出血、血热性皮肤病。②养阴生津:治阴虚发热、内热消渴、津伤便秘。

用量用法 10～30g,水煎服。鲜品加倍。脾虚湿滞、腹胀便溏、痰浊胸闷忌用。

选方 ①温热病热入营血(身热、烦渴、舌绛口干):生地黄、水牛角各15g,牡丹皮、银花各10g,水煎服。②吐血、衄血(血色鲜红):生地黄、白茅根各30g,小蓟、仙鹤草各15g,水煎服。③红斑狼疮、面部皮损:生地黄、玄参各30g,麦冬、丹皮、黄柏、墨旱莲各15g,水煎服。④血热皮肤瘙痒、干燥:生地黄30g,红枣20粒,炖瘦肉常服。⑤阴虚低热:生地黄、鳖甲各15g,青蒿10g,知母、黄柏各9g,水煎服。⑥内热消渴:鲜地黄60g,水煎服。⑦津伤肠燥便秘:生地黄、生首乌各30g,水煎服。

水牛角

为牛科动物水牛 *Bubalus bualis* Linnaeus 的角。

采制　在屠宰场宰牛后收集,劈开,用热水浸泡后,镑片,晒干,或磨粉制片,或制成半浓缩粉供用。

性味功用　咸,寒。①清热解毒、镇心定惊:治高热神昏谵语、精神分裂症、小儿夏季热。②凉血止血:治吐血、衄血、斑疹、血小板减少性紫癜。

用量用法　15～30g,镑片,久煎;6～9g,锉细末冲服,半浓缩粉 1.5～3g,胃脘痛、呕吐病人不宜用。

选方　①壮热神昏谵语:水牛角 30g,生地、玄参、牡丹皮各 15g,水煎服。②精神分裂症:水牛角、生铁落各 30g,水煎服。③小儿夏季热:水牛角 15g,荷叶 10g,地骨皮 9g,水煎代茶。④吐血、衄血:水牛角半浓缩粉 3g,开水冲服,1 日 2 次。⑤血小板减少性紫癜:水牛角半浓缩粉 3g,大枣 10 枚,紫草 10g,红花 5g,水煎冲服。

青 蒿

为菊科植物黄花蒿的全草。

原植物 一年生草本,全株无毛,有挥发油气味。茎直立,多分枝,有细纵槽。叶互生,幼时绿色,老时为黄褐色;叶片常为3回羽状全裂。头状花序细小,黄色;总苞小,球状。瘦果矩圆形至椭圆形,微小,褐色。生于路旁、山坡、旷野及河岸等处。分布于全国各地。

采制 夏秋采收,洗净鲜用,或阴干,切段生用。

性味功用 苦、辛,寒。①凉血除蒸:治低热、阴虚发热、衄血、痔疮出血。②清热解暑:治暑热烦渴、小儿夏季热。③截疟:治疟疾寒热。外用治湿疹瘙痒、疥癣。

用量用法 3～15g,水煎服,不宜久煎。或鲜用绞汁服。外用适量。

选方 ①温热病后期低热不退、肺结核潮热:青蒿10g,鳖甲15g,生地、知母各15g,丹皮10g,水煎服。②衄血:鲜青蒿30g,捣汁饮,药渣纱布包塞鼻中。③暑热烦渴:青蒿15g,开水泡服;或鲜青蒿60g,捣汁,凉开水冲饮。④小儿夏季热:青蒿10g,金银花6g,荷叶10g,水煎代茶。⑤疟疾寒热:鲜青蒿30g,水煎服;或鲜青蒿60g,绞汁服;或干青蒿叶研末,每次3g。均在发作前2～4小时服。⑥皮肤瘙痒:青蒿120g,煎汤外洗。

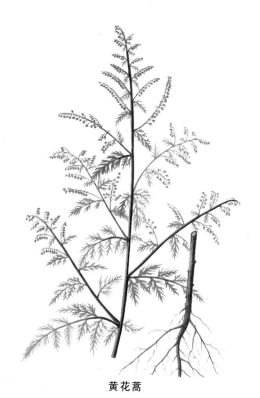

黄花蒿

Artemisia annua L.

白 薇

为萝藦科植物白薇和蔓生白薇的根及根茎。

原植物 白薇:多年生草本。植物体折断有白色乳汁。根茎短,下端有多数细长的条状根。茎直立,密被灰白色短柔毛。叶对生,叶片卵状椭圆形至广卵形,先端短尖,全缘。伞形花序腋生,花紫色,簇生;花萼5深裂;花冠5深裂,卵状长圆形。蓇葖果角状,纺锤形,种子多数,卵圆形,先端有白色长绵毛。生于林缘灌木丛或山坡草丛中。分布于我国南北各省。

采制 秋季采挖,晒干切片,生用。

性味功用 苦、咸,寒。①清热凉血:治阴虚发热、产后血虚低热、热性病后期低热。②利尿通淋:治尿路感染、前列腺炎。③解毒疗疮:治疮痈肿毒、毒蛇咬伤、瘰疬结核。

用量用法 3~15g,水煎服。外用适量。

选方 ①阴虚发热:白薇 9g,知母 12g,地骨皮 10g,水煎服。②温热病后期低热:白薇、牡丹皮各 12g,生地黄 15g,水煎服。③小便短涩疼痛:白薇、车前子各 10g,滑石 15g,水煎服。④尿血尿痛:白薇、白茅根各 12g,栀子炭 10g,水煎服。⑤疮毒、蛇伤、瘰疬:鲜白薇、鲜蚤休各 15g,捣烂外敷。

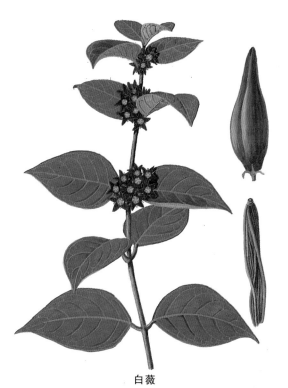

白薇

Cynanchum atratum Bge.

地骨皮

为茄科植物枸杞或宁夏枸杞的根皮。

原植物 枸杞：落叶灌木，高 1m 多，全体光滑无毛。主根长，有支根，外皮黄褐色，粗糙。枝条细长，幼枝有棱角，通常有短棘，生于叶腋。叶互生或簇生，叶片卵状披针形至菱状卵形。花单生，成 3～5 朵簇生于叶腋；花冠淡紫色，漏斗状。浆果卵形至卵形状长圆形，熟时深红色至桔红色。种子多数。生于田埂、山坡或丘陵地带，多为栽培。分布于全国各地。

采制 初春或秋后采挖，剥取根皮，晒干，切段。

性味功用 甘、淡，寒。①清虚热：治骨蒸潮热。②凉血止血：治血热出血。③清肺降火：治肺热咳嗽、肺燥咳嗽。④降血压：治高血压病。

用量用法 6～15g，水煎服。脾虚便溏者忌用。

选方 ①骨蒸潮热、阴虚低热：地骨皮、知母各 12g，鳖甲 15g，水煎服。②吐血、衄血：地骨皮、侧柏叶各 15g，水煎服。③阴虚消渴而饮水不止：地骨皮、麦冬、天花粉各 15g，水煎代茶。④肺热咳嗽、痰黄口干：地骨皮、桑叶各 12g，浙贝母 8g，甘草 3g，水煎服。⑤干咳少痰或痰中带血、低热盗汗：地骨皮、沙参、百部各 12g，知母、川贝母各 6g，水煎服。⑥高血压头晕目眩：地骨皮、菊花各 12g，钩藤 15g，水煎服。

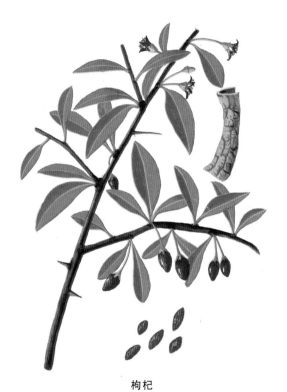

枸杞

Lycium chinensis Mill.

银柴胡

为石竹科植物银柴胡的根。

原植物　多年生草本，高20～40cm。主根圆柱形，外皮淡黄色。茎直立，丛生，节明显，数回叉状分枝，密被短毛或腺毛。叶对生，无柄；披针形，先端锐尖，基部圆形，全缘。聚伞花序，萼片5，披针形，花瓣5，白色，先端2深裂。蒴果近球形，成熟时顶端6齿裂。种子1～2粒。生于干草原，或石缝、碎石中。分布于陕西、内蒙古、宁夏、甘肃等地。

采制　秋季采挖，除去茎、叶及须根，洗净，晒干，切片，生用。

性味功用　甘，微寒。①清虚热：治阴虚骨蒸潮热。②除疳热：治小儿疳积发热。③凉血止血：治阴虚血热出血。

用量用法　3～10g，水煎服。风寒感冒、血虚无热忌用。

选方　①阴虚骨蒸潮热：银柴胡10g，青蒿12g，鳖甲15g，水煎服。②小儿疳积（消瘦低热、嗜食异物）：银柴胡8g，鸡内金6g，党参8g，白术5g，水煎服。③肺结核咯血：银柴胡10g，白及12g，仙鹤草15g，水煎服。④小儿夏季热（日晡低热、食少形瘦）：银柴胡8g，沙参12g，西瓜翠衣15g，麦芽10g，水煎代茶。

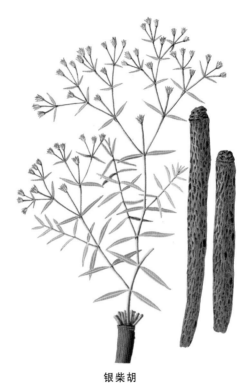

银柴胡

Stellaria dichotoma L. var. *Lanceolata* Bge.

胡黄连

为玄参科植物胡黄连的根茎。

原植物 多年生矮小草本,有毛。根茎圆柱状,略带木质。有暗棕色鳞片状老叶及圆柱形的支根,节间紧密。叶近根生,稍带革质,常集成莲座状,叶缘有齿。穗状花序;花萼5深裂;花冠暗紫色或浅蓝色,二唇形。蒴果卵圆形。种子黑色,光亮。生于高山草地。分布于云南、西藏及四川西部。

采制 秋季采挖,晒干,切片,生用。

性味功用 苦,寒。①退虚热:治骨蒸潮热。②除疳热:治小儿疳热。③燥湿:治湿热泄泻、血痢。④凉血:治血热出血。⑤解毒:治目赤肿痛、疮痈肿毒、痔疮肿痛。

用量用法 3～12g,水煎服。

选方 ①阴虚骨蒸潮热、盗汗消瘦:胡黄连 10g,秦皮 12g,知母、鳖甲各 15g,水煎服。②小儿疳积发热、腹胀便溏:胡黄连 6g,山楂 8g,鸡内金 6g,砂仁 3g,水煎服。③湿热泄泻日久:胡黄连 10g,葛根 12g,仙鹤草 15g,水煎服。④血痢不止:胡黄连 10g,乌梅肉 9g,马齿苋 12g,水煎服。⑤吐血、衄血(血色鲜红):胡黄连、生地黄各 12g,贯众炭 10g,水煎服。⑥目赤肿痛:胡黄连 10g,研末以人乳浸汁点眼。⑦痔疮肿痛:胡黄连 12g,地榆、槐花各 15g,水煎服。

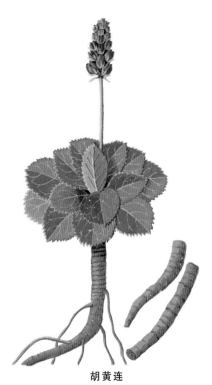

胡黄连

Picrorhiza scrophulariiflora Pennell

3. 温里药

吴茱萸

为芸香科植物吴茱萸、石虎或疏毛吴茱萸的近成熟果实。

原植物 吴茱萸：落叶小乔木或灌木。幼枝、叶轴及花序均被锈色长柔毛。单数羽状复叶对生。花单性，黄白色。蓇葖果扁球形，熟时紫红色。生于山地、疏林下或林缘空旷地。分布于长江流域及其以南。

采制 8～11月果实尚未开裂时采收，晒干生用或炙用。

性味功用 辛、苦，热；有小毒。①散寒止痛：治脘腹冷痛、寒疝腹痛、厥阴头痛。②疏肝下气、除逆止呕：治呕吐、吞酸。③燥湿止泻：治寒湿泄泻、五更泻、湿疹瘙痒。④引火下行：治口舌生疮、咽痛、高血压。

用量用法 1.5～6g，水煎服。外用适量。不宜多服久服。

选方 ①寒疝腹痛：吴茱萸、乌药各6g，川楝子、小茴香各10g，水煎服。②呕吐、吞酸：吴茱萸6g，黄连2g，水煎少量频服。③五更泄泻：吴茱萸、五味子各6g，肉豆蔻10g，补骨脂8g，水煎服。④湿疹瘙痒：吴茱萸10g，蛇床子、艾叶各15g，水煎洗患处。⑤口舌生疮、高血压病：吴茱萸10g，研末醋敷足心。

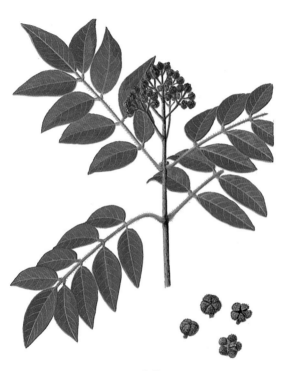

吴茱萸

Evodia rutaecarpa (Juss.) Benth.

小茴香

为伞形科植物茴香的成熟果实。

原植物 多年生草本,高 0.6～2m。全株有粉霜,香气浓烈。茎直立,上部分枝,有棱。叶互生,2～3 回羽状细裂,裂片丝状,下部叶具长柄,基部鞘状抱茎。复伞形花序,顶生,花小,无总苞和小总苞;花金黄色。双悬果矩圆形,果棱尖,具特异芳香气味。原产地中海,现我国各地多有栽培。

采制 秋季果实成熟时割取植株,晒干,打下果实,除去杂质,生用或盐水炙用。

性味功用 辛,温。①温里散寒:治寒疝腹痛、睾丸坠痛、痛经。②行气止痛:治寒气滞疼痛、胁肋胀痛。

用量用法 3～9g,水煎服。外用适量。

选方 ①寒疝腹痛:小茴香、荔枝核各 10g,研末服;或小茴香 30g,与谷壳一同炒热布包,温熨痛处。②肾虚夜尿多或遗尿:小茴香、桑螵蛸各 9g,鸡内金 10g,焙干,共研细末,开水送服。③经行少腹冷痛、血色暗黑有块:小茴香 9g,当归、川芎各 12g,水煎服。④脘腹冷痛、泛吐清水:小茴香、干姜各 9g,党参、高良姜各 10g,水煎服。⑤胁肋胀痛:小茴香、枳壳各 9g,研末,开水送服。

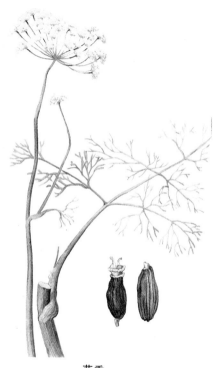

茴香

Foeniculum vulgare Mill.

高良姜

为姜科植物高良姜的根茎。

原植物 多年生草本，高 30～80cm。根茎横走，圆柱形，多节、节间有环形鳞片，棕红色或紫红色，芳香。茎直立，丛生。叶 2 列，无柄；叶片窄条状披针形，先端渐尖或尾尖，全缘，两面均无毛，叶鞘抱茎。圆锥花序顶生，花密集，淡红色，有膜质棕色的小花苞。蒴果肉质，球形，有短毛，熟时桔红色。生于灌木丛中或山坡草地。分布于我国东南至西南部及台湾省。

采制 夏末秋初采挖生长 4～6 年的根茎，除净地上茎、须根及残留鳞片，切片，晒干，生用。

性味功用 辛，热。①温中散寒止呕：治胃寒呕吐。②行气止痛：治胃寒脘腹冷痛、寒凝气滞痛经、胁痛。

用量用法 3～10g，水煎服；3～5g，研末服。

选方 ①胃寒呕吐：高良姜、生姜各 9g，半夏 8g，水煎少量频服。②胃虚不消谷（朝食暮吐、暮食朝吐）：高良姜、鸡内金各 10g，党参、白术各 12g，木香 3g，水煎服。③胃脘冷痛（得温则减、温寒加剧）：高良姜、干姜各 10g，水煎服。④胁痛：高良姜、香附各 10g，水煎服。⑤痛经：高良姜、当归、肉桂各 10g，水煎服。

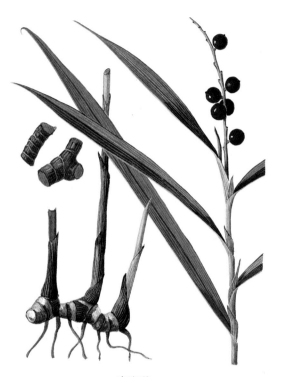

高良姜

Alpinia officinarum Hance

花 椒

为芸香科植物花椒或青椒的成熟果皮。

原植物 花椒:灌木,高2~5m。枝皮暗灰色,枝暗紫色,疏生平直而尖锐的皮制。单数羽状复叶互生,小叶5~11,叶缘有齿,齿间有腺点。花单性,雌雄异株,伞房状圆锥花序顶生,花萼、花瓣、雄蕊均5数。蓇葖果3个,球形,果熟时红色至紫红色,密生疣状突起的油点。种子近圆形,蓝黑色有光泽。生于山坡灌木丛中或向阳地、路旁。分布于全国大部分地区,多见栽培。

采制 秋季果实成熟时采收,晒干,除去种子及杂质,生用或炒用。

性味功用 辛,热。①温中散寒、行气止痛:治胃脘冷痛、呕吐、泄泻。②燥湿杀虫止痒:治虫积腹痛、湿疹、瘙痒。外用麻醉止痛。

用量用法 3~10g,外用适量。

选方 ①胃脘冷痛、得温则减:花椒、干姜各6g,党参12g,水煎温服。②寒湿吐泻:花椒、草豆蔻、砂仁各6g,苍术10g,水煎服。③蛔虫腹痛:花椒、干姜各6g,乌梅12g,黄连8g,水煎服。④丝虫病:花椒60g,烤焦研粉装胶囊,每次2g,1日3次。⑤滴虫性阴道炎或带下阴痒:苦参、白鲜皮、仙鹤草各15g,花椒10g。煎汤外洗。⑥回乳:花椒9g,生炒芽各30g,水煎服。

180

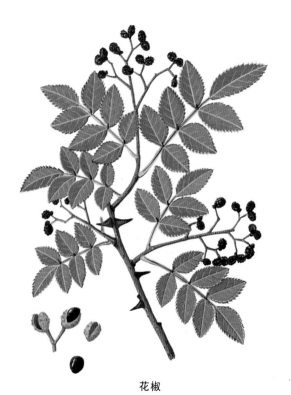

花椒

Zanthoxylum bungeanum Maxim.

丁 香

为桃金娘科植物丁香的花蕾。

原植物 常绿乔木。叶对生,叶柄细长,叶长圆状倒卵形或椭圆形,先端渐尖,基部渐窄,全缘。聚伞圆锥花序顶生;花具浓烈香气;花萼肥厚,先绿色后转为紫红色,管状,先端 4 浅裂,花冠白色带紫,基部管状,4裂。浆果红棕色,有光泽,长圆状椭圆形。分布于热带地区,我国云南、广西、广东偶见栽培。

采制 每年 9 月至翌年 3 月,花蕾开始呈白色,后变绿色,由绿色转红色时采集,除去花梗,晒干,生用。

性味功用 辛,温。①温中降逆、散寒止痛:治呃逆、呕吐、胃脘冷痛、伤食嗳气吞酸、疝气痛、阴疽。②温肾助阳:治阳痿、宫冷不育。外用治癣疾。

用量用法 3～6g,水煎服。不宜与郁金同用。

选方 ①呃逆不止:丁香、高良姜各 6g,柿蒂 15g,水煎温服。②寒呕:丁香、生姜各 6g,半夏 8g,红枣 5枚,水煎少量频服。③脘腹冷痛:丁香、肉桂各 6g,研末热开水送服。④食积呕腐吞酸:丁香、青皮各 6g,神曲10g,水煎服。⑤寒疝腹痛:丁香、小茴香各 6g,当归、附子各 10g,川楝子 8g,水煎服。⑥阳痿精冷、腰膝冷痛:丁香、肉桂各 6g,附子、巴戟天各 10g,水煎服。⑦头癣、手癣等:丁香 30g,浸入酒精 200ml 7 天,涂擦患部。

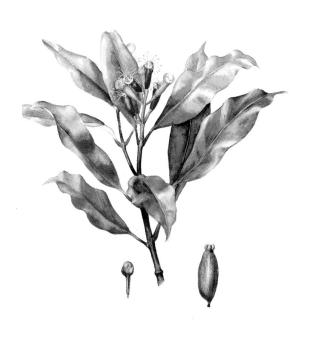

丁香

Eugenia caryophyllata Thunb.

荜 芨

为胡椒科植物荜芨的接近成熟或成熟果穗。

原植物 多年生攀援藤本。根状茎直立,多分枝。茎下部匍匐,枝柔软横卧,有棱角和槽。单叶互生,纸质,下部叶片卵状心形,先端渐尖,基部心形或耳状,掌状叶脉通常5～7条。花单性异株,穗状花序腋生,无花被,雄花穗长约5cm,花小;雌花穗长约3cm,于果期延长。浆果卵形,先端尖,基部嵌入花序轴与之结合。生于热带地区,我国广东、广西、云南及福建南部等地有栽培。

采制 9～10月果穗由绿转黑时采收,晒干,生用。

性味功用 辛、热。温中散寒、行气止痛,治胃寒腹痛、呕吐、腹泻、头痛、龋齿痛、鼻渊、心绞痛。

用量用法 3～6g,水煎服。外用适量。

选方 ①脘腹冷痛(完谷不化、呕吐、泄泻):荜芨、干姜各6g,肉桂8g,砂仁5g,水煎温服。②寒凝痛经:荜芨6g,艾叶10g,蒲黄8g,水煎服。③寒包火头痛:荜芨、细辛各5g,川芎、升麻各10g,水煎服。④龋齿疼痛:荜芨10g,冰片6g,研细末,用少许消毒棉花粘上药末,塞于龋齿上。⑤鼻渊时流清涕:荜芨、香附各10g,大蒜5粒,共研末为饼,炙热熨贴囟门。

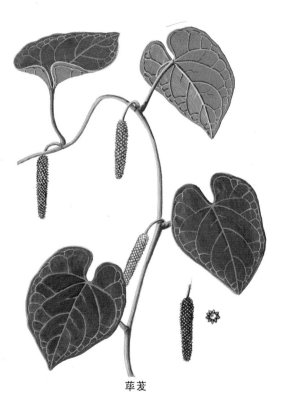

荜茇

Piper longum L.

荜澄茄

为樟科植物山鸡椒(山苍树)的成熟果实。

原植物 落叶灌木或小乔木,高达3~10m。枝叶有香气。叶互生,披针形或长椭圆形,顶芽有毛。雌雄异株,伞形花序腋生,先叶开放;花被片6,淡黄色。浆果状核果,球形,成熟时呈黑色。种子有脊棱。生于灌木丛中、疏林或林中路旁、水边。分布于长江以南各省。

采制 秋季果实成熟时采收,晒干,生用。根和叶也当药用。果实可榨油用。

性味功用 辛,温。①温中止痛、行气助运:治中寒食滞而胃脘冷痛、泄泻、呕吐,夏日贪凉饮冷腹痛。②温肾祛寒:治下焦虚寒小便频数、白浊、寒疝腹痛。外用治虫蛇咬伤、无名肿痛、乳痈。

用量用法 2~5g,水煎服,或研末服。外用适量。

选方 ①食积不化:荜澄茄6g,鸡矢藤9g,茶叶3g,水煎服。②胃寒腹痛:荜澄茄、干姜各6g,香附10g,大枣15g,水煎服。③中暑腹痛吐泻:荜澄茄6g,藿香10g,水煎服。④寒疝痛:吴茱萸、木香各3g,荜澄茄6g,水煎服。⑤白浊:荜澄茄6g,萆薢10g,茯苓15g,水煎服。⑥虫咬瘙痒、毒蛇咬伤肿痛:荜澄茄油外擦;或鲜荜澄茄或叶30g,捣汁外涂。⑦无名肿痛、急性乳腺炎:鲜荜澄茄或叶60g,加红糖或淘米水捣敷。

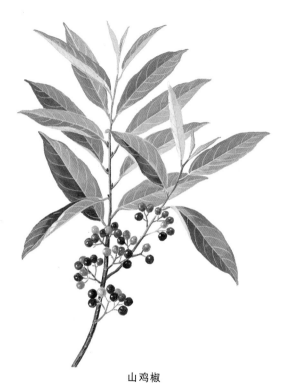

山鸡椒

Litsea cubeba (Lour.) Pers.

附 子

为毛茛科植物乌头的子根的加工品。

原植物 见"川乌"。

采制 夏秋采挖,取子根,切片,晒干,加工炮制为盐附子、黑附片、白附片、淡附片、炮附片等。

性味功用 辛、甘,热;有毒。①回阳救逆:治亡阳证、阴盛格阳证、气随血脱证,现代用治心源性休克、心力衰竭等危急症。②补火助阳:治各种阳虚证如阳痿不育、宫冷不孕、慢性肾炎水肿。③散寒除湿、通络止痛:治风湿周身骨节疼痛、寒性疮疡、经久不愈。

用量用法 3～15g,先煎30～60分钟,至口尝无麻辣感再下其他药。阴虚阳亢、实热证、孕妇禁用。不宜与半夏、瓜蒌、贝母、白蔹、白及同用。

选方 ①亡阳证(四肢厥冷、脉微欲绝):炮附子15g,干姜10g,甘草6g,水煎服。②低血压眩晕:熟附子、干姜各9g,白术12g,黄芪15g,炙甘草3g,大枣10枚,水煎服。③阳痿或精少不育:炮附子、白术、桂枝、龙骨各等分,研末为丸,每次服5～8g,1日3次,3个月为1疗程。④脘腹冷痛:熟附子、干姜、白术、党参各10g,甘草3g,肉桂9g,水煎服。⑤慢性肾炎水肿:淡附子12g,白术、黄芪、茯苓各15g,水煎服。⑥痹证冷痛:炮附子、桂枝、威灵仙各15g,巴戟天12g,水煎服。

肉 桂

为樟科植物肉桂的树皮。

原植物 见"桂枝"。

采制 每年4～5月和9～10月采。采收时选取适龄肉桂树，因剥取部位及品质的不同而加工成多种规格，如企边桂、板桂、油板桂、桂通等。

性味功用 辛、甘、热。①补火助阳：治命门火衰之阳痿、不孕、虚喘心悸，心肾不交之失眠多梦、遗精梦交。②引火归元：治虚阳上浮面赤脉虚、口舌糜烂、腰痛足冷。③散寒止痛：治疝气痛、痹痛、胸痹。④温经活血：治宫冷闭经、痛经、跌打损伤、阴疽流注，防治冻疮。

用量用法 2～5g，水煎服宜后下；1～2g，研末冲服。出血证、热证、孕妇忌用。不宜与赤石脂同用。

选方 ①阳虚畏寒、阳痿不育、宫冷不孕：肉桂5g，附子10g，熟地、山茱萸各12g，菟丝子15g，鹿角霜18g，水煎服。②心悸怔忡、虚烦失眠、遗精：肉桂5g，黄连3g，开水泡服。③面赤、口舌糜烂、腰痛足冷：肉桂、细辛各3g，玄参、熟地、知母各15g，水煎服。④脘腹冷痛：肉桂5g，研末冲服。⑤风湿或类风湿性脊柱炎、腰肌劳损等腰痛：肉桂5g，杜仲15g，牛膝12g，水煎服。⑥胸痛、跌打损伤：肉桂、三七各5g，研末酒冲服。⑦冻疮：肉桂、干姜、辣椒浸茶油，外涂。

干 姜

为姜科多年生草本植物姜 *Zingiber officinale* Rose 的干燥根茎。

采制 冬季采挖,除去茎叶及须根,洗净晒干或烘干,生用。或取姜块,用武火急炒至发泡鼓起,外皮呈焦黄色,内呈黄色,喷淋清水少许,取出,晒干,为炮姜。

性味功用 辛、热。①温中散寒:治脾胃寒证脘腹冷痛、呕吐、泻痢等。②回阳通脉:治亡阳汗出肢冷、脉微欲绝。③温肺化饮:治寒痰咳喘。此外,治风湿性关节炎、褥疮等。炮姜苦、涩、温,温经止血,治虚寒出血。

用量用法 3~10g,水煎服;或研末服。

选方 ①贪凉饮冷之腹痛吐泻:干姜、高良姜各9g,水煎服;或干姜9g,研末米汤冲服。②脾胃虚寒之脘腹冷痛、清晨呕吐清水:干姜、党参、白术各10g,半夏、陈皮各6g,水煎服。③久泄久痢:干姜或炮姜9g,黄连6g,研末服。④咳喘痰多清稀:干姜9g,细辛3g,五味子5g,半夏6g,白术、茯苓各12g,水煎服。⑤亡阳汗出肢冷:干姜、附子各10g,甘草6g,人参10g(另炖)、山萸肉15g,水煎服。⑥崩漏、月经过多:炮姜10g,艾叶15g,红糖适量,水煎服。⑦褥疮久不愈:干姜粉10g,生姜汁40ml,经高压灭菌鸡蛋清60ml、生理盐水40ml,搅匀,消毒纱布浸泡外敷,1天换药1~2次。

胡 椒

为胡椒科常绿藤本植物胡椒 *Piper nigrum* L. 的果实。

采制 国外产于马来西亚、印度尼西亚、印度南部、泰国、越南等；我国产于广东、广西、云南等地。10月至翌年4月当果穗基部的果实开始变红时采收，晒干或烘干成黑褐色，为黑胡椒。当果实全部变红时采收，用水浸渍几天，擦去外果皮，晒干，表面呈灰白色，为白胡椒。生用，打碎或研成细粉。

性味功用 辛，热。温中散寒、行气止痛，治脘腹冷痛、反胃呕吐、泄泻等证。外用治牙痛、阴囊湿疹、冻伤、蜈蚣咬伤等。

用量用法 2～3g，水煎服；0.5～1g，入丸散。实热证、阴虚火旺证忌用。

选方 ①肠胃寒甚之脘腹冷痛、吐泻：胡椒3g，高良姜10g，半夏6g，水煎服；或胡椒1.5g，研末服。②坐月子泄泻或虚寒性胃痛：白胡椒60g（未打碎），纱布袋装，放入新鲜猪肚内煮半小时，取出胡椒，晾干后炒至微裂，纸包放入米桶10～20天。每日清晨空腹将胡椒嚼烂后，开水送服，每次2～5g。③牙痛：胡椒、荜茇各适量，研末塞牙。④阴囊湿疹：胡椒适量，煎水熏洗。⑤冻伤：胡椒浸酒外涂。⑥蜈蚣咬伤：胡椒研末调敷。

4. 祛湿药   4.1 祛风湿药

独　活

为伞形科植物重齿毛当归的根。

原植物　多年生草本。全株有短柔毛。主根粗大，呈圆柱形，多分枝，头部膨大，外皮灰黄色至灰棕色，有特异香气。茎带紫色，直立。叶互生，基生叶及茎下部叶三角形，2～3回3出式羽状全裂，小叶卵圆形，叶边缘有钝锯齿。复伞形花序密生黄棕色柔毛；花白色。双悬果长圆形，背面扁平，侧棱翅状。生于山谷草丛或疏林下。分布于四川、浙江、安徽、江西、湖北等省。

采制　春秋季采挖根部，晒干，切片生用。

性味功用　辛、苦，微温。①祛风胜湿、止痛：治风湿痹痛、腰膝酸痛、阴寒头痛、面瘫口㖞。②解表散寒：治感冒恶寒、头身疼痛。外用治疮痈肿痛。

用量用法　5～15g，水煎服。外用适量。

选方　①风湿腰膝酸痛：独活、秦艽、防风各9g，杜仲、当归各10g，桑寄生15g，水煎服。②风中经络而面瘫口㖞：独活15g，水煎服或加生地汁、竹沥汁各15ml服。③阴寒头痛：独活10g，细辛3g，川芎12g，水煎服。④感冒夹湿（头身重痛、发热恶寒）：独活、羌活各10g，白芷、苍耳子各6g，水煎热服。⑤疮痈肿痛：独活、川芎各15g，黄芩、大黄各10g，蒲公英30g，煎汤熏洗。

192

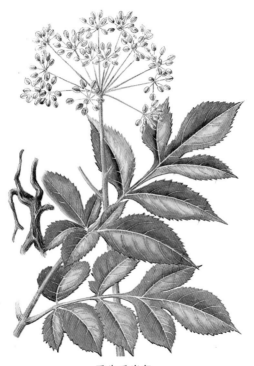

重齿毛当归

Angelica pubescens Maxim. f. *biserrata* Shan et Yuan

威灵仙

为毛茛科植物威灵仙、棉团铁线莲或东北铁线莲的根及根茎。

原植物 威灵仙:多年生攀援藤本,干时变黑。地下有丛生细根,外皮黑褐色。叶对生,1回羽状复叶,小叶窄卵形或三角状卵形,全缘。圆锥花序腋生或顶生,花白色;无花瓣;雄蕊多数。瘦果狭卵形。生于山坡、山谷或灌木丛中。分布于西南、华东、华中及陕西等。

采制 秋季采挖,除去泥沙,晒干,生用。

性味功用 辛、咸,温。①祛风除湿、通络止痛:风寒湿痹手足麻木、跌打损伤。②消痰涎、除骨鲠:治胸膈停痰宿饮咳喘、骨鲠咽喉。此外,治急性扁桃体炎、黄疸、丝虫病。外用治牙痛、痔疮肿痛、角膜溃疡。

用量用法 5～15g(治骨鲠30～50g),水煎服。外用适量。

选方 ①痹证关节不利、四肢麻木:威灵仙15g,羌活、川芎各10g,姜黄6g,水煎服,或药量加倍煎汤熏洗。②跌打损伤:威灵仙、当归、川芎各10g,水煎服。③停痰宿饮而咳喘痰不易咯出:威灵仙15g,半夏10g,研末,每次3g,皂角15g,煎汤冲服。④急性扁桃体炎:鲜威灵仙30g(或茎叶),煎汤代茶。⑤骨鲠咽喉:威灵仙50g,浓煎,加醋20ml,白糖适量,分次缓缓咽下。

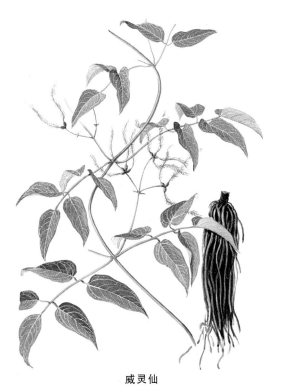

威灵仙

Clematis chinensis Osbeck

川 乌

为毛茛科植物乌头的块根。

原植物 多年生草本。块根呈倒圆锥形,外皮黑褐色。茎直立。叶互生,有柄;叶片三角形,坚纸质;3全裂,全裂片菱形,近羽状分裂。总状花序窄长,无毛;萼片5,高圆盔形,花蓝紫色,花瓣2,有长爪,距拳卷。蓇葖果长1.5~1.8cm,种子有膜质翅。生于山地、林缘或灌丛。分布于长江中下游各省和陕西秦岭等地。

采制 夏秋采挖,晒干。生用或制后用。

性味功用 辛、苦,温;有大毒。①驱风除湿、散寒止痛:治风寒湿痹证、寒痛证。②麻醉止痛:作手术麻醉用药。③溃坚祛腐:外用治阴疽、瘰疬、痰核脓成不溃。

用量用法 3~9g,制用,先煎0.5~1小时;1~2g,制用,作散或酒剂。外用生品适量,研末调敷。孕妇忌用。不与半夏、瓜蒌、白及、白蔹同用。不宜多服久服。

选方 ①寒痹痛甚、关节屈伸不利:制川乌6g,麻黄8g,白芍、黄芪各12g,水煎服。②头风头痛、得寒痛甚:川乌9g,天南星10g,研末,以葱汁调涂太阳穴。③寒疝腹痛:制川乌6g,水煎服。④牙痛:生川乌6g,冰片5g,研细粉,浸于50度酒7日,药棉蘸药酒塞患牙。⑤外伤淤痛:生川乌、乳香、没药、三七各10g,研末酒调敷。

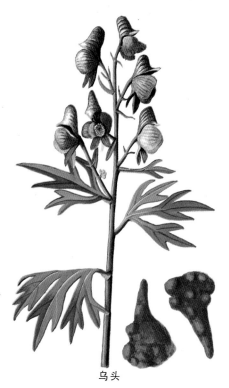

乌头

Aconitum carmichaeli Debx.

草　乌

为毛茛科植物北乌头的块根。

原植物　多年生草本。块根倒圆锥形,略弯曲,形如乌鸦头,外皮黑色。茎直立。叶互生,3全裂。总状花序,有时近窄圆锥花序;花萼5片,蓝紫色;花瓣2,无毛,有长爪,距拳卷。蓇葖果通常5枚。种子有膜质翅。生于山地草坡灌丛中。分布于东北、华北各省。

采制　秋季茎叶枯萎时采挖,除去残茎、须根及泥沙,晒干生用或制用。

性味功用　辛,苦,热;有大毒。①驱风胜湿:治风湿痹证痛甚。②温经止痛:治头风头痛、偏正头痛、心腹冷痛、寒疝作痛。③麻醉镇痛:外用治跌打伤痛及整骨等手术止痛。④消坚溃腐:治阴疽肿毒、瘰疬未破。

用量用法　1.5~6g,制用,先煎1~2小时。生品切不可内服。外用生品适量。体虚者、孕妇忌用。不宜与半夏、瓜蒌、天花粉、贝母、白蔹、白及等同用。

选方　①风湿顽痹、历节疼痛:制草乌3g,川芎、地龙、乳香、没药各12g,水煎服。②头风头痛、偏正头痛:制草乌3g,僵蚕、苍术、藿香各10g,水煎服。③脘腹冷痛:制草乌1.5g,干姜6g,陈皮、木香各8g,水煎加红糖适量服。④跌打损伤:生川乌、生半夏、胡椒各适量,研末酒调外敷。

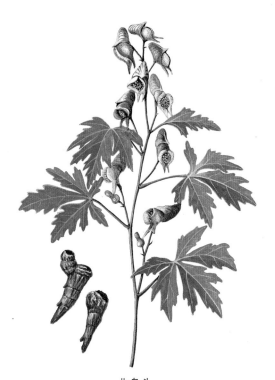

北乌头

Aconitum kusnezoffii Reichb.

雷公藤

为卫矛科植物雷公藤的全株。

原植物 攀援藤本。根内皮呈柑色。小枝红褐色，密生小瘤状突起和锈色毛。叶互生，椭圆形或阔卵形，边缘有细锯齿。聚伞状圆锥花序顶生或腋生，花小，白色；花萼5浅裂；花瓣椭圆形。翅果，膜质。种子细长，线形。生于向阳山坡灌丛中。分布于长江以南各省。

采制 夏季采收叶；夏秋采收花、果实；秋季采根，根茎分开。叶、花、果实、根分别晾干，分类存放。

性味功用 苦，寒；有大毒。①祛风除湿、活血通络：治类风湿性关节炎、风湿性关节炎、坐骨神经痛。②杀虫解毒、消肿止痛：治痈肿疔疮、毒蛇咬伤、咽喉肿痛、皮肤瘙痒、麻风、系统性红斑狼疮。

用量用法 6～9g，根、皮久煎，或制成浸膏、片剂、酊剂。本品大毒，内服宜慎用。外用适量，捣烂或研末敷、涂擦，不超过半小时即洗掉。孕妇、体虚者忌用。

选方 ①类风湿性关节炎：雷公藤（根剥净内外皮，刮净木质部分的黄色部分）6g，久煎2小时以上。②疔疮肿毒：雷公藤10g，捣烂茶油调敷。③手指痈疽：雷公藤末10g浸100ml白酒，将患指深入瓶中浸10分钟。④系统性红斑狼疮、慢性肾炎：雷公藤糖浆（每毫升含生药1g），成人每次服10ml，1日3次。

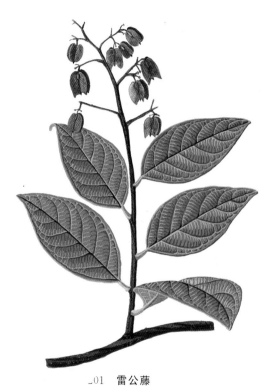

_01　雷公藤

Tripterygium wilfordii Hook. f.

木　瓜

　　为蔷薇科植物木瓜(榠楂)或贴梗海棠的成熟果实。

　　原植物　　木瓜:落叶灌木。枝外展,无毛,无刺。单叶互生,托叶膜质斜肾形至半圆形,边缘有齿,易于脱落;叶薄革质,边缘有尖锐重锯齿。花先叶开放或与叶同放,3～5朵簇生于2年生枝上,绯红、稀淡红或白色。梨果长圆形或近卵球形,木质,黄色或黄绿色,光滑,具稀疏不明显斑点。种子多数,扁平。生于向阳、肥沃土地,或栽培。分布于广东、广西、陕西及华东地区。

　　采制　　夏秋季果实绿黄时采下,纵剖成2或4块,内面向上晒干,切片生用。

　　性味功用　　酸,温。①舒筋活络:治风湿痹证筋脉拘挛、脚气风湿流注。②化湿和胃:暑湿霍乱、吐泻转筋、消化不良。

　　用量用法　　10～15g,水煎服。胃酸过多不宜用。

　　选方　　①风温性关节炎(肢体酸重,筋脉拘挛):木瓜、威灵仙各10g,五加皮、牛膝各15g,水煎服;药渣趁热擦敷患处。②脚气(足胫肿重无力、胸闷、呕恶):木瓜、槟榔各10g,吴茱萸、苏叶各6g,水煎服。③消化不良:木瓜10g,麦谷芽各15g,木香3g,水煎服。

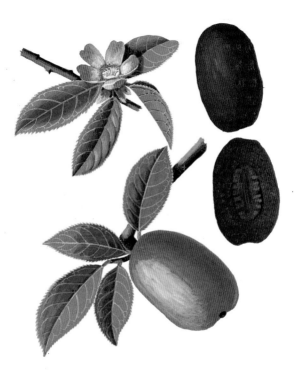

木瓜（榠楂）.

Chaenomeles sinensis (Thouin) Koehne

徐长卿

为萝藦科植物徐长卿的根及根茎。

原植物　多年生草本。全株无毛,具白色有毒的乳汁。根状茎短,不分枝,有多数细长的须状根。叶对生,叶片披针形至线形,全缘反卷有睫毛。圆锥花序近顶腋生;花萼及花冠均5深裂;花淡黄绿色,近辐射状。蓇葖果单生,呈角状,表面淡褐色。种子多数,长圆形。生于山坡草丛中。除东北和新疆、青海、西藏外,各地都有。

采制　秋季采挖,除去泥沙,阴干。切碎生用。

性味功用　辛,温。①祛风通络止痛:治风湿痹痛、寒凝腰痛、血淤气滞脘腹痛、跌打损伤、术后疼痛、癌肿痛。②解毒止痒:治风疹、湿疹、带状疱疹、牛皮癣。②解蛇毒:治毒蛇咬伤。

用量用法　3~10g,水煎服,不宜久煎;1.5~3g,入散剂。外用适量。

选方　①风湿痹痛:徐长卿30g,白酒250g,浸泡1周,每次服15ml,1日2次。②牙痛:徐长卿10g,水煎,含漱1~2分钟吞下。③跌打损伤:徐长卿鲜品30g,捣敷,或煎汤熏洗。④风疹、湿疹、带状疱疹、牛皮癣等皮肤瘙痒:徐长卿10g,水煎服;或徐长卿、白鲜皮、苦参各30g,煎汤外洗。⑤毒蛇咬伤:徐长卿、蚤休各10g,水煎服;或上二药取鲜品各30g,捣烂外敷。

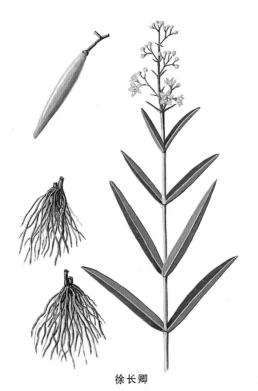

徐长卿

Cynanchum paniculatum (Bge.) Kitag.

伸筋草

为石松科植物石松的全草。

原植物　多年生植物。茎匍匐,长而横走,分枝。直立茎疏生有叶;叶片卵状三角形,细小,先端渐尖,有易落长芒状长尾。孢子囊穗长 2.5～5cm,孢子囊单生或 2～6 个着生于总梗上,肾形,淡黄褐色;孢子叶,卵状三角形,先端有长芒,边缘有锯齿。生于林下阴坡酸性土壤中。分布于长江以南、河南、东北等。

采制　夏季采收,连根拔起,去净杂质、泥土。晒干,切段生用。

性味功用　苦、辛,温。祛风除湿、舒筋活络,治风湿痹证、小腿转筋、跌打损伤。此外,治急性肝炎、带状疱疹。

用量用法　10～30g,水煎服。外用适量。孕妇及月经过多慎用。

选方　①风湿痹痛:伸筋草、独活、木瓜各 12g,红花、桂枝各 6g,水煎服,药渣趁热揉擦患处。②小腿转筋:伸筋草、木瓜各 15g,水煎服;或量加倍煎汤熏洗。③跌打损伤淤肿疼痛,或伤筋屈伸不利:伸筋草、续断各 15g,乳香、没药各 10g,水煎服。④急性肝炎黄疸:伸筋草、茵陈蒿、积雪草各 15g,水煎服。⑤带状疱疹:伸筋草 60g,焙干研末,茶油调涂患处。

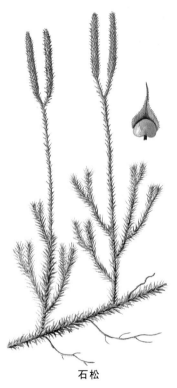

石松

Lycopodium japonicum Thunb.

寻骨风

为马兜铃科植物绵毛马兜铃的根或全草。

原植物 多年生攀援草本或灌木。全株密被白色绵毛。根细圆柱形,黄棕色。茎常攀附他物。叶互生,有长柄。叶片卵状心形或卵圆形,全缘。花单生于叶腋,花下有一叶状苞片,花被管弯曲成烟斗状,先端向一侧展开成片状,黄色,中央紫色。蒴果成熟时开裂。生于山地、田边、路旁及山坡向阳草丛中。分布于江苏、浙江、河南、江西、湖南、湖北、陕西、山西南部、山东等地。

采制 夏秋连根挖出,去泥,晒干,切段生用。

性味功用 辛、苦,平。祛风除湿、通络止痛,治风湿筋骨痛、跌打损伤、胃脘疼痛、疝痛。

用量用法 10~15g,水煎服。

选方 ①风湿关节疼痛:寻骨风120g,50度以上白酒500ml,浸泡1个月后,每次服20ml,1日2次;或寻骨风、羌活、威灵仙各15g,水煎服。②胃脘疼痛:寻骨风根9g,水煎服;或将药嚼烂吞服;若胃溃疡,寻骨风10g,海螵蛸15g,研末,每次3g,开水送服。③跌打损伤、淤滞肿痛:寻骨风15g,田三七10g,共研细末,白酒调服。④牙痛:寻骨风10g,露蜂房15g,水煎服。

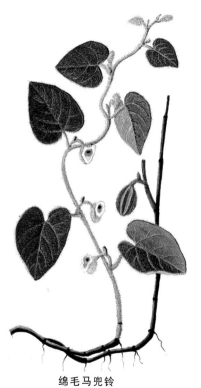

绵毛马兜铃

Aristolochia mollissima Hance

松 节

为松科植物油松、马尾松或云南松的枝干的结节。

原植物 油松:常绿乔木。树皮灰褐色,呈鳞甲状裂。枝轮生,小枝淡红褐色或淡灰黄色,无毛。叶针形,2针一束,较粗硬,边缘有细锯齿;叶鞘宿存。球果卵圆形,成熟后宿存,暗褐色。种子具翅,呈不规则椭圆形,稍扁,紫褐色,具油质胚乳。生长于山坡。分布于华北、西北、东北和四川、山东、河南等。

采制 全年可采,多于采伐时或木器厂加工时锯取瘤状节,晒干各阴干,劈片生用。松脂、松针、松花粉等亦作药用。

性味功用 苦,温。祛风除湿、通络止痛,治风湿痹证、关节肿痛、大骨节病、跌打损伤。

用量用法 15～30g,水煎服,或浸酒服。孕妇及阴虚血燥者慎用。

选方 ①风湿痹证关节肿痛:松节15g,当归10g,老鹳草15g,水煎服,或浸酒外擦。②脚气转筋挛急疼痛:松节15g,乳香3g,木瓜12g,水煎服,或量加倍煎汤熏洗。③跌打损伤:松节30g,煎汤送服田七粉3g。

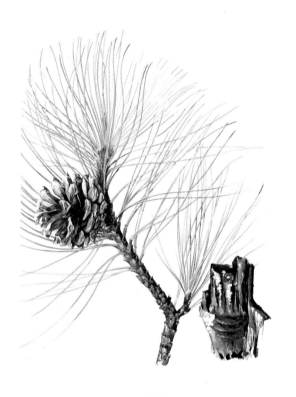

油松

Pinus tabulaeformis Carr.

海风藤

为胡椒科植物风藤的藤茎。

原植物 常绿攀援木质藤本。有香气,枝密被灰白色绒毛,节上常生不定根。叶互生,有长柄,叶片狭卵形至卵形,革质;先端短渐尖,基部浅心形或圆,全缘;上面暗绿色,下面淡绿色,常散生白色软毛。穗状花序生于枝梢,与叶对生;花单性,雌雄异株;无花被;苞片盾状。浆果近球形,无柄,熟时红色,无毛。生于海岸,山谷的密林或疏林中。分布于广东、福建、台湾及浙江等省。

采制 秋季采割全株,洗净,晒干,生用。

性味功用 辛、苦,微温。祛风除湿、通经活络,治风寒湿痹、跌打损伤。

用量用法 5~15g,水煎服。

选方 ①痹证关节不利、腰膝疼痛:海风藤 15g,威灵仙 12g,牛膝 10g,水煎服。②跌打损伤、淤肿疼痛:海风藤 15g,当归 10g,川芎 8g,乳香、没药 10g,水煎服。

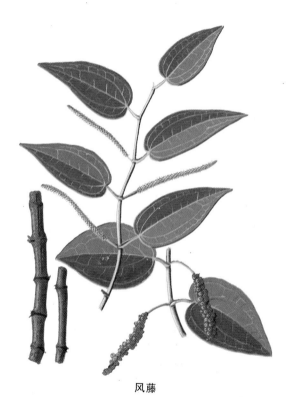

风藤

Piper kadsura (Choisy) Ohwi

老鹳草

为牻牛儿苗科植物牻牛儿苗或老鹳草的地上部。

原植物 牻牛儿苗:一年生草本。茎纤弱,平铺或斜上,淡紫红色。茎、叶及花梗都密被白色平直毛。叶对生,有长柄;2回羽状全裂;小裂片窄条形,被疏毛。伞形花序腋生,常2～6朵聚生于细长花序梗顶端,被白毛;萼片5;花瓣5,蓝紫色,倒卵形。蒴果,被白色长柔毛。顶端有长喙,形如老鹳之嘴。种子褐色。生于山坡、路旁、田野。分布于华北、东北及陕西、山东、河南、四川、青海等。

采制 夏秋果实将熟时采全草,晒干,切段生用。

性味功用 苦、辛,平。①祛风除湿:治风湿痹证、拘挛麻木。②活血通经:治跌打损伤、月经不调。③清热解毒:治痈疽、肠炎、痢疾。

用量用法 6～15g,水煎服;或浸酒,熬膏。

选方 ①痹证疼痛、拘挛麻木:老鹳草15g,水煎服;饮酒者用老鹳草120g,浸入1 000g白酒中5～7天,过滤,每次喝30ml,1日2次。②腰扭伤:老鹳草15g,当归10g,水煎服。③寒凝血脉之经行发热、腹痛:老鹳草15g,川芎、桂枝各9g,水煎服。④急慢性肠炎、痢疾:老鹳草、仙鹤草各15g,黄连3g,水煎服。

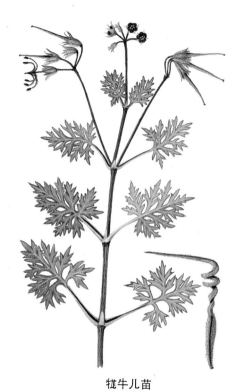

牻牛儿苗

Erodium stephanianum Willd.

路路通

为金缕梅科植物枫香树的果实。

原植物 落叶乔木,高 20～40m。树皮幼时灰白,表面平滑,老时褐色,表面粗糙。叶互生,有叶柄;叶片心形,常 3 裂。花单性,雌雄同株;雌花排成头状花序,无花瓣。复果圆球形,蒴果木质,密集复果之内,成熟时顶端 2 瓣裂,具宿存花柱和刺针状萼齿。种子多数,细小。生于湿润及土地肥沃的林中。分布于秦岭和淮河以南各省区。

采制 冬季采摘果实,除去杂质,洗净晒干生用。其叶、根、树脂均作药用。

性味功用 辛,平。①祛风通络:治肢体痹痛、手足拘挛、经闭、乳汁不通、痈疽。②利水除湿:治水肿、胀满。③收敛、消炎、解毒:烧灰外用,治湿疹、痔漏、疥癣。茎皮、叶能健脾和胃、理气止痛,治胃痛。

用量用法 3～10g,水煎服。外用适量。孕妇忌服。

选方 ①风湿痹痛:路路通、海风藤各 10g,秦艽、薏苡仁各 12g,水煎服。②乳汁不通、乳房胀痛:路路通、丝瓜络各 10g,猪蹄半只,炖服。③湿疹、疥癣:路路通 30g,烧灰存性,茶油调涂。④水肿、小便不利:路路通、车前子各 10g,泽泻、茯苓各 12g,水煎服。⑤胃脘疼痛:鲜路路通叶 30g,绞汁冲服。

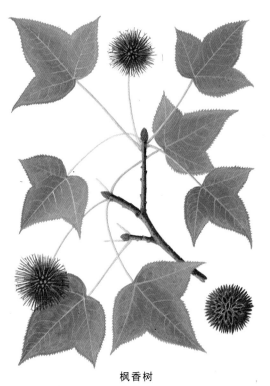

枫香树

Liquidambar formosana Hance

秦艽

为龙胆科植物秦艽、麻花秦艽、粗茎秦艽或小秦艽的根。

原植物 秦艽:多年生草本。根粗大,长圆锥形。茎直立或斜上,基部被残存的纤维状叶鞘所包围。基生叶莲座状,较大;茎生叶对生,披针形或长圆状披针形,全缘。聚伞花序,生于上部叶腋,成轮状或头状;花萼膜质;花冠筒状,蓝紫色。蒴果长圆形。种子褐色,有光泽。生于湿坡或草地上。分布于东北、西北、华北和四川等地。

采制 春秋采挖,除去茎叶、须根及杂质,晒干,或堆晒成红黄色或灰黄色,切片生用。

性味功用 苦、辛,平。①祛风湿、舒筋络:治风湿热痹证。②清虚热:治骨蒸潮热、小儿疳热。③退黄疸:治湿热黄疸。

用量用法 6~10g,水煎服。

选方 ①热痹(关节红肿热痛):秦艽、知母各10g,忍冬藤15g,水煎服。②中风偏瘫:秦艽、地龙干各10g,川芎、当归各9g,水煎服。③骨蒸潮热:秦艽、青蒿各10g,牡丹皮、知母各12g,水煎服。④小儿疳热、消渴烦热:秦艽、葛根各10g,地骨皮8g,甘草3g,水煎服。⑤黄疸:秦艽、黄芩各10g,茵陈蒿、茯苓各15g,水煎服。

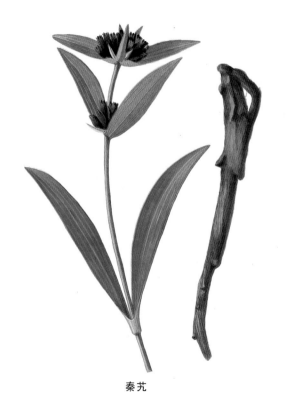

秦艽

Gentiana macrophylla Pall.

豨莶草

为菊科植物豨莶、腺梗豨莶或毛梗豨莶的地上部分。

原植物 豨莶:一年生草本。茎直立,全株被白色短柔毛。叶对生,茎中部最大,阔卵状三角形至披针形,边缘有不规则锯齿,两面均有长柔毛。头状花序下的总苞片条状匙形,总梗不分枝,集成顶生总状花序;花黄色。瘦果具4棱,无冠毛。生于山坡、路旁。分布于全国大部分地区。

采制 夏秋采割地上部分,晒干,切碎生用,或加黄酒蒸制用。

性味功用 苦、辛,寒。①祛风除湿、通经活络:治风湿痹证、中风半身不遂。②清热解毒:治热毒痈肿、湿疮瘙痒。③清肝潜阳:治高血压病、湿热黄疸。

用量用法 15～20g,水煎服。治痹证酒制用,其它生用。外用适量。

选方 ①痹证肢体酸痛或红肿:豨莶草、臭梧桐各15g,水煎服。②热毒疮痈:豨莶草、蒲公英各20g,水煎服;或以鲜品各30g,捣烂外敷。③湿疮、湿疹瘙痒:豨莶草、白鲜皮各60g,煎汤外洗。④高血压头目眩晕、面红目赤:豨莶草、夏枯草各15g,栀子10g,水煎服。⑤急性黄疸型肝炎:豨莶草、垂盆草各15g,水煎服。

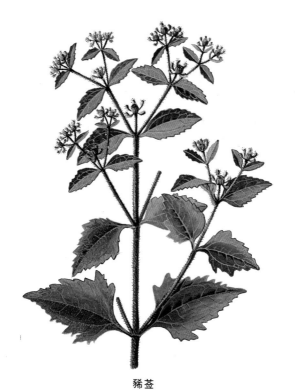

豨莶

Siegesbeckia orientalis L.

臭梧桐

为马鞭草科植物海州常山的嫩枝及叶。

原植物　落叶灌木或大乔木。茎直立,表面灰白色;幼枝带四方形,表面被黄褐色短柔毛。叶对生,有长柄,广卵形至椭圆形,全缘或微波状齿,两面密被短柔毛及黄色细点,搓之有臭气。聚伞花序,顶生或腋生,花序疏大;苞片叶状,卵形;花萼红色,上部5深裂。浆果状核果近圆形,外围宿萼,果皮蓝色多浆汁。花、果均有臭气。生于丘陵、山谷、路旁及溪边丛林中。分布于华北、华东、华中和西南各省区。

采制　夏秋采收,晒干,生用。

性味功用　辛、苦、甘,凉。①祛风除湿、通络止痛:治风湿痹痛、中风半身不遂、疮痈、湿疹、痱子瘙痒。②平肝潜阳:治高血压病肝阳上亢之头痛、眩晕。

用量用法　5～15g,水煎服;治高血压病不宜高温久煎。外用适量。

选方　①痹痛(关节肿痛,屈伸不利):臭梧桐、豨莶草各15g,水煎服。②中风后遗证半身不遂:臭梧桐、地龙干各15g,水煎服。③疥癣、湿疹、痱子等:臭梧桐30g,煎汤外洗。④疮痈:鲜臭梧桐60g,捣烂外敷。⑤高血压病:臭梧桐、夏枯草各15g,水煎服。

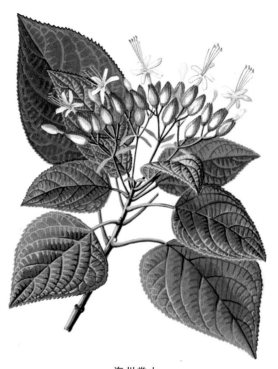

海州常山

Clerodendron trichotomum Thunb.

223

防 己

为防己科植物粉防己(汉防己)或马兜铃科植物广防己(木防己)的根。

原植物　粉防己:多年生木质藤本,长可达5～7m。茎木质,缠绕。根圆柱状而弯曲,粗大。叶互生,叶柄盾状着生;叶片呈宽三角状卵形,全缘,两面均被短柔毛,下面灰绿色或粉白色。花单性,雌雄异株;许多头状聚伞花序组成雄花序,后作长总状排列。核果球形,熟时红色。生于山坡,丘陵地带的草丛及灌木林缘。分布于广东、广西、福建、台湾、浙江、安徽、江西、湖南等省区。

采制　秋季采挖,晒干,切片生用。

性味功用　苦、辛,寒。①祛风湿止痛:治风湿热痹。②利水消肿:治水肿、小便不利、湿疹疮毒。

用量用法　5～10g,水煎服。治痹证用木防己,治水肿用汉防己。阴虚、胃纳不佳者慎用。

选方　①痹证关节红肿热痛:木防己10g,薏苡仁、忍冬藤各15g,水煎服。②风水头面身肿、小便不利:汉防己10g,黄芪15g,白术12g,麻黄6g,水煎服。③腹胀水肿:汉防己、葶苈子各10g,大黄、椒目各6g,水煎服。④湿疹疮毒:汉防己10g,苦参8g,金银花12g,水煎服;或用鲜汉防己捣烂外敷。

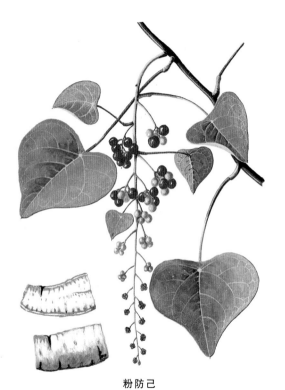

粉防己

Stephania tetrandra S. Moore

络石藤

为夹竹桃科植物络石的带叶藤茎。

原植物　常绿攀援木质藤本。茎赤褐色,圆柱形,节稍膨大,多分枝,有气根,表面有点状皮孔;幼枝绿色,被褐色短柔毛。叶对生,椭圆形或卵状披针形,全缘。聚伞花序腋生,花白色,气香;花萼5深裂;花冠5裂。蓇葖果2个,长圆柱形。种子线形而扁,褐色。生于山野、荒地,常附生于岩石壁或墙上、其他植物上。分布于华南、西南、华东及河北、陕西等省。

采制　秋末冬初叶未脱落前采割,鲜用或晒干,切碎生用。

性味功用　苦,微寒。①祛风舒筋通络:治风湿热痹、筋脉拘挛。②凉血消肿止痛:治咽喉肿痛、疮痈肿毒、跌打损伤、毒蛇咬伤。

用量用法　6～15g,水煎服;鲜品加倍。外用适量。阳虚畏寒、便溏者忌服。

选方　①风湿痹证关节红肿疼痛、筋脉拘挛:络石藤、忍冬藤各15g,地龙干10g,水煎服。②咽喉肿痛:络石藤15g,浓煎,慢慢含咽;或络石藤10g,桔梗6g,甘草3g,水煎服。③疮痈肿痛:络石藤、金银花各12g,水煎服;或鲜络石藤、野菊花各30g,捣烂外敷。④跌打损伤:络石藤15g,水煎,黄酒送服。

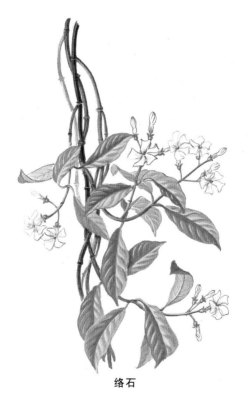

络石

Trachelospermum jasminoides (Lindl.) Lem.

穿山龙

为薯蓣科植物穿龙薯蓣的根茎。

原植物 多年生缠绕性草本。根茎横走,圆柱形,坚硬,外皮黄褐色。叶互生,具长柄;叶片卵形或宽卵形,掌状3～7浅裂,基部心形,顶端裂片长锐,叶脉9条,基出,支脉网状。花单性,雌雄异株,雌花集成腋生疏穗状花序,黄绿色,花小,下垂,黄绿色。蒴果倒卵状椭圆形,具3翅。种子上边具长方形翅。生于山坡林边、沟边或灌丛中。分布于东北、华北、华中和四川、甘肃、陕西等地。

采制 秋季采挖,除去栓皮及须根,切段或切片,晒干,生用。

性味功用 苦,微寒。①祛风除湿、活血通络:治风湿热痹、劳损扭伤。②清肺化痰:治热痰咳嗽。③降血压:治高血压病。

用量用法 15～30g,水煎服。

选方 ①风湿热痹、腰膝关节痛:穿山龙15g,水煎服;或穿山龙、络石藤各15g,水煎服。②扭挫伤肿痛:穿山龙、当归各10g,乳香、没药各8g,水煎服。③慢性支气管炎咳嗽痰多色黄:穿山龙15g,黄芩10g,浙贝母6g,水煎服。④高血压病头晕目眩:穿山龙、生牡蛎各15g,水煎服。

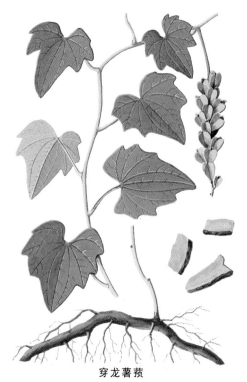

穿龙薯蓣

Dioscorea nipponica Makino

海桐皮

为豆科植物刺桐的树皮。

原植物 落叶大乔木,高达20m。树皮灰棕色,枝淡黄色至土黄色,有明显叶痕及黑色圆锥形直刺。3出复叶互生,常密生于枝端;叶柄长,基部膨大;小叶片宽卵形或菱状卵形。顶生总状花序,花密集;萼佛焰状,蝶形花冠鲜红色。荚果串珠状,肥厚。种子球形,暗红色。生于路旁、山地,或栽培于庭院、街道两旁。分布于广西、云南、福建、台湾、广东、海南等地。

采制 初夏砍枝剥取树皮,晒干,生用。

性味功用 苦、辛,平。①祛风除湿、通络止痛:治风湿麻木、腰腿筋骨疼痛、跌打损伤。②杀虫止痒:治顽癣、湿疹、疥疮。

用量用法 5～15g,水煎服。外用适量。

选方 ①风湿腰膝疼痛:海桐皮、川牛膝各15g,熟地黄、山萸肉各12g,水煎服。②风湿骨节疼痛:海桐皮、薏苡仁各15g,防风、羌活各10g,水煎服。③跌打损伤:海桐皮15g,乳香8g,当归10g,水煎服。④疥癣、湿疹、皮肤瘙痒:海桐皮、地肤子各30g,水煎服。

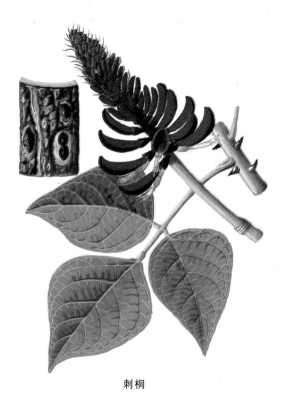

刺桐

Erythrina variegata L. var. *orientalis* (L.) Merr.

五加皮

为五加科细柱五加的根皮。

原植物 落叶蔓性灌木。茎直立或攀援,有时蔓生状,枝常有短粗扁弯刺。掌状复叶,叶柄细长,有刺,小叶5,倒卵形至披针形。伞形花序1～2,腋生或生于枝端,花黄绿色。浆果近球形,侧扁,熟时紫黑色。生于沟谷林边或灌丛中。除东北、西北及西藏外,各地均有分布。

采制 夏秋采挖,剥取根皮。晒干,切片生用。

性味功用 辛,苦,温。①祛风除湿、强壮筋骨:治痹证、腰腿酸痛、湿热痿证、小儿筋骨痿软、行迟、跌打损伤。②利水消肿:治水肿、小便不利、下焦寒湿、外阴瘙痒。

用量用法 5～15g,水煎服;或浸酒服。

选方 ①风湿痹痛:五加皮15g,水煎汁冲酒服,或浸酒服;若肝肾不足,腰膝酸软,五加皮15g,独活10g,川牛膝12g,水煎服,或常炖排骨服。②湿热痿证下肢痿软:苍术、黄柏各10g,五加皮、川牛膝各15g,水煎服,③跌打损伤骨折难愈:五加皮、骨碎补各15g,巴戟天12g,炖猪骨汤。④水肿、小便不利:五加皮、茯苓皮各15g,水煎服。⑤外阴瘙痒、白带量多色白清稀、腰酸:五加皮、蛇床子、石菖蒲、苦参各15g,煎汤外洗;五加皮、芡实各15g,银杏10g,水煎服。

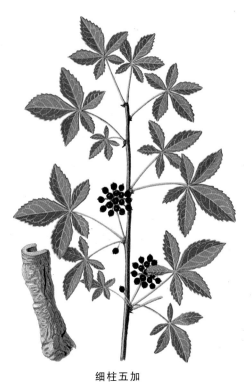

细柱五加

Acanthopanax gracilistylus W. W. Smith

桑寄生

为桑寄生科植物桑寄生或槲寄生的带叶茎枝。

原植物 桑寄生:常绿寄生小灌木。老枝无毛或略有短毛,具凸起的灰黄色皮孔。单叶互生或近于对生,有短柄,革质,卵圆形或长卵圆形,全缘。花两性,聚伞花序腋生,花紫红色;花萼近球形;花冠窄管状,稍弯曲。浆果椭圆形,外具红色小瘤体,果肉有粘液。寄生于树上。分布于广西、广东、云南、福建、江西、浙江等地。

采制 冬季至次春采割,除去粗茎,切段干燥,或蒸后干燥,扎捆生用。

性味功用 苦、甘、平。①祛风除湿、补益肝肾、强壮筋骨:治风湿痹痛日久,肝肾不气血亏虚。②降血压:治高血压病肝肾不足、头晕腰酸。③养血安胎:治肝肾亏虚而习惯性流产、崩漏不止。

用量用法 10～15g,水煎服。

选方 ①痹证日久(腰酸腿痛、面色无华):桑寄生15g,独活、秦艽、当归各9g,水煎服。②高血压病:桑寄生、夏枯草各15g,水煎服。③冲任不固、胎动不安:桑寄生、苎麻根各15g,杜仲、艾叶各10g,水煎服。④月经过多、崩漏不止(血色淡红、腰酸):桑寄生15g,荆芥炭10g,水煎,阿胶15g,烊化冲服。⑤冻伤:桑寄生300g,制成干浸膏,茶油调敷。

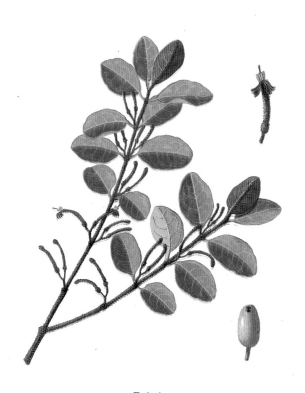

桑寄生

Taxillus chinensis (DC.) Danser

狗 脊

为蚌壳蕨科植物金毛狗脊的根状茎。

原植物 多年生草本植物,植株树状,高 2～3m。根状茎粗大而短,平卧,木质。叶柄基部和根茎上密被金黄色线形长茸毛,似黄狗毛。叶丛生于根茎顶端,叶片大形,3 回羽状分裂,广卵状三角形,各羽片互生;末回裂片镰状披针形,尖头,边缘有浅锯齿,革质。孢子囊群生于小脉顶端,每裂片 2～12 个,囊群盖 2 瓣,形如蚌壳,棕褐色。生于山脚沟边及林下阴处酸性土上。分布于华南、西南和湖南、浙江、福建、台湾、江西等省。

采制 秋冬采挖根状茎,去泥,或去须根、叶柄及金黄色绒毛。切片生用。或蒸后切片晒干或砂烫用。

性味功用 苦、甘、温。祛风除湿、补益肝肾、强壮腰膝,治痹证、腰腿酸痛、脊强、腰肌劳损、老人遗尿、尿频、妇女白带过多。茸毛外用治外伤出血。

用量用法 10～15g,水煎服。

选方 ①腰膝酸痛、俯仰不能:狗脊 15g,杜仲 10g,木瓜、牛膝各 12g,水煎服。②老人遗尿、尿频:狗脊 15g,鸡内金 10g,金樱子、桑螵蛸各 12g,水煎服。③白带量多清稀、腰酸头晕:狗脊、鹿角霜各 15g,银杏树根 20g,水煎服。④拔牙创面出血、外伤出血:狗脊茸毛适量,消毒后外敷贴创面。

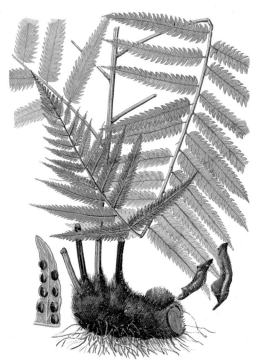

金毛狗脊

Cibotium barometz (L.) J. Sm.

千年健

为天南星科植物千年健的根茎。

原植物 多年生草本。根状茎横走，长圆柱形，肉质，表面粗糙，棕红色；折断后有多数针状纤维，气味芳香。叶互生，叶片卵状箭形，先端渐尖，基部心形，全缘，表面光滑无毛，叶柄基部具鞘。肉穗花序具梗，具淡黄白色佛焰苞，下部具雌花，上部具雄花，雄性花序较粗。浆果。生于山谷、沟溪边、林下阴湿处。我国云南、广东、广西等地有栽培。

采制 全年可采，晒干，切片生用。

性味功用 苦、辛，温。①祛风除湿、强壮筋骨：治风湿筋骨疼痛、下肢无力。②活血止痛：治胃痛、跌打损伤。

用量用法 5～10g，水煎服。

选方 ①风湿痹痛（肢体麻木、下肢无力）：千年健、五加皮、牛膝、木瓜各15g，浸酒服。② 胃脘冷痛：千年健、丹参各10g，香附、高良姜各6g，水煎服；或千年健10g，木香5g，共研细末，温开水调服。③跌打损伤、淤滞肿痛：千年健10g，红花8g，川芎10g，水煎服；或千年健生品60g，捣烂调酒外敷。

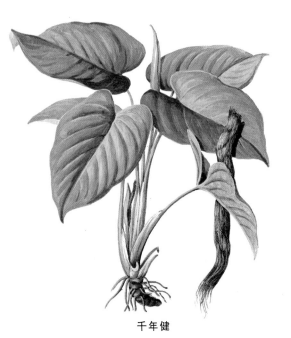

千年健

Homalomena occulta (Lour.) Schott

桑 枝

为桑科植物桑的嫩枝。

原植物 见"桑叶"。

采制 春末夏初采收，去叶晒干，或趁鲜切片晒干，生用或炒至微黄用。

性味功用 苦，平。①祛风清热、通络除湿：治风湿痹痛、中风口眼㖞斜、湿热下注脚气浮肿。②止痒：外洗治全身瘙痒。此外，治水肿、高血压病肝阳上亢。

用量用法 15～30g，水煎服。

选方 ①痹证关节红肿热痛：桑枝、忍冬藤各15g，防风、秦艽各10g，水煎服。②中风口眼㖞斜：桑枝30g，川芎、赤芍各10g，地龙15g，天南星8g，水煎服。③湿热脚气：桑枝、薏苡仁各30g，黄柏、苍术各8g，水煎服。④全身瘙痒：桑枝、柳树枝、桃树枝各30g，煎汤外洗。⑤高血压病眩晕头痛：桑枝15g，菊花、茺蔚子各10g，水煎服。

蕲 蛇

为蝮蛇科动物尖吻腹蛇(五步蛇)Agkistrodon a-cutus Guenther 除去内脏的干燥全体。

采制 夏秋捕捉,剖开腹部,除去内脏,用竹片撑开,干燥,用黄酒润透去皮骨,切段用。

性味功用 甘、咸,温;有毒。①搜风通络:治风湿顽痹、中风半身不遂。②熄风止痉:治小儿惊风、破伤风、头风痛。③攻毒止痒:治麻风、疥癣、白癜风。现代用治小儿麻痹症恢复期、肝癌。

用量用法 3～9g,水煎服;1～1.5g,研末服;或入丸散,浸酒服。

选方 ①风湿性关节炎、类风湿性关节炎(肢节疼痛、麻木):蕲蛇 9g,天麻 15g,川芎、当归各 12g,浸 60度白酒 1 个月,每次服 5～10ml,1 日 3 次。②中风后遗症半身不遂:蕲蛇 9g,地龙干 15g,黄芪 30g,川芎 10g,水煎服。③小儿惊风抽搐:蕲蛇 1g,蝉蜕 3g,牛黄 1g,研末冲服。④头风痛、头痛如劈:蕲蛇、僵蚕各 10g,天麻、白附子、川芎各 12g,水煎服。⑤体癣:蕲蛇 120g,焙干研为细末,浸入白酒 1000ml、蜜 120ml 的混合液中 15 天,摇匀,每次服 10～15ml,1 日 3 次。⑥肝癌:服生蛇胆或蛇毒片;或蕲蛇 10g,田七 10g,共研细末,每次 3～5g,1 日 2 次。

藿 香

为唇形科植物广藿香的地上部分。

原植物 多年生草本。茎直立,粗壮,上部多分枝,密被灰黄色绒毛。叶对生,搓之有香气,叶片广卵形或长椭圆形,边有粗锯齿,常有浅裂,两面密被茸毛。轮伞花序密集,组成顶生或腋生的假穗状花序;萼管状;花冠唇形,淡红紫色。小坚果平滑。生于路旁、山坡,现多栽培。华南及福建沿海等地广为栽培。

采制 夏秋枝叶茂盛时采割,鲜用或阴干生用。

性味功用 辛,微温。①芳香化湿:治湿阻中焦证。②和胃止呕:治呕吐、胃痛。③祛暑解表:治外感暑热、内伤生冷。此外,治癣、鼻渊、除口臭。

用量用法 5～10g,鲜品加倍,水煎服。不宜久煎。

选方 ①湿阻中焦(胸脘痞闷、纳呆呕恶):藿香、厚朴、苍术各8g,水煎服。②夏日感冒(头痛发热、呕吐泄泻):藿香、紫苏各8g,半夏、陈皮、白芷各6g,水煎服。③单纯性胃炎(胃痛、呕吐):藿香、黄芩、佩兰各10g,陈皮、半夏、厚朴各6g,水煎服。④手足癣、甲癣:藿香30g,黄精、大黄、皂矾各12g,用米醋1 000g,浸1周,去渣,将患部浸泡于醋液,每次30分钟,1日3次。⑤口臭:藿香30g,煎汤含漱。

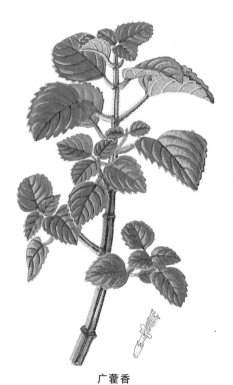

广藿香

Pogostemon cablin (Blanco) Benth.

佩 兰

为菊科植物佩兰(兰草)的地上部分。

原植物　多年生草本。根状茎横走。茎直立,圆柱形,被短柔毛,上部毛较密。叶对生,叶片常3深裂,中裂片长圆形或长圆状披针形,边缘有锯齿,叶脉羽状,揉之有香气。头状花序排列成聚伞花序;总苞片膜质,常带紫红色。花两性,全部管状花,花冠白色。瘦果圆柱形,有5棱,熟时黑褐色。生于溪边或湿洼地带。分布于华南、西南、华东、中南及陕西、河北等地。

采制　夏秋分两次采割,去杂质。切段鲜用或晒干生用。

性味功用　辛,平。①芳香化湿、醒脾开胃:治湿阻中焦证、脾经湿热证、急性胃肠炎。②解暑辟秽:治夏季伤暑而寒热头痛、胸闷不饥。此外,治鼻渊。

用量用法　5～10g,水煎服;鲜品加倍。

选方　①急性胃肠炎:藿香、佩兰各10g,黄连、陈皮各6g,水煎服。②口臭多涎、口中甜腻、不思饮食:佩兰10g,水煎服。③夏季暑湿感冒:佩兰、荷叶各10g,滑石15g,甘草3g,水煎服。④鼻渊鼻塞流涕:佩兰、白芷各10g,水煎服。

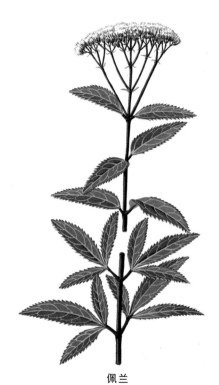

佩兰

Eupatorium fortunei Turcz.

苍　术

　　为菊科植物茅苍术（茅术、南苍术）、北苍术的根茎。

　　原植物　茅苍术：多年生草本。根状茎粗壮，结节状，节上有细须根，棕褐色，气味芳香。茎直立，圆柱形，有纵棱。叶互生，不裂或3～7羽状浅裂，边缘有锯齿。头状花序单独顶生，总苞片6～8层，有纤毛，管状花白色。瘦果圆筒形。生于草丛中或山坡干燥处。分布于江苏、山东、安徽、湖北、河南、浙江、江西、四川等省。

　　采制　春秋采挖，去杂质，晒干，米泔水制切片，或炒微黄用。

　　性味功用　辛、苦，温。①燥湿健脾：治湿阻中焦、寒湿吐泻、湿痰留饮。②发汗祛风除湿：治痹证、感冒夹湿、湿疹。③明目：治夜盲症、佝偻病。

　　用量用法　5～10g，水煎服。燥湿炒用，祛风湿生用。

　　选方　①胃炎、胃溃疡（胃脘痞闷，呕恶不食、困倦乏力）：苍术、厚朴各10g，陈皮6g，水煎服。②寒湿吐泻：苍术、砂仁各8g，川椒3g，水煎服。③痰饮：苍术、半夏各8g，茯苓15g，陈皮6g，水煎服。④痹证伴发热恶风寒：苍术、羌活各10g，桂枝8g，水煎服。⑤湿疹：苍术、黄柏、煅石膏各等分，研末敷患处。⑥雀盲、佝偻病：苍术、熟地、枸杞各15g，炖猪肝或羊肝，服肝及汤。

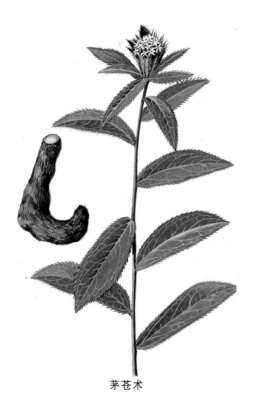

茅苍术

Atractylodes lancea (Thunb.) DC.

厚 朴

为木兰科植物厚朴或凹叶厚朴的干皮、根皮及枝皮。

原植物 厚朴:落叶乔木。树皮紫褐色,具辛辣味;幼枝淡黄色,带绢毛。单叶互生,倒卵形或倒卵状椭圆形,全缘或微波状,上面绿色,无毛,下面有白色粉状物。花白色,有香气,花与叶同时开放。聚合果长椭圆形,蓇葖木质。生于湿润、温暖、肥沃的山地。分布于贵州、四川、湖南、湖北、河南、陕西、甘肃等。

采制 立夏至夏至剥取树龄15～20年以上的树皮、枝皮或根皮。干皮用沸水微煮,堆置阴湿处"发汗"后蒸软,晒干,生用或姜汁炙。花在春末夏初将开时采。

性味功用 苦、辛,温。①燥湿行气:治气滞证、寒湿中阻证。②消积导滞:治肠胃积滞便秘、食积、单纯性肠梗阻。③下气平喘:治痰壅气逆咳喘、梅核气。

用量用法 3～10g,水煎服。

选方 ①寒湿中阻而脘腹胀满、吐泻:姜厚朴10g,木香、干姜各3g,陈皮6g,水煎服。②便秘:厚朴、枳实各9g,大黄6g,水煎服。③单纯性肠梗阻:厚朴、莱菔子各10g,大黄、芒硝(冲)各6g,枳实、赤芍各12g,水煎服。④咳喘痰多:厚朴10g,杏仁、半夏、陈皮各9g,水煎服。⑤梅核气:厚朴、半夏各8g,苏叶6g,水煎服。

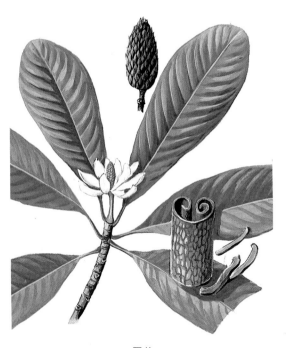

厚朴

Magnolia officinalis Rehd. et Wils.

砂　仁

为姜科植物阳春砂、海南砂或缩砂仁的干燥成熟果实。

原植物　阳春砂:多年生草本。根茎匍匐圆柱形。茎直立。叶2列,叶片披针形或长圆状披针形,全缘;叶鞘开放,抱茎。穗状花序球形,生自根茎;花萼白色;花冠筒状细长,3裂,先端兜状,白色。蒴果近球形,熟时棕红色,具柔刺凸起。种子多数,气味芳香。生于阴湿地或山谷林下。分布于广东、广西、福建、云南等地。

采制　夏秋间果实成熟时采收,晒干或低温焙干,仁和壳均当药用。

性味功用　辛,温。①化湿醒脾:治湿困脾胃。②温中行气、止呕止泻:治脾胃气滞证、中焦虚寒吐泻。③理气安胎:治妊娠恶阻、胎动不安。

用量用法　5～10g,水煎服,打碎,后下。

选方　①湿阻气滞而食少便溏、腹胀:砂仁、木香各5g,水煎服。②脾虚消化不良、腹胀纳呆:砂仁、枳实各8g,白术、麦芽各12g,水煎服。③脾胃虚寒而腹痛腹泻、呕吐清涎:砂仁、干姜各10g,水煎服。④妊娠恶阻、厌食:砂仁6g,苏梗、白术各8g,水煎服,或加生姜汁10ml冲服。⑤胎动不安:砂仁6g,杜仲、桑寄生各15g,水煎服。

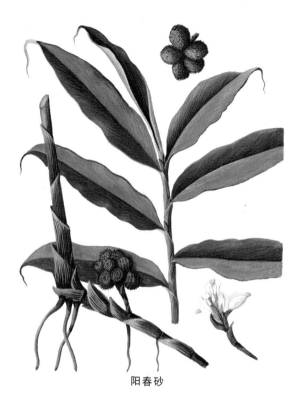

阳春砂

Amomum villosum Lour.

白豆蔻

为姜科植物白豆蔻的成熟果实。

原植物　多年生草本。根茎粗壮。茎直立,圆柱状。叶2列;叶片披针形,先端尾尖,基部窄,近无柄;叶舌及叶鞘口密被长粗毛,叶面光滑无毛。总状花序从根茎抽出,圆柱形;苞片密集;黄色;花萼管状,白色带红;花冠白色,唇瓣中央淡黄色。蒴果近球形。种子为不规则的多面体,具芳香气味。分布于泰国、越南、老挝等,我国西南地区有栽培。

采制　秋季果实由绿转黄绿色时采收,晒干生用。

性味功用　辛,温。①化湿行气:治湿阻中焦、脾胃气滞证。②温中止呕:治呕吐。

用量用法　3～6g,水煎服,打碎后下;或入散剂。

选方　①湿阻中焦而胸腹满闷:白豆蔻6g,藿香8g,水煎服。②胃脘胀满、呕吐、不思饮食:白豆蔻、陈皮、半夏、砂仁各6g,水煎服。③胃寒呕吐清水:白豆蔻6g,研末,姜汁、温酒冲服。④胃寒呃逆:白豆蔻、丁香各6g,研末,柿蒂10g,煎汤冲服。⑤小儿胃寒溢乳:白豆蔻、砂仁各3g,甘草6g,研细末,用消毒棉签蘸药粉少许,掺入口中。

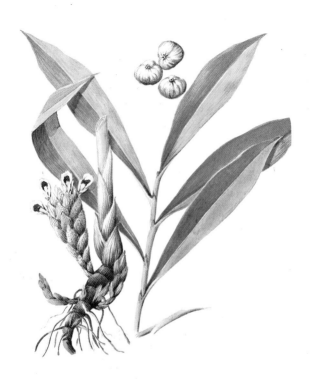

白豆蔻

Amomum kravanh Pirre ex Gagnep.

草豆蔻

为姜科植物草豆蔻的近成熟种子。

原植物 多年生草本,丛生。根状茎粗壮而短。茎绿色,粗壮。叶排为 2 列;叶片窄椭圆形或披针形,叶舌卵形,革质,全缘,外被粗毛。总状花序顶生,总梗长达30cm,密生黄白色长硬毛;花疏生,有花梗,苞片白色,外面密生粗毛;萼钟形,宿存;花冠 3 裂;唇瓣三角状卵形,均为白色。蒴果近圆形,熟时黄色,顶端有宿存花萼。生于山坡草丛中或灌木林缘。分布于广西、广东、台湾等省。

采制 夏秋采收,去果皮取种子晒干,生用。

性味功用 辛,温。①燥湿温中:治寒湿中阻、脾虚久泻。②行气止呕:治脾胃气滞、寒湿呕吐。③辟秽除臭:治口臭。

用量用法 5～10g,水煎服,打碎后入。

选方 ①寒湿中阻之脘腹冷痛、吐清涎酸水:草豆蔻、吴茱萸各 6g,高良姜 5g,水煎服。②泄泻、脘腹胀满,不思饮食:草豆蔻、苍术各 8g,陈皮、木香各 6g,水煎服。③呕吐、反胃:草豆蔻、生姜各 5g,半夏 6g,水煎服,少量频服。④口臭:草豆蔻10g,细辛 6g,研末,分次含服。

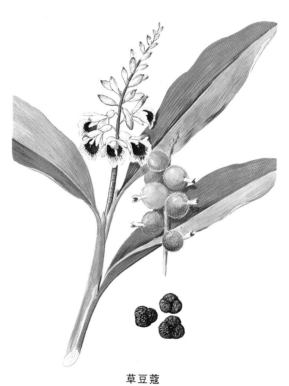

草豆蔻

Alpinia katsumadai Hayata

草　果

为姜科植物草果的成熟果实。

原植物　多年生草本,丛生,全株有辛辣芳香气味。根状茎横走,粗状肥大。地上茎圆柱形。叶2列;叶片长椭圆形或窄长圆形,全缘;叶鞘开放,抱茎。穗状花序从根状茎上生出,卵形或长圆形,每花序有5～30朵花;花冠白色。蒴果密集,椭圆形,紫褐色,熟时红棕色,外面有不规则纵形皱纹。生于山沟、山谷两旁疏林中,或栽培。分布或栽培于云南、广西、贵州等地。

采制　秋季果实成熟时采,晒干或低温干燥。取仁炒用或以姜汁微炒用。

性味功用　辛,温。①燥湿温中:治寒湿中阻、食积、泄泻。②除痰截疟:治疟疾。

用量用法　3～6g,水煎服。捣碎用。

选方　①胃脘冷痛、反胃呕吐:草果5g,附子、生姜各6g,红枣10枚,水煎服。②虚寒久泻:草果50g,胡椒30g,研细末,装入胶囊,清晨饭前温开水送服,每次3粒。③食积不化、呕腐吞酸:草果6g,厚朴、鸡内金8g,麦芽15g,水煎服。④寒湿疟疾(寒战高热、烦闷欲呕):草果6g,半夏5g,乌梅10g,高良姜12g,水煎服。

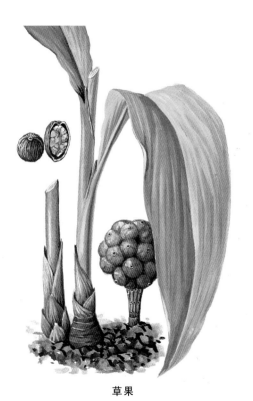

草果

Amomum tsao-ko Crevost et Lemaire

薏苡仁

为禾本科植物薏苡的成熟种仁。

原植物 一年生或多年生草本。秆直立,丛生,多分枝。叶互生,条状披针形。总状花序成束腋生;小穗单性,雌小穗成熟时变成珠子状,蓝绿色或灰白色,表面光滑,质地坚硬,顶端尖,有孔。生于溪边、河边或林缘。分布于全国各地,或栽培。

采制 秋末果实成熟时采割植株,晒干脱粒,碾去种壳取净仁,生用或炒用。

性味功用 甘、淡、微寒。①利湿健脾:治水肿、小便不利、脾虚湿盛泄泻。②除痹胜湿:治风湿痹证。③清热排脓:治肺痈、肠痈。此外,治扁平疣、癌症。

用量用法 10～30g,水煎服。健脾炒用。

选方 ①水肿、小便不利:薏苡仁、茯苓各15g,黄芪、冬瓜皮各12g,水煎服。②白带量多清稀:薏苡仁、芡实、淮山各15g,水煎服。③泄泻:薏苡仁、白术各12g,苍术、陈皮各10g,水煎服。④湿痹肢体酸重:薏苡仁、苍术各12g,威灵仙、木瓜各10g,水煎服。⑤肠痈:薏苡仁、败酱草各30g,桃仁、丹皮各10g,水煎服。⑥扁平疣:生薏苡仁末30g,白砂糖30g,拌匀,每次1匙,开水冲服,1日3次,7～10天为1疗程。

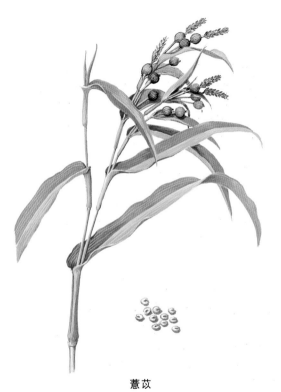

薏苡

Coix lacrymajobi L. var. *ma-yuan* (Roman.) Stapf.

泽　泻

为泽泻科植物泽泻的块茎。

原植物　多年生沼泽草本,高50～100cm。地下块茎球形,外皮褐色密生多数须根。叶基生,长椭圆形至广卵形,全缘。花葶从叶丛中生出,花茎高约1m,花集成轮生状圆锥花序;苞片披针形至条形;萼片3,绿色;花瓣3,白色;雄蕊6,雌蕊多数,离生。瘦果倒卵形,扁平。生于水稻田、浅沼泽地。分布于全国各地。

采制　冬季茎叶枯萎时采挖,除去茎叶,留下中心小叶,晒干或烘干,撞去须根及粗皮。润软切片,晒干麸炒或盐水炒用。

性味功用　甘、淡,寒。①渗湿利尿:治水肿、小便不利、湿盛泄泻、眩晕、带下。②泄热:治湿热淋证、黄疸。

用量用法　5～10g,水煎服。

选方　①肾炎水肿、小便不利:泽泻、茯苓各10g,车前子12g,水煎服。②肠炎泄泻:泽泻10g,黄连6g,马齿苋15g,水煎服。③痰饮眩晕、呕吐:泽泻、白术各10g,半夏、天麻各8g,水煎服。④带下:泽泻、薏苡仁各10g,水煎服。⑤淋证小便淋沥涩痛:泽泻、关木通8g,滑石15g,甘草3g,水煎服。⑥高脂血症:泽泻、山楂各10g,煎汤代茶。

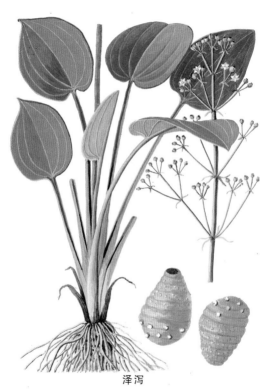

泽泻

Alisma orientalis (Sam.) Juzep.

香加皮

为萝藦科植物杠柳的根皮。

原植物 落叶蔓性灌木,长达2m,全株含乳汁。茎灰绿色,有光泽。根皮灰棕色,内皮淡黄色,有香气。叶对生,革质,叶片披针形或长圆状披针形,全缘。聚伞花序腋生;花萼5深裂;花冠紫红色,5深裂,裂片长圆形,向外反卷;副花冠5,条形;雄蕊5。花粉颗粒状。蓇葖果双生,圆柱状。种子多数,窄椭圆形,顶端丛生白色长细毛。生于山坡或沙质地。分布于东北、华北、西北、华东及河南、贵州、四川等地。

采制 春秋采挖根部,趁湿敲打,除去木心,根皮阴干或晒干。

性味功用 苦、辛,微温;有毒。①利尿消肿:治水肿、小便不利。②祛风除湿、强筋健骨:治痹证。

用量用法 3~6g,水煎服。或酌量浸酒、入丸散。不宜多用。

选方 ①水肿、小便不利:香加皮5g,泽泻、车前子各10g,水煎服。②风湿痹证(骨节疼痛、腰酸膝软):香加皮6g,杜仲10g,桑寄生15g,木瓜12g,水煎服,或用上药浸酒服。

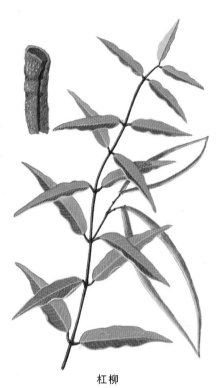

杠柳

Periploca sepium Bge.

泽 漆

为大戟科植物泽漆的全草。

原植物 一至二年生草本,全体光滑无毛,富含乳汁。茎基部紫红色,多分枝。单叶互生,无柄,叶片倒卵形或匙形,中部以上边缘有细锯齿。多歧聚伞花序顶生,伞梗5枝,每枝再作1~2回分枝,杯状花序钟形,黄绿色。蒴果光滑。种子卵圆形,表面有网纹,熟时褐色。生于山沟、路旁、田野、湿地。分布于全国大部分地区。

采制 春夏开花时采割全草,除去杂质,晒干生用。

性味功用 辛、苦,微寒;有毒。①利水消肿:治水肿、小便不利。②祛痰止咳:治痰饮咳喘。③化毒散结:治瘰疬、疥癣。

用量用法 5~10g,水煎服。外用适量。不宜多服久服。脾胃虚寒者慎用。

选方 ①肝硬化腹水:泽漆10g,白术、茯苓各12g,泽兰10g,水煎服。②咳喘痰多色黄:泽漆6g,瓜蒌15g,葶苈子6g,水煎服。③淋巴结结核:泽漆60g,熬膏,涂于患处;或泽漆10g,浙贝母12g,夏枯草15g,水煎服。④疥癣瘙痒:鲜泽漆60g,捣汁外涂患处。

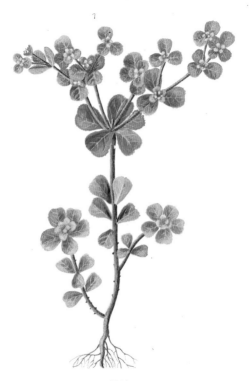

泽漆

Euphorbia helioscopia L.

荠 菜

为十字花科植物荠菜的全草。

原植物 一年生或二年生草本,高15～40cm。主根瘦长,白色。茎直立,稍有分枝。基生叶丛生,有柄,大头羽状分裂,稀有全缘。茎生叶狭披针形,顶部几成箭形,基部耳状抱茎,边缘有锯齿。花多数,总状花序顶生腋生;萼4片;花瓣4,白色,十字形开放。短角果呈倒三角形,扁平。先端微凹。种子细小,2列,淡褐色。生于田野、路旁、林边。分布于全国各地。

采制 3～5月间开花后采收,洗净,晒干生用,或鲜用。

性味功用 甘,凉。①清热利尿:治水肿、小便不利、肠炎泄泻、痢疾。②凉血止血:治血热吐血、便血、月经过多。③降压明目:治高血压病、目赤肿痛。

用量用法 15～30g,鲜品加倍,水煎服。

选方 ①肾炎水肿、小便不利:荠菜、车前子各15g,茯苓、白术各12g,水煎服。②淋浊:荠菜、萆薢各15g,薏苡仁20g,水煎服。③痢疾、肠炎:荠菜、马齿苋各30g,水煎服。④月经过多、血色鲜红:荠菜、仙鹤草各30g,水煎服。⑤高血压病:荠菜、夏枯草各15g,水煎代茶。⑥目赤涩痛:鲜荠菜30g,捣汁点眼。

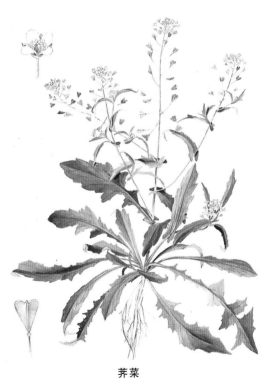

荠菜

Capsella bursa-pastoris (L.) Medic.

车前子

为车前科植物车前或平车前的成熟种子。

原植物 车前:多年生草本,高 10～30cm,光滑或稍有毛。具须根。叶基生,直立或展开,卵形或宽卵形,有 5～7 条明显、近于平行的弧形主脉。穗状花序,长达 20cm,绿白色;每花有一个三角形宿存的苞片。蒴果卵状圆锥形近中部周裂。种子细小,黑褐色。生于路旁、山野、荒地、河边。分布于全国各地。

采制 夏秋果实成熟时剪取果穗,晒干,打下种子,去杂质,生用或盐水炙用。草也入药。

性味功用 甘,寒。①利尿通淋:治水肿小便不利、湿热淋证。②渗泄止泻:治湿盛水泻。③清肝明目:治肝热目赤、高血压病。④清热化痰:治痰热咳嗽。

用量用法 10～15g,水煎服。布包入煎。

选方 ①慢性肾盂肾炎:车前子、滑石各 15g,金银花、蒲公英各 20g,水煎服。②泌尿系感染尿急尿痛:车前子、白茅根各 15g,紫花地丁、栀子各 10g,水煎服。③肠炎水泻:车前子、茯苓各 15g,藿香、黄连各 6g,水煎服。④急性结膜炎目赤肿痛:车前子、菊花各 10g,决明子 12g,龙胆草 10g,水煎服。⑤高血压病头晕头痛:车前子、夏枯草各 15g,水煎代茶。⑥支气管炎咳嗽痰多色黄:车前子、石韦各 15g,桔梗 6g,瓜蒌 12g,水煎服。

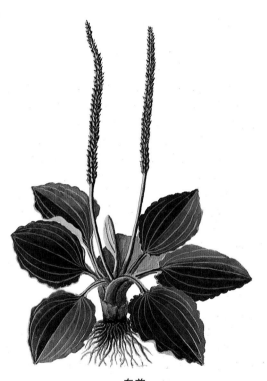

车前

Plantago asiatica L.

关木通

为马兜铃科植物东北马兜铃的藤茎。

原植物　木质大藤本,长可达10m。藤茎表面暗灰色,有纵皱纹;断面浅黄色,有放射状线及密集小孔洞。叶互生,叶片圆心脏形,全缘或微波状,嫩叶密生短柔毛。单花腋生,花梗稍弯曲,有圆心形苞片1片;花被筒长5~6cm,呈烟斗状,顶端3裂,黄绿色。蒴果圆柱状,具6棱。种子三角形,浅灰褐色。生于河流阴湿处及林下。分布于东北及山西、陕西、甘肃等地。

采制　秋季采收,去粗皮,切片,晒干生用。

性味功用　苦,寒。①清心降火、利尿通淋:治心火亢盛之心烦尿赤,热淋小便涩痛,水肿。②下乳通络:治产后乳汁不畅、血淤闭经、痹证。

用量用法　3~9g,水煎服。用量不宜过大,肾功能不全者慎用。

选方　①口舌生疮、小便赤涩:关木通8g,淡竹叶15g,生地黄20g,甘草3g,水煎服。②淋证小便淋沥涩痛:关木通9g,车前子15g,滑石20g,水煎服。③产后乳汁不通:关木通6g,王不留行10g,猪蹄半只,水炖服猪蹄及汤。④痹证关节红肿疼痛:关木通8g,薏苡仁、忍冬藤各15g,水煎服。

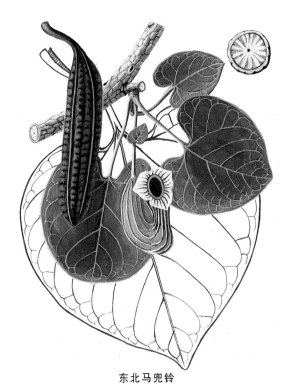

东北马兜铃

Aristolochia manshuriensis Kom.

通 草

为五加科植物通脱木的茎髓。

原植物 灌木或小乔木,高 1～3.5m。茎粗壮,不分枝,木质部松脆,中央有宽大白色茎髓。叶大型,互生,集生于茎顶,叶柄粗壮,托叶膜质,叶片 5～11,掌状浅裂至半裂,全缘或有粗锯齿。大型复圆锥花序状伞形花序,顶生或近顶生,花 4 数,稀 5 数,外面被毛,白色或绿白色。核果状浆果,扁球状,成熟时紫黑色。生于山坡杂木林中或沟旁阴湿地。分布于广东、广西、云南、四川、福建、台湾、湖北、陕西等省。

采制 秋季采茎,切段,捅出茎髓,晒干,切片生用。

性味功用 甘、淡,微寒。①清热利尿:治水肿、小便不利、淋证尿急尿痛。②通气下乳:治产后乳汁较少或不下。

用量用法 5～10g,水煎服。

选方 ①水肿、小便不利:通草、车前子各 10g,泽泻 12g,水煎服。②小便淋沥涩痛:通草、淡竹叶各 10g,滑石 15g,甘草 3g,水煎服。③乳汁少或乳汁不下:通草 9g,炮山甲珠 15g,猪蹄 1 个,共煮吃汤食肉。

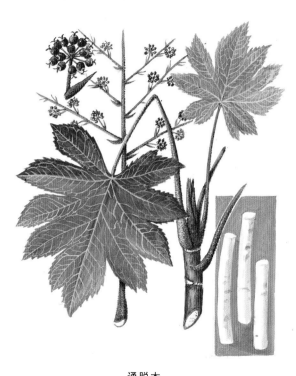

通脱木

Tetrapanax papyriferus (Hook.) K. Koch

瞿 麦

为石竹科植物瞿麦或石竹的带花全草。

原植物 瞿麦:多年生草本,高30~50cm。茎丛生,直立,圆柱形,光滑。单叶对生,叶片条形至条状披针形,全缘,两面粉绿色。花单生或数朵簇生成疏聚伞花序,萼筒状粉绿色或带紫红色晕;花冠紫红色;花瓣5,先端剪裂至中部以下成细丝状。蒴果长筒形,有宿萼。种子扁平,黑色。生于山坡疏林及溪边草丛中。分布于全国大部分地区。

采制 秋季花开放前割取全草,晒干,捆成小把,切段生用。

性味功用 苦,寒。①清热利尿:治小便不通、血淋、热淋、石淋。②活血通经:治血淤闭经。此外,治血热痈肿、目赤肿痛、湿疹。

用量用法 10~15g,水煎服。孕妇忌服。

选方 ①小便不通或淋沥涩痛:瞿麦、车前子各15g,滑石18g,甘草3g,水煎服。②尿血(小便赤涩、尿急尿痛):瞿麦、白茅根、小蓟各15g,赤芍、生地各12g,水煎服。③石淋:瞿麦、海金沙、金钱草各30g,水煎代茶。④闭经痛经:瞿麦、丹参各15g,赤芍、桃仁各8g,水煎服。⑤痈疽疮毒:瞿麦、金银花各15g,研末麻油调敷。⑥湿疹、阴痒:鲜瞿麦60g,捣汁外涂或煎汤外洗。

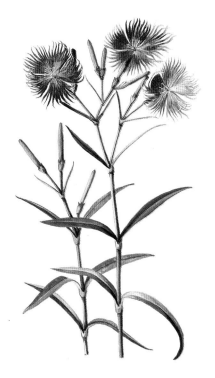

瞿麦

Dianthus superbus L.

萹 蓄

为蓼科植物萹蓄的全草。

原植物　一年生草本,植物体有白色粉霜。茎平卧地上或斜上伸展,有棱角。单叶互生,窄长椭圆形或披针形;托叶膜质。花1～5朵簇生叶腋;花梗细短;花被绿色,5深裂,裂片椭圆形,边缘淡红或白色,结果后为覆瓦状包被果实。瘦果卵形,有3棱,黑色或棕黑色。生于田野、路旁及山坡等。分布于全国各地。

采制　夏季植株生长茂盛时采收,割取地上部分,晒干,生用。

性味功用　苦,微寒。①清热利尿:治淋证、癃闭、湿热黄疸、细菌性痢疾、腮腺炎。②杀虫止痒:治蛲虫病、蛔虫病、疥癣、湿疹、阴痒。

用量用法　10～30g,水煎服;鲜品加倍,捣汁饮。外用适量。

选方　①尿路感染:萹蓄、瞿麦各12g,大黄6g,车前子、栀子各10g,水煎频服。②输尿管结石:萹蓄、金钱草、海金沙各15g,丹参、泽泻、虎杖各12g,水煎代茶。③黄疸:鲜萹蓄60g,捣汁冲服。④蛔虫病腹痛:萹蓄30g,乌梅10g,黄连6g,川椒3g,水煎服。⑤蛲虫病肛痒:萹蓄60g,煎汤,每晚熏洗肛门;萹蓄、槟榔各10g,槐花8g,水煎服。⑥腮腺炎:鲜萹蓄60g,捣烂外敷。

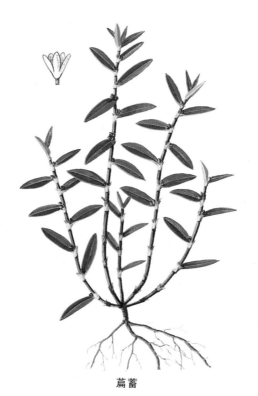

萹蓄

Polygonum aviculare L.

地肤子

为藜科植物地肤的成熟果实。

原植物 一年生草本，高 1.5m。茎直立，多分枝，老枝红色，幼枝常有白色短柔毛。单叶互生，叶片线形或披针形，全缘，基脉 3 条明显。花单生或 2 朵并生于叶腋，花小，黄绿色；花被 5 裂，裂片卵状三角形，结果时自背部生出三角形横突起或成翅状。胞果扁球形，包于宿存花被中。种子扁平。生于村旁、路边、荒地田野，或栽培。分布于全国各地。

采制 秋季果实成熟时割取全草，晒干，打下果实，除去杂质，生用。

性味功用 苦，寒。①清热利湿：治淋证。②祛风止痒：治荨麻疹、湿疹、皮癣、带下阴痒。③明目：治目昏、视物不明。

用量用法 10～15g，水煎服。外用适量。

选方 ①尿急、尿痛、小便不利：地肤子、车前子各15g，关木通 6g，滑石 15g，甘草 3g，水煎服。②皮肤湿疹、阴囊湿疹、带下阴痒：地肤子、蛇床子、白鲜皮、苦参各 30g，白矾 15g，水煎，熏洗，1 日 2 次。③风疹瘙痒：地肤子、荆芥各 15g，蝉蜕 6g，生地 20g，水煎服。④视物昏花、两目干涩：地肤子、枸杞子、决明子各 15g，炖猪肝，吃肝服汤。

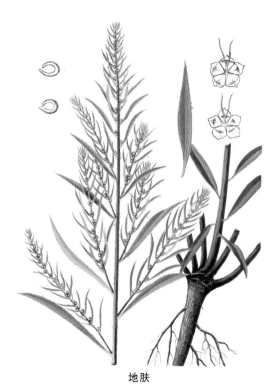

地肤

Kochia scoparia (L.) Schrad.

海金沙

为海金沙科植物海金沙的成熟孢子。

原植物　多年生攀援植物。根茎细长，横走，生黑褐色有节的毛。叶多数，对生于茎上的短枝两侧，叶2型，能育叶羽片卵状三角形，不育叶片三角形，2～3回羽状复叶。小羽片2～5对，边缘有浅钝齿。孢子囊穗生于孢子叶的边缘。孢子囊梨形，黑褐色。生于山坡林边、灌丛或溪谷灌丛中。分布于全国大部分地区。

采制　立秋后割取藤叶，铺在塑料面上晒干，打下孢子，去杂质，收集孢子粉，生用。藤也作药用。

性味功用　甘，寒。①利尿通淋、排石：治淋证。②利湿消肿：治湿热小便不利、水肿。藤清热解毒，治肿疮肿毒、痄腮、黄疸。

用量用法　6～12g，布包，水煎服。藤15～30g，水煎服。外用适量。

选方　①石淋：海金沙、石韦、金钱草各12g，鸡内金、郁金各10g，水煎服。②热淋小便赤涩疼痛：海金沙12g，滑石15g，栀子10g，水煎服。③水肿、小便不利：海金沙、关木通各10g，猪苓、泽泻各12g，水煎服。④咽喉肿痛、腮腺炎：海金沙藤15g，板蓝根18g，甘草3g，水煎服。⑤黄疸：海金沙藤、金钱草各15g，水煎服。⑥疮痈肿痛：鲜海金沙叶30g，捣烂外敷。

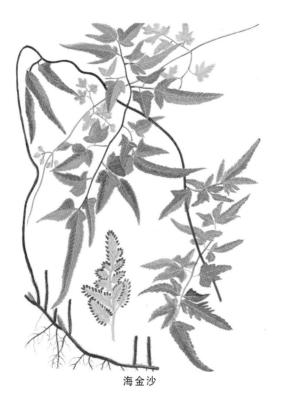

海金沙

Lygodium japonicum (Thunb.) Sw.

石　韦

为水龙骨科植物庐山石韦、石韦或有柄石韦的叶片。

原植物　石韦:多年生草本,高10～30cm。根茎如粗铁丝,横走,密生披针形鳞片。叶一型,远生,革质,叶片披针形至矩圆披针形,长8～15cm,宽2～5cm。孢子囊群在侧脉间排成多行,无盖。生于山坡、石上、石缝等阴湿处或树干上。分布于长江以南各省区。

采制　全年均可采收,除去根茎及根,晒干或阴干,切碎生用。

性味功用　苦、甘、微寒。①利水通淋:治淋证。②清肺止咳:治肺热咳嗽痰多。③止血:治血热出血、放疗或化疗所致的白细胞减少症。

用量用法　5～10g,水煎服。大剂量可用30～60g。

选方　①血淋:石韦、白茅根各15g,小蓟、蒲黄各10g,水煎服。②慢性肾炎、肾盂肾炎:石韦、茯苓各15g,黄芪、白术各12g,水煎服。③慢性支气管炎、支气管哮喘(咳嗽痰多色黄):石韦、鱼腥草各15g,黄芩、浙贝母各8g,水煎服。④吐血、衄血、崩漏:石韦、仙鹤草各15g,大蓟10g,贯众炭12g,水煎服。⑤放疗、化疗所致白细胞减少症:石韦30g,红枣20枚,甘草3g,炖服。

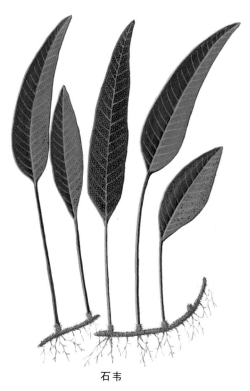

石韦

Pyrrosia lingua (Thunb.) Farwell

冬葵子

为锦葵科植物冬葵的成熟种子。

原植物 二年生草本,高 60～90cm。全株密被星状柔毛。茎直立,多分枝,黄白色。单叶互生,叶片掌状5～7 浅裂。花数朵至十数朵簇生于叶腋间,花小,粉红色;萼杯状,5 齿裂;花瓣顶端凹入,呈三角状倒卵形。蒴果扁球形,生于宿萼内,由 10～11 个心皮构成,熟时心皮彼此分离并与中轴脱离,形成分果。生于路边、村旁、田埂草丛中。分布于全国各地。

采制 夏秋种子成熟时采收,割取全草晒干后打碎果实,筛出种子。生用。茎、叶、根也作药用。

性味功用 甘,寒。①利水通淋:治水肿、淋证。②滑肠通便:治肠燥便秘。③下乳催生:治产后乳汁不通、乳痈、难产。茎、叶治黄疸;根治自汗、糖尿病等。

用量用法 6～15g,水煎服。孕妇忌用。

选方 ①尿路感染(尿急尿痛):冬葵子、泽泻各9g,关木通、车前子各10g,水煎服。②水肿、小便不利:冬葵子、茯苓各15g,水煎服。③便秘或二便不通:冬葵子、郁李仁各15g,水煎服。④产后乳汁不通:冬葵子、通草各15g,猪蹄 1 只,煮烂吃肉喝汤。⑤乳痈初起、乳房肿痛:冬葵子、蒲公英各15g,瓜蒌、白芷各12g,水煎服。

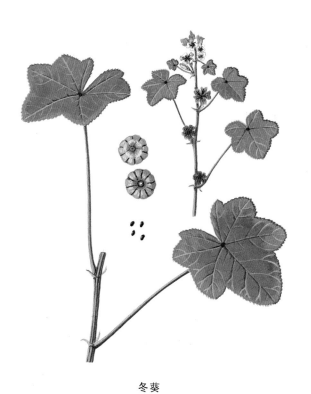

冬葵

Malva verticillata L.

灯心草

为灯心草科植物灯心草的茎髓。

原植物 多年生草本,高 40cm～1m。根状茎粗壮,横走,黑褐色。秆直立,圆柱形,丛生,内部充满白色的髓。无叶,下部有鳞片状鞘叶数个,上部绿色,基部叶鞘紫褐色或淡褐色。花序假侧生,成丛或疏散成复聚伞花序;总苞圆柱状。花小,淡绿色,花被片 6,舟形,边缘膜质。蒴果三棱状倒锥形,淡黄褐色。生于沟渠旁或原野潮湿地。分布于全国各地。

采制 夏秋割下全草,顺茎划开皮部,剥出髓心,捆扎成小把,晒干生用。

性味功用 甘、淡,寒。①利尿通淋:治小便不利、淋沥涩涌。②清心除烦:治心烦口渴、惊痫、小儿夜啼。煅用治喉痹。

用量用法 3～5g,水煎服。

选方 ①尿路感染、小便涩痛:灯心草 2g,栀子 10g,滑石 15g,甘草 3g,水煎服。②心烦失眠、口舌生疮:灯心草 3g,淡竹叶 10g,麦冬、夜交藤各 15g,水煎服。③小儿夜啼、惊痫:灯心草 1g,蝉蜕 3g,钩藤 6g,白芍 8g,水煎服。④喉痹:灯心草 5g,煅存性,研末,吹喉。

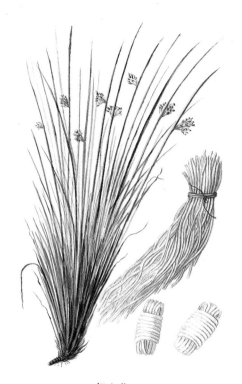

灯心草

Juncus effusus L.

萆薢

为薯蓣科植物绵萆薢或粉背薯蓣的根茎。

原植物 绵萆薢:多年生缠绕植物。茎圆柱形,根茎节不明显。单叶互生,纸质,三角状心形或卵形,全缘或微波状,两面被白色粗毛,叶干后不变黑。花单性,雌雄异株,花橙黄色。蒴果宽倒卵形,干后棕褐色。种子四周具膜质翼。生于灌木丛中或山地疏林中。分布于广东、广西、湖南、湖北、浙江、江西、福建等地。

采制 秋冬采挖,除去须根,切片,晒干生用。

性味功用 苦,微寒。①利尿去浊:治膏淋、白浊、白带。②祛风除湿:治风湿痹证。③清热解毒:治痈疡、臁疮、杨梅毒疮。

用量用法 10~15g,水煎服。遗精滑精者慎用。

选方 ①膏淋、白浊(小便混浊如米泔水):萆薢、乌药各10g,石菖蒲、益智仁各6g,水煎服。②小便频数、色黄混浊:萆薢、黄柏各10g,车前子15g,水煎服。③白带量多:萆薢10g,芡实、薏苡仁各15g,水煎服。④痹证关节红肿疼痛,屈伸不利:萆薢、秦艽各10g,忍冬藤、防己各12g,水煎服。⑤杨梅毒疮溃烂不愈:萆薢、苦参各10g,何首乌15g,白芷、石菖蒲、黄柏各8g,水煎服。⑥臁疮:萆薢、土茯苓各10g,薏苡仁、滑石各15g,牡丹皮12g,水煎服。

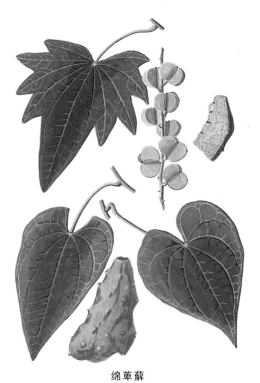

绵萆薢

Dioscorea septemloba Thunb.

茵陈蒿

为菊科植物茵陈蒿或滨蒿的全草。

原植物 茵陈蒿:多年生草本或半灌木状,高50~100cm。茎直立,基部木质化,有纵条纹,多分枝。幼时嫩枝被灰白色细柔毛,长成后脱落。叶1~3回羽状全裂,小裂片线形或卵形,下部叶常被绢毛,上部叶近无毛。头状花序球形,花小,多数集成复总状;花淡绿色。瘦果长圆形,无毛。生于山坡、路边。分布于全国各地。

采制 春季幼苗高约6~10cm时采收,挖出全草去根,除去根及杂质,晒干或阴干,生用。

性味功用 苦,微寒。清热利湿、利胆退黄,治黄疸、湿温、湿疮、湿疹。

用量用法 10~30g,水煎服。外用适量。

选方 ①预防病毒性肝炎:茵陈蒿、板蓝根各15g,水煎代茶。②肠伤寒、钩端螺旋体病、黄疸型肝炎:茵陈蒿、滑石各15g,黄芩、石菖蒲、藿香各10g,水煎服。③胆结石、胆囊炎、胁痛、黄疸:茵陈蒿、金钱草各15g,郁金、柴胡、黄芩各10g,水煎服。④胆道蛔虫症(腹痛、面目身黄):茵陈蒿15g,乌梅12g,苦楝根10g,黄连8g,水煎服。⑤湿疹、湿疮:茵陈蒿30g,黄柏、苦参各15g,白鲜皮20g,煎汤外洗。

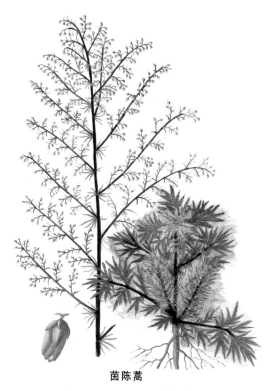

茵陈蒿

Artemisia capillaris Thunb.

金钱草

为报春花科植物过路黄(神仙对坐草)的全草。

原植物　多年生匍匐草本,全株近无毛,叶、花萼、花冠均有黑色腺条。茎匍匐。叶对生,叶片宽卵形或心形,全缘,先端钝尖或钝,基部心形或近圆形,具长柄。花成对腋生;花萼 5 深裂;花冠黄色,5 裂。蒴果球形,有黑色短腺条纹。生于沟边、溪流旁及山地林缘等处。分布于华东、华中和西南各地。

采制　夏秋采收,除去杂质,晒干生用。

性味功用　甘、淡,微寒。①利胆退黄:治湿热黄疸;胆绞痛。②通淋排石:治热淋、砂淋、石淋、肝胆结石。③清热解毒:治疮痈肿痛、毒蛇咬伤、湿疹、脓疱疮、皮炎。

用量用法　10～30g,水煎服。鲜品加倍,外用适量。

选方　①黄疸:金钱草、茵陈蒿各 15g,栀子 10g,水煎服。②肝胆结石、尿道结石:金钱草、海金沙各 25g,郁金、鸡内金各 10g,木香 3g,水煎代茶频服。③热淋小便赤涩疼痛:金钱草、车前子各 15g,石韦 12g,水煎服。④疮毒、丹毒、带状疱疹、腮腺炎、毒蛇咬伤等:鲜金钱草 60g,捣汁服,药渣外敷。⑤湿疹、稻田性皮炎、瘙痒:金钱草 60g,煎汤外洗。

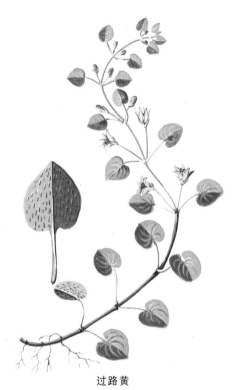

过路黄

Lysimachia christinae Hance

虎　杖

为蓼科植物虎杖的根茎和根。

原植物　多年生草本。根状茎外皮黑棕色或棕黄色，木质，折断面黄色。茎中空，圆柱形，散生红色或紫红色斑点，节稍膨大。单叶互生，宽卵形或卵状椭圆形，花单性，雌雄异株，圆锥花序顶生或腋生；花被白色或红色，5深裂，外轮3裂，背部有翅。瘦果黑褐色而光亮，包于增大的翅状花被内。生于溪旁、山沟及林下。分布于华东、华中和河南、山西、甘肃、陕西等省。

采制　春秋采挖，洗净切片，晒干，生用。

性味功用　苦，寒。①利湿退黄：治湿热黄疸、淋证、带下。②清热解毒：治疮痈、蛇伤、烧烫伤。③活血化淤：治跌打损伤、血淤闭经。④清肺止咳：治肺热咳嗽。⑤通便：治便秘。

用量用法　10～30g，水煎服。外用适量。孕妇忌用。

选方　①急性黄疸型肝炎：虎杖、茵陈蒿各15g，水煎服。②烧烫伤：虎杖60g，浓煎，外涂患处；或虎杖60g，研细末，配冰片10g，茶油调敷。③湿毒疮疡：虎杖60g，烧灰外涂。④跌打损伤：虎杖15g，三七10g，水煎冲酒服。⑤急慢性支气管炎咳嗽痰黄：虎杖、枇杷叶各15g，水煎服。⑥带状疱疹：虎杖、紫花地丁各15g，研末，浓茶调敷。⑦热结便秘：虎杖30g，水煎服。

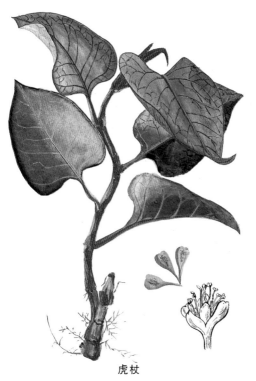

虎杖

Polygonum cuspidatum Sieb. et Zucc.

地耳草

为金丝桃科植物地耳草的全草

原植物　一年生草本，高 15～40cm。全株无毛。根须状。茎直立或倾斜，纤细，具 4 棱。单叶互生，多少抱茎；叶片卵形，全缘，叶中有微细透明油点。聚伞花序，顶生，呈叉状，花小，黄色；花萼 5 深裂；花瓣 5，黄色。蒴果宽卵状球形，棕黄色，有宿萼。种子细小。生于山坡草丛、路旁、原野等较潮湿之处。分布于广西、广东、四川、湖南、福建等地。

采制　夏秋采收。晒干生用；或鲜用。

性味功用　苦，平。①利湿退黄：治黄疸、湿疹。②解毒消痈：治肺痈、肠痈、湿毒疮痛。③活血止痛：治打损伤。

用量用法　15～30g，水煎服；鲜品加倍。外用适量。

选方　①急性黄疸型肝炎：地耳草 30g，水煎代茶。②急性单纯性阑尾炎：地耳草、败酱草各 30g，薏苡仁 5g，水煎服。③痈疔、伤口感染红肿疼痛：鲜地耳草 60g，捣烂取汁服，药渣外敷。④急性结膜炎：地耳草 30g，煎汤熏洗患眼，每日 3 次。⑤跌打损伤、淤滞肿痛：地耳草、虎杖各 15g，水煎服；或鲜地耳草 60g，捣敷。⑥肺痈：地耳草、鱼腥草各 30g，桔梗、黄芩各 10g，水煎服。

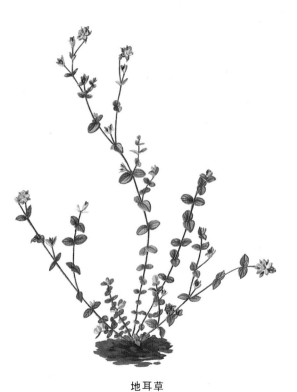

地耳草

Hyptericum japonicum Thunb.

垂盆草

为景天科植物垂盆草的全草。

原植物 多年生肉质草本。茎匍匐生根,不育枝和花枝细弱。叶3片轮生,无柄,叶片倒披针形至长圆形,顶端尖,基部渐狭,全缘。聚伞花序,顶生,常3～5分枝,无梗;花瓣5,披针形至长圆形,淡黄色,顶端有短尖。蓇葖果5个。种子细小,卵圆形,无翅。生于山坡岩石、屋顶瓦缘,或栽培。分布于全国各地。

采制 夏秋采集,除去杂质,切段晒干,生用;或鲜用。

性味功用 甘、淡、微酸,凉。①利湿退黄:治湿热黄疸。②清热解毒:治痈疮疔疖、毒蛇咬伤、烧烫伤、咽喉肿痛。

用量用法 15～30g,水煎服。鲜品加倍,外用适量。

选方 ①急性肝炎、迁延性肝炎、慢性肝炎活动期:垂盆草、金钱草各15g,水煎服;如胁痛:垂盆草、茵陈各15g,郁金、香附各10g,水煎服。②痈疮、毒蛇咬伤、烧烫伤:鲜垂盆草60g,捣烂取汁服,药渣外敷患处。③咽喉肿痛:垂盆草、板蓝根各15g,水煎服;或鲜垂盆草60g,捣汁,加食盐少许,含漱慢咽。

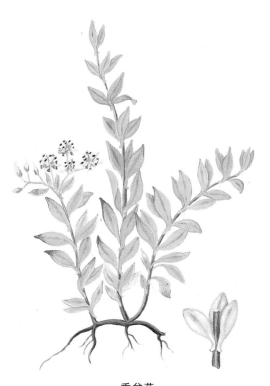

垂盆草

Sedum sarmentosum Bunge

茯 苓

为多孔菌科真菌茯苓 *Poria cocos* (Schw) Wolf 的菌核。

采制 多寄生于赤松或马尾松树根上或栽培,于7～9月间采挖,堆置"发汗"后摊开晒干,再堆置"发汗",晒干,如此反复3～4次,直到全干。外层黑色皮为茯苓皮;抱有松根者,为茯神。

性味功用 甘、淡,平。①利水渗湿:治水肿、小便不利、痰饮。②健脾:治脾胃虚弱食少体倦。③安神:治心神不宁、失眠健忘。

用量用法 10～15g,水煎服。

选方 ①肾炎水肿、小便不利:茯苓、白术、泽泻各12g,水煎服。②妊娠水肿:茯苓或茯苓皮15g,白术10g,炖鲤鱼服。③湿盛带下清稀:茯苓、芡实、薏苡仁各15g,白果10g,水煎服。④咳嗽痰多清稀:茯苓15g,半夏、陈皮各8g,甘草3g,水煎服。⑤小儿脾虚食少形瘦:茯苓、鸡内金、莲子各适量,研细末,炖米粉食用。⑥脾虚体倦便溏:茯苓、党参、白术、山药各15g,砂仁3g,陈皮6g,水煎服。⑦夜寐不安、健忘:茯神、酸枣仁各10g,龟甲15g,党参、龙眼肉各12g,水煎服。

滑　石

为硅酸盐类矿物滑石族滑石，主含含水硅酸镁 $[Mg_3(Si_4O_{10})(OH)_2]$。

采制　全年可采，研粉或水飞用。

性味功用　甘、淡，寒。①利尿通淋：治淋证、小便淋沥涩痛。②清热解暑：暑热烦渴、暑湿泄泻。③收湿敛疮：治湿疹、脚趾湿烂、痱子、疮疡溃后不敛、外伤出血。

用量用法　10～15g，布包煎。外用适量。女婴、妇女会阴部不宜长期使用含有滑石粉的痱子粉、爽身粉等。

选方　①尿路感染（尿急尿痛、小便不利）：滑石、车前子各15g，布包煎代茶饮。②泌尿系结石、小便涩痛：滑石、金钱草、海金沙、鸡内金各15g，水煎代茶饮。③暑热烦渴、小便短赤：滑石粉60g，生甘草粉10g，混匀，每次5～10g，开水冲服。④暑湿泄泻、胸闷、腹痛：滑石、薏苡仁各15g，藿香9g，白豆蔻6g，水煎服。⑤湿疹、湿疮：滑石粉、煅石膏各适量，黄柏30g，研细末，撒布患处。⑥痱子：滑石、薄荷、生甘草各适量，研细末，洗净皮肤，外撒患处。⑦外伤出血：滑石粉适量，外敷。

5. 化痰止咳平喘药　　5.1 化痰药

半　夏

为天南星科植物半夏的块茎。

原植物　多年生草本,高15~30cm。块茎球形或扁球形。叶基生,基部有珠芽。花单性同株,花葶高出叶,花序轴先端附属物延伸呈鼠尾状。浆果卵状椭圆形。生于潮湿肥沃的房前屋后、田野、溪边、林下。分布于我国大部分地区。

采制　夏秋茎叶茂盛时采挖,洗净,除去外皮及须根,晒干,生用或姜汁、明矾制用。

性味功用　辛,温;有毒。①燥湿化痰:治寒痰、湿痰咳嗽痰多,痰饮眩悸。②降逆止呕:治呕吐反胃。③消痞散结:治胸脘痞闷、梅核气。④消肿散结:外用治瘰疬、痈疽、带状疱疹、蛇伤、宫颈糜烂。

用量用法　3~10g,制用,水煎服。止呕用姜制,化痰用法半夏,消食用半夏曲。外用生品适量。不宜与乌头、附子同用。

选方　①咳喘痰多:半夏、茯苓各9g,陈皮6g,甘草3g,水煎服。②反胃呕吐:姜半夏、陈皮各6g,水煎服。③梅尼埃病:半夏、白术各9g,泽泻、菖蒲、菊花各10g,桂枝、天南星各6g,水煎服。④瘰疬、痈疽、蛇伤等:生半夏适量研末外敷。

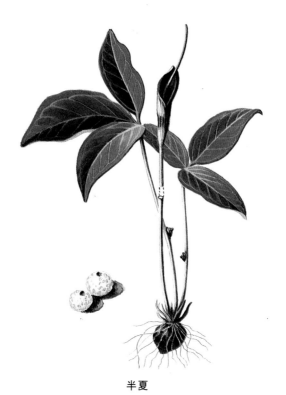

半夏

Pinellia ternata (Thunb.) Breit.

天南星

为天南星科植物天南星、异叶天南星或东北天南星的块茎。

原植物 天南星:多年生草本。块茎扁球形,外皮黄褐色。叶1枚,小叶7~23片,辐射状排列,倒披针形。肉穗花序,雌雄异株;佛焰苞绿色或绿紫色。生于山沟边及较潮湿的林下。除东北、内蒙古、新疆外,广泛分布于全国各地。

采制 秋冬采挖,去净须根,撞去外皮,生用或姜汁、明矾制用。

性味功用 苦、辛,温;有毒。①燥湿化痰:治顽痰。②祛风解痉:治风痰眩晕、中风痰壅、惊风、破伤风。③消肿散结:外用治瘰疬、蛇虫咬伤、跌打损伤、癌肿。

用量用法 3~10g,制用,水煎服。胆汁制治热痰。外用生品适量。孕妇及燥痰忌用。

选方 ①咳嗽痰多胸闷:制天南星、法半夏各9g,陈皮、苏子、白芥子各10g,水煎服。②中风口眼㖞斜、半身不遂:天南星、白附子各9g,地龙干15g,制川乌1.5g,水煎服。③癫痫:天南星、石菖蒲各10g,僵蚕、全蝎各6g,水煎服。④面瘫:天南星适量研末,鳝鱼血调和摊贴。⑤痈疽肿毒初起:生天南星醋磨涂。⑥子宫颈癌:生天南星3g,煎汤内服;或制成栓剂局部用药。

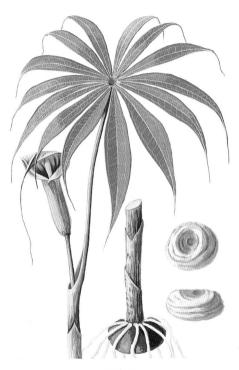

天南星

Arisaema erubescens (Wall.) Schott

禹白附

为天南星科植物独角莲的块茎。

原植物　多年生草本。地下块茎卵形至卵状椭圆形。叶基生，三角状卵形。肉穗花序从块茎中生出，被紫红色佛焰所包围，附属器不伸出佛焰苞外。生于山沟阴湿地或林下。分布于河北、河南、山西、陕西、甘肃、四川、湖北等地。

采制　秋季采挖，除去残茎、须根及外皮，用硫黄熏1～2次，晒干。生用或用生姜、白矾制用。

性味功用　辛、甘、温，有毒。①祛风豁痰、止痉止痛：治中风痰壅半身不遂、口眼㖞斜、面瘫、偏正头痛、三叉神经痛、喉痹咽痛、破伤风。②解毒散结：治瘰疬结核、毒蛇咬伤、雀斑、粉刺、皮肤瘙痒。

用量用法　3～5g，制用水煎内服；0.5～1g，制用研末服。外用生品适量。

选方　①中风半身不遂或面神经麻痹口眼㖞斜：禹白附、僵蚕各10g，全蝎、天南星各6g，水煎服。②偏正头痛、三叉神经痛：禹白附、僵蚕、白芷、藁本、川芎各10g，细辛3g，水煎服。③破伤风抽搐：禹白附、天南星各9g，防风、天麻各12g，水煎服。④毒蛇咬伤：鲜禹白附30g，捣烂配雄黄1g外敷。⑤面部雀斑、粉刺、白癜风、瘙痒：禹白附、白芷、绿豆等量，研末配适量滑石粉洗面。

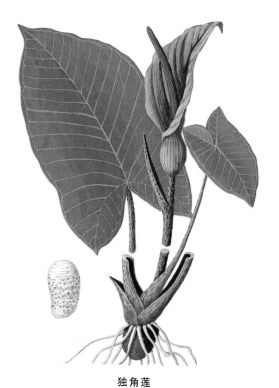

独角莲

Typhonium giganteum Engl.

白芥子

为十字花科植物白芥的种子。

原植物 一年生或二年生草本。全株被稀疏粗毛。茎直立,有分枝。叶互生,倒卵形,羽状分裂,总状花序顶生;花黄色,花瓣有爪;四强雄蕊。长角果广条形。种子圆球形,淡黄白色。栽培于全国大部分地区。

采制 夏末初秋,角果成熟变黄时割取全株,晒干后打下种子。生用和炒用。

性味功用 辛,温。①温肺化痰利气:治寒痰咳喘、胸胁胀痛。②散结通络止痛:治痰滞经络关节麻木、阴疽流注、关节肿痛、跌打肿痛。

用量用法 3～6g,水煎服,不宜久煎。外用适量。久咳阴虚、消化道溃疡、出血者忌内服;皮肤过敏者、颜面部位不宜外用。

选方 ①防治哮喘:白芥子、细辛各30g,延胡索、甘遂各15g,研末,用时取生姜60g,捣烂取汁调药粉成糊状,摊于油纸上,分别贴在肺俞、心俞、膈俞,用胶布固定,贴4～6天,10天一次,可在三伏天贴。②寒痰咳喘胸闷:白芥子6g,莱菔子、苏子各15g,半夏、陈皮各6g,水煎服。③寒痰阻络,肢节肿痛:白芥子、桂枝各6g,乳香、没药各8g,威灵仙12g水煎服。④跌仆肿痛、疮痈初起、瘰疬结核:白芥子适量,研末醋调外敷。

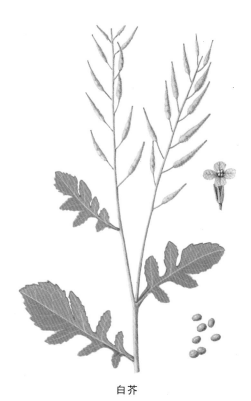

白芥

Sinapis alba L.

皂 荚

为豆科植物皂荚的果实。

原植物 落叶乔木。分枝圆柱形,有圆锥形粗壮棘刺,并常分枝。双数羽状复叶,小叶 3～8 对,总状花序顶生或腋生,杂性花约 20 朵;花萼钟形,4 裂;花瓣 4,椭圆形,淡黄色。荚果长条形,畸形者月牙形,深棕色,被灰色粉霜。种子 10 余粒,黑棕色。生于山坡丛林,或栽培。分布于西南、华东、华中、华北及东北等地。

采制 秋季采摘成熟果实,晒干,切片生用或炒用。皂角刺秋季割下,切片晒干生用。

性味功用 辛、咸,温;有小毒。①豁痰祛风、通窍开闭:治咳喘痰多、喉痹痰壅及风痰窍闭之头风头痛。②散结消肿、杀虫止痒:治风癣疥疮、痈肿恶疮、疮痈初起。③润燥通便:治便秘或轻症动力性肠梗阻。

用量用法 1.5～5g,水煎服;1～1.5g,研末服。外用适量。不宜多服。孕妇、虚证、出血者忌用。

选方 ①咳喘痰多、胶粘难咳、不得平卧:皂荚 3g,麻黄 6g,天南星 5g,桔梗 8g,水煎服。②中风痰闭、癫痫、喉痹:皂荚、细辛各 3g,吹鼻取嚏;或皂荚、明矾各 3g,水煎服。③痈疮初起肿痛:皂荚或皂角刺适量,合蓖麻仁捣敷。④便秘或轻症动力性肠梗阻:皂荚、细辛各 15g,研末调蜂蜜 120g,趁热制成栓剂,塞入肛门。

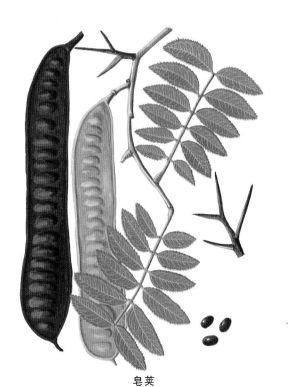

皂荚

Gleditsia sinensis Lam.

旋覆花

为菊科植物旋覆花或欧亚旋覆花的头状花序。

原植物 旋覆花：多年生草本，全株被细毛。茎直立。茎生叶互生，基生叶或下部叶较小，中部叶披针形或长椭圆状披针形，无柄或半抱茎，全缘。头状花序，数个排成伞房花序，绿黄色；外围舌状花一层，黄色，中央的多数密集管状花。生于路旁湿地、沟边及山坡。分布我国东部、中部、东北部及北部各省。

采制 夏秋开花时采，阴干或晒干，生用或蜜炙用。

性味功用 苦、辛、咸，微温。①消痰降气行水：治风寒咳嗽，痰饮蓄结之胸胁胀满、二便不行。②降逆和胃止呕：治胃气上逆而呕吐呃逆。③活血行气通络：治胸胁疼痛、乳痈肿痛。

用量用法 3～10g，水煎服，布包入煎。

选方 ①痰饮阻肺而咳喘痰多：旋覆花，射干各10g，桔梗 6g，半夏 8g，陈皮 6g，水煎服。②痰饮蓄结而胸膈痞闷、二便不利：旋覆花、大黄各 8g，皂荚、杏仁各 5g，水煎服。③呃逆、噫气、呕吐：旋覆花、半夏各 8g，代赭石 15g，生姜 3 片，水煎服。④胸胁疼痛：旋覆花、川楝子、香附、延胡索各 10g，水煎服。⑤乳痈肿痛：旋覆花、白芷、青皮各 10g，蒲公英 15g，生甘草 3g，水煎服。

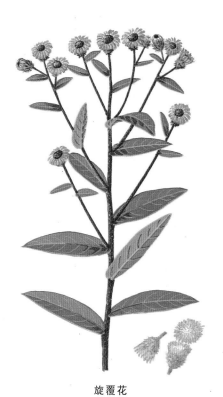

旋覆花

Inula japonica Thunb.

白　前

　　为萝藦科植物柳叶白前或芫花叶白前的根茎及根。

　　原植物　芫花叶白前:多年生直立亚灌木草本。根状茎横走或斜生,中空如"鹅毛管",节上有细而弯的须根。茎圆柱形,有细棱。叶对生,叶片椭圆形,聚伞花序腋生,状如芫花叶。花冠黄白色。蓇葖果,略呈棱状,种子为扁卵形。生于河边、溪滩、山谷阴湿处。分布于广东、广西、福建、江苏、安徽、浙江、江西、湖南等。

　　采制　秋季采挖,洗净,晒干。生用或蜜炙用。全草也可入药。

　　性味功用　辛、苦,微温。降气化痰止咳,治肺气壅实之咳喘痰多、胸满不得平卧。全草清热解毒,治肝炎、麻疹不透、蛇伤、湿疹。

　　用量用法　3～10g,水煎服。

　　选方　①外感风寒咳嗽痰多:白前、荆芥、防风各10g,杏仁、甘草各6g,水煎服。②痰涎壅盛之气喘不得平卧:白前、苏子各10g,半夏、陈皮各6g,桑白皮15g,水煎服。③痰热咳嗽:白前、枇杷叶、马兜铃各10g,水煎服。④肝炎:白前全草、茵陈各15g,水煎服。⑤湿疹、蛇伤:鲜白前全草捣烂外敷。

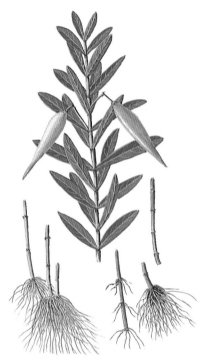

芫花叶白前

Cynanchum glaucescens (Decne.) Hand.-Mazz.

前　胡

为伞形科植物白花前胡或紫花前胡的根。

原植物　白花前胡:多年生草本,高60～90cm。根粗壮,圆锥形。茎直立,粗大,上部分枝,被短毛。基生叶有长柄,基部膨大成叶鞘,抱茎;2～3回3出式羽状分裂,最终裂片为长圆状披针形至倒卵状椭圆形;茎生叶较小,上部叶片成膨大的紫色叶鞘。复伞形花序,顶生或腋生;无总苞;花白色。双悬果椭圆形或卵形。生于山坡、草地、林缘或灌丛。分布于华东、华中及西南等地。

采制　冬季至翌春茎叶枯萎未抽花茎时采挖,除去须根,晒干。切片生用或蜜炙用。

性味功用　苦、辛,微寒。降气化痰、疏风清热,治风热感冒、咳喘(痰多、咳痰黄稠)。鲜品外用治无名肿毒。

用量用法　6～10g,水煎服。

选方　①痰壅气逆之咳嗽气喘、痰粘不易咯出:前胡、桔梗、白前各8g,杏仁6g,瓜蒌15g,水煎服。②风热感冒发热恶寒、咳嗽咳痰:前胡、薄荷、金银花各8g,杏仁、甘草各5g,水煎服。③燥热伤肺咳嗽痰少、咽干口燥:前胡、川贝母各8g,麦冬、沙参各15g,水煎服。④无名肿毒:鲜前胡30g,捣烂外敷。

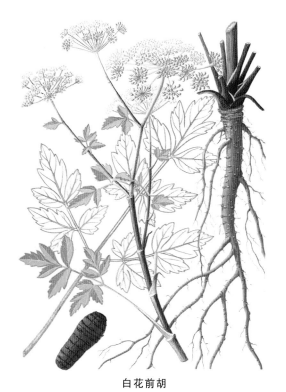

白花前胡

Peucedanum praeruptorum Dunn

桔 梗

为桔梗科植物桔梗的根。

原植物 多年生草本,有白色乳汁。根长圆锥形,肥大肉质,外皮黄褐色或灰褐色。茎直立。茎中下部叶对生或轮生,上部叶互生,叶片卵形或卵状披针形。花单生于茎枝之顶或数朵集成疏总状花序;花大,花萼钟状;花冠蓝紫色或蓝白色。蒴果倒卵圆形。生于山坡、沟旁或草丛中。分布于全国大部分地区,或栽培。

采制 春秋采挖,洗净,晒干。生用。

性味功用 苦、辛,平。①宣肺祛痰:治肺气不宣咳嗽痰多、胸闷不舒。②开音利咽:治外邪犯肺而咽喉肿痛、声音嘶哑。③利气宽胸排脓:治肺痈咳吐脓痰。④宣肺通便:治癃闭、便秘。⑤引药上浮。

用量用法 3～10g,水煎服。呕吐、呛咳、眩晕、咳血、胃溃疡、胃出血者不宜用。

选方 ①外感咳嗽咳痰不爽:桔梗 6g,前胡、荆芥各 10g,杏仁、麻黄各 8g,水煎服。②咽喉肿痛、音哑:桔梗、甘草各 6g,水煎服。③乳蛾成痈:桔梗 6g,玄参、板蓝根各 15g,白僵蚕 10g,水煎服。④肺痈:桔梗、浙贝母各 10g,鱼腥草、薏苡仁各 15g,甘草 6g,水煎服。⑤癃闭:桔梗 6g,地龙干 15g,琥珀 6g,车前子 10g,水煎服。

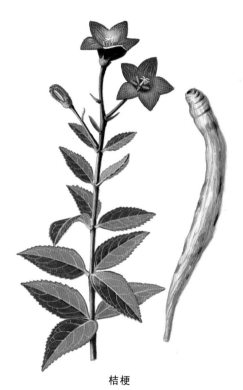

桔梗

Platycodon grandiflorum (Jacq.) A. DC.

川贝母

为百合科植物川贝母、暗紫贝母、甘肃贝母或棱砂贝母的鳞茎。

原植物 川贝母:多年生草本,高15～25cm。鳞茎卵圆形。茎常于中部以上具叶,叶多对生,条形或条状披针形,最上部具3叶轮生的叶状苞,先端卷曲。花单生,顶生,钟状;绿黄色至黄色。蒴果棱上有窄翅。生于海拔高的草地上。分布于云南、西藏、四川等省区。

采制 夏秋采挖,除去须根及粗皮晒干。生用。

性味功用 苦、甘,微寒。①清热化痰、润肺止咳:治肺热燥咳、干咳少痰、阴虚劳嗽,或痰中带血。②散结消肿:治疮痈瘰疬、乳汁不下。

用量用法 3～10g,水煎服;1～2g,研末服。不宜与乌头同用。

选方 ①痰热咳嗽、咽干口燥:川贝母、知母、黄芩各10g,石膏、瓜蒌各15g,水煎服。②阴虚劳咳、肺燥咳嗽(痰少而粘):川贝母、百合各10g,麦冬、沙参各15g,蜜百部12g,水煎服。③疮痈肿痛:川贝母、连翘、赤芍各10g,蒲公英、天花粉各15g,水煎服。④乳汁不下:川贝母、知母各6g,牡蛎15g,研末服。

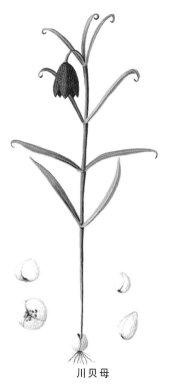

川贝母

Fritillaria cirrhosa D. Don.

浙贝母

为百合科植物浙贝母的鳞茎。

原植物 多年生草本，全株无毛。地下鳞茎半球形，上下稍凹入，由2～3瓣肥厚鳞片对合而成。茎单一，直立。单叶，中上部叶先端卷曲呈卷须状。花常2～6朵生于茎顶或上部叶腋；花钟形，俯垂，淡黄或黄绿色。生于山坡草丛或林下，或栽培。分布于浙江、江苏等地。

采制 夏初植株枯萎时采挖，洗净，擦去外皮，拌以煅贝壳粉或熟石灰，吸去浆汁，晒干。切厚片或打成碎块，生用。

性味功用 苦，寒。①清热化痰：治外邪犯肺，咳嗽痰黄或痰少而粘。②开郁散结：治咽喉肿痛、瘰疬、疮痈肿痛、肺痈。现代用治胃、十二指肠溃疡。

用量用法 3～10g，水煎服。不宜与乌头类同用。

选方 ①肺热咳嗽痰黄：浙贝母、知母各10g，黄芩9g，瓜蒌、枇杷叶各15g，水煎服。②风热咳嗽咽痛、发热恶寒：浙贝母、前胡各10g，桑叶、牛蒡子、金银花各12g，水煎服。③瘰疬：浙贝母10g，夏枯草、玄参、牡蛎各15g，水煎服。④甲状腺肿大：浙贝母10g，海藻、昆布各15g，黄药子5g，水煎服。④肺痈：浙贝母10g，鱼腥草、芦根、冬瓜各15g，水煎服。⑤胃、十二指肠溃疡：浙贝母、乌贼骨、白及各10g，研末服。

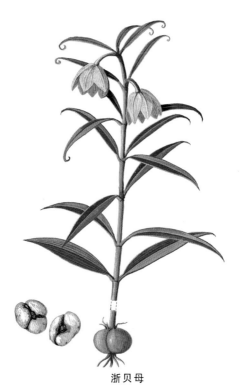

浙贝母

Fritillaria thunbergii Miq.

竹 茹

为禾本科植物青皮竹、大头典竹或淡竹的茎的中间层。

原植物 青皮竹:乔木或灌木。秆散生。秆高6～8m,直立,中空,幼时被白粉,节稍隆起。叶互生,狭披针形,淡绿色,全缘,背面密生短柔毛。花少见。生于山坡、路旁、溪边,或栽培。分布于广东、广西和福建等。

采制 全年可采,砍取新鲜茎,割去外皮,将稍带绿色的中间层刮成丝条阴干。生用或姜汁炙用。

性味功用 甘,微寒。①清化热痰:治痰热咳嗽、咳痰黄稠。②除烦止呕:治胆火夹痰内扰之虚烦不寐、惊悸不宁、癫痫、惊痫,胃热呕吐。③凉血止血:治血热吐血、衄血。此外,治暑热口渴。

用量用法 5～15g,水煎服。姜炙止呕。

选方 ①肺热咳嗽、咳痰黄稠:竹茹15g,黄芩、浙贝母各8g,瓜蒌12g,水煎服。②痰热内扰、虚烦不寐:竹茹、茯苓各15g,枳实12g,半夏、胆南星各6g,水煎服。③癫痫、小儿惊痫:竹茹15g,醋煎服。④胃热呕吐:姜竹茹12g,姜半夏、黄连各8g,水煎服。⑤血热吐血、衄血:鲜竹茹15g,黄芩、蒲黄各8g,水煎服。⑥牙龈出血:鲜竹茹30g,醋煎含漱。⑧暑热口渴:鲜竹茹、鲜荷叶各30g,水煎代茶。

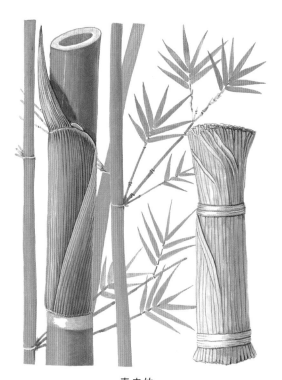

青皮竹

Bambusa textilis McClure

海 藻

为马尾藻科植物海蒿子或羊栖菜的藻体。

原植物 海蒿子:多年生海藻,呈树枝状,干后暗褐色。轴由基部分枝,小枝上有叶状突起,呈披针形或倒卵形,有中肋。生殖枝具细条状突起,气囊和生殖托长在小枝叶腋间,气囊球形或长椭圆形,生殖托圆柱形,托上有细小孢子囊。生于低潮线下海水激荡的岩石上。分布于辽宁、山东、福建、浙江等沿海地区。

采制 夏秋从海水中捞出,用淡水洗漂,去净盐砂,切段,晒干,生用。

性味功用 咸,寒。①消痰软坚:治地方性甲状腺肿大、瘰疬痰核、睾丸肿痛、冠心病心绞痛。②利水消肿:治水肿、脚气浮肿。

用量用法 10~15g,水煎服。不宜与甘草同用。

选方 ①地方性甲状腺肿大:海藻、昆布等量,研粉水泛为丸,每次 3g,每日 2 次,40 天为 1 疗程。②颈淋巴结结核:海藻、浙贝母各 10g,夏枯草 15g,玄参、天花粉各 12g,水煎服。③睾丸肿痛:海藻、川楝子、荔枝核各 10g,桃仁、玄胡索各 8g,水煎服。④冠心病心绞痛:海藻、昆布各 15g,桃仁、川芎、红花各 6g,山楂 12g,水煎服。⑤水肿、小便不利:海藻 15g,猪苓、泽泻各 12g,水煎服。

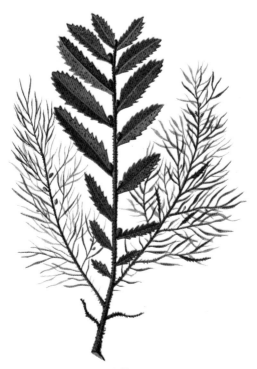

海蒿子

Sargassum pallidum (Turn.) C. Ag.

昆 布

为翅藻科植物昆布或海带科植物海带的干燥叶状体。

原植物 昆布:多年生大型褐藻。革质,藻体可区分为根状固着器、柄部和片部三部分,成熟时呈橄榄褐色。片部卵形或扁圆形,两侧羽状深裂,裂片呈长舌形,边缘有疏齿或全缘。孢子囊群在片部形成,呈近圆形疤斑。生于低潮线下 2～3m 深度的岩石上,或人工栽培。分布于福建、山东、浙江等沿海地区。

采制 夏秋采捞,漂净,切宽丝,晒干,生用。

性味功用 同"海藻"。

用量用法 同"海藻"。

选方 同"海藻"。

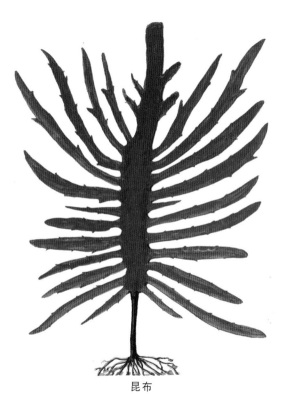

昆布

Ecklonia kurome Okam.

黄药子

为薯蓣科植物黄独的块茎。

原植物 多年生草质缠绕植物。地下块茎单生，块茎卵圆形或球形，外皮棕黑色，表面密生须根。茎左旋，叶互生，心状卵形至心形，全缘；叶腋下常有黄褐色珠芽(零余子)。花单性，雌雄异株。蒴果长圆形，反曲，有3翅。种子扁卵形，一面有翅。生于山野林缘湿地或村旁。除东北外，广泛分布于全国大部分地区。

采制 冬前采挖块茎，去须根，切片晒干，生用。

性味功用 苦，平，有毒。①化痰散结：治瘿瘤、瘰疬。②解毒消肿：治咽喉肿痛、毒蛇咬伤、癌肿。③凉血止血：治吐血、咯血。此外，治咳喘、百日咳。

用量用法 5～15g，水煎服；1～2g，研末服。外用适量。不宜多服久用，脾胃虚弱及肝功能损害者忌用。

选方 ①甲状腺肿大：黄药子200g，白酒1000g，浸泡1周，每次饮20～30ml，1日3次；或黄药子、海藻、丹参各15g，射干、赤芍各9g，水煎服。②疮痈肿痛、毒蛇咬伤：黄药子30g，大黄10g，研末茶油调涂。③瘰疬：黄药子、夏枯草各15g，鸭蛋1个，水煎服。④癌肿：黄药子、白花蛇舌草各15g，水煎服。⑤咳血、吐血：黄药子、侧柏叶炭各15g，水煎服。⑥百日咳：黄药子3g，百部6g，鸡胆1个，水煎服。

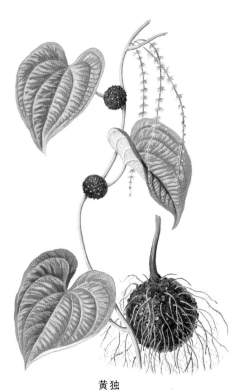

黄独

Dioscorea bulbifera L.

胖大海

为梧桐科植物胖大海的成熟种子。

原植物 落叶乔木。树皮粗糙。叶互生,革质,有光泽、卵形或椭圆状披针形,全缘,光滑无毛。花杂性同株,圆锥花序顶生或腋生;花萼钟形,深裂;花瓣成星状伸张。蓇葖果1~5个;船形,成熟前开裂,种子棱形或倒卵形,深褐色;有褶折。生于热带地区或引种栽培。分布于亚洲东部和东南部,广东、海南、广西有少量引种。

采制 4~6月蓇葖果实成熟开裂时,采收种子,晒干。生用。

性味功用 甘,寒。①清肺化痰:治肺热肺燥之干咳少痰或无痰。②利咽开音:咽痛音哑、慢性咽炎、急性扁桃体炎。③润燥通便:治肺胃热结便秘、头痛目赤。

用量用法 2~4枚,开水泡服,或煎汤服。便溏者不宜用。

选方 ①风热感冒咳嗽、咽痛声哑:胖大海2枚,桔梗6g,桑叶、薄荷各8g,蝉衣3g,牛蒡子10g,水煎服。②急性扁桃体炎、慢性咽喉炎:胖大海2枚,沸水泡代茶饮;或胖大海1枚,金银花6g,菊花5g,人参叶8g,甘草3g,开水泡代茶,慢慢含咽,可续水多次泡,至味淡为止。③大便燥结难解,或伴头痛目赤、牙龈肿痛:胖大海4枚,沸水泡,浓服。

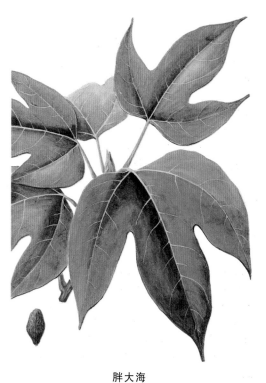

胖大海

Sterculia lychnophora Hance

瓜 蒌

为葫芦科植物栝楼和双边栝楼的成熟果实。

原植物 双边栝楼：草质藤本，长达10m。叶纸质，宽卵状浅心形。总状花序，有花3～4朵，苞片菱状倒卵形；萼片条形，全缘；花冠白色；花瓣倒卵形，有长流苏。果实宽椭圆形。生于山坡林缘或水边，或栽培。分布于西南及福建、江西、湖北、陕西、甘肃等省。

采制 秋季采摘成熟果实，阴干；或将壳与种子分别干燥，仁亦可制霜用。生用。

性味功用 甘、微苦，寒。①清热化痰：治痰热咳喘。②宽胸散结：治胸痹、结胸，现代用治冠心病胸闷心痛。③散结消痈：治乳痈、肺痈、肠痈。④润燥滑肠：治肠燥便秘。

用量用法 10～15g，水煎服。治胸痹用瓜蒌皮，通便用瓜蒌仁。寒痰咳嗽、通便溏者慎用。不宜与乌头同用。

选方 ①痰热咳喘、咯痰黄稠：瓜蒌、浙贝母、桑白皮各10g，胆南星6g，鱼腥草15g，水煎服。②冠心病胸闷心痛：瓜蒌、薤白、丹参各12g，川芎、赤芍药各10g，水煎服。③胸脘痞满：瓜蒌15g，半夏、黄连各6g，水煎服。④乳痈初起恶寒发热、红肿疼痛：瓜蒌、蒲公英各15g，金银花、连翘各12g，甘草3g，水煎服。⑤肠燥便秘：瓜蒌仁、郁李仁各10g，生地、玄参各15g，水煎服。

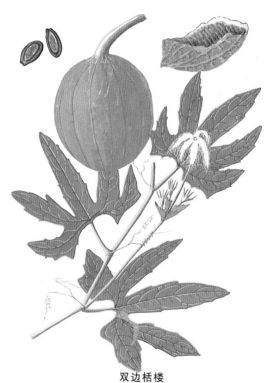

双边栝楼

Trichosanthes rosthornii Harms

竹　沥

为禾本科植物淡竹和青秆竹等竹秆经火烤灼而流出的淡黄色澄清液汁。

原植物　见"竹茹"。

采制　取鲜嫩竹茎，截成 0.5m 长的段，劈开洗净，装进坛内，装满后坛口向下，架起，用火烧烤，坛口下面置一罐收集液汁，即得。

性味功用　甘，寒。①清热豁痰：治痰热咳喘。②定惊除烦：治中风痰迷而昏不知人、口噤不开，小儿痰热惊风抽搐。此外，治小儿重舌、发背肿痛。

用量用法　20～50ml，冲服。外用适量。寒痰及便溏者不宜用。

选方　①咳喘痰黄稠粘：鲜竹沥汁 30ml，温开水冲服；或桑白皮、瓜蒌各 15g，杏仁 6g，水煎，药液冲竹沥汁 30ml 服。③中风神昏口噤：竹沥汁 30ml，生姜汁 5ml，灌服或鼻饲。④小儿惊风抽搐：胆南星、牛黄各 1g，研末，竹沥汁 20ml 调服。⑤流行性脑脊髓膜炎、流行性乙型脑炎高热抽搐：水牛角浓缩粉 3g，羚羊角磨汁，竹沥汁 50ml，凉开水冲服。⑥小儿重舌：竹沥汁浸黄柏点舌。⑦发背肿痛：大黄、黄连、栀子各适量，水煎；竹沥汁适量混合外洗。

天竺黄

为禾本科植物青皮竹 *Bambusa textilis* McClure 或华思劳竹 *Schizostachyum chinense* Rendle 等秆内的分泌液干燥后的块状物。

采制 秋冬二季采收,砍破竹秆,剖取竺黄,晾干。

性味功用 甘,寒。清热化痰,凉心定惊,治痰热蒙闭心窍之烦躁不宁、小儿急惊风、中风、癫痫等证。

用量用法 3～9g,水煎服。0.6～0.9g,研末服。

选方 ①小儿痰热惊风:天竺黄 2g,山栀子 5g,白僵蚕 6g,郁金 8g,水煎服。②痰热烦躁不宁:天竺黄 3g,金银花、连翘各 10g,瓜蒌 15g,竹叶 20g,水煎服。③癫痫:天竺黄 1g,黄连 3g,研末服。④中风痰壅而面赤身热、气粗痰多:天竺黄 9g,胆南星 5g,石菖蒲 10g,天麻 12g,水煎服。

苦杏仁

为蔷薇科植物山杏、西伯利亚杏、东北杏或杏的成熟种子。

原植物 山杏:落叶乔木。树皮黑褐色,小枝红褐色。叶互生,宽卵形或近圆形,基部楔形或宽楔形,边有细锯齿。花单生或常2朵生于枝上端,先叶开放,花无柄;萼筒5裂;花瓣5,白或淡粉红色。核果近球形,有毛。种子1粒,扁心形,红棕色,具皱纹。生于山野。分布于山东、江苏、内蒙古、辽宁等,以河北、山西等省较多。

采制 夏季果实成熟时采,除去果肉及核壳,晒干。燀去皮,生用。

性味功用 苦,微温。①止咳平喘:治各种咳嗽气喘。②润肠通便:治肠燥便秘。此外,治黄水疮。

用量用法 3～10g,打碎,水煎服。不宜过量用,婴儿忌用。

选方 ①风寒咳喘:苦杏仁、麻黄各6g,荆芥、防风各10g,甘草3g,水煎服。②百日咳:苦杏仁3g,沙参、麦冬各8g,紫菀、款冬各6g,水煎服。③燥咳:苦杏仁、百部各10g,川贝母8g,百合、生地各15g,水煎服。④肠燥便秘:苦杏仁、郁李仁、火麻仁各10g,水煎服。⑤黄水疮:苦杏仁适量,焙焦研末敷;或麻油调涂。

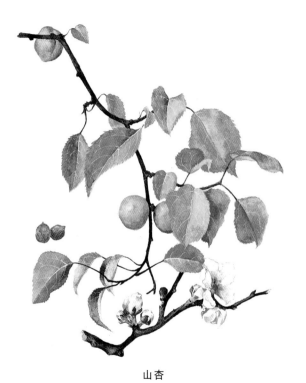

山杏

Prunus armeniaca L. var. *ansu* (Maxim.) Yu et Lu

百　部

　　为百部科植物直立百部、蔓生百部或对叶百部的块根。

　　原植物　直立百部：多年生半灌木，常不分枝。块根肉质，呈纺锤形，数个或数十个簇生。叶多3～4片轮生，卵形或近椭圆形，叶柄短或近无柄。花多生于茎下部鳞状叶腋间。蒴果扁卵形。生于山坡灌丛或竹林下。分布于安徽、江苏、江西、浙江、山东及河南等地。

　　采制　春秋采挖，除去须根，蒸或在沸水中烫至无白心，晒干。生用或蜜炙用。

　　性味功用　甘、苦，微温。①润肺止咳：治新久咳嗽、肺痨咳嗽、百日咳。②杀虫止痒：治头虱、体虱、阴虱、牛皮癣、阴道滴虫、蛲虫病、阿米巴原虫。

　　用量用法　5～15g，水煎服。外用适量。止咳宜蜜炙，杀虫生用。

　　选方　①风寒感冒咳嗽：百部、白前各10g，紫菀、款冬各8g，荆芥、防风各12g，水煎服。②肺结核咳嗽：百部、沙参、麦冬各15g，黄芩、丹参各12g，水煎服。③百日咳：百部8g，鸡胆1个，川贝母6g，水煎服。④头虱、体虱、疥癣：百部100g，75%酒精或60°白酒500ml浸泡1周后涂擦；或百部适量，浓煎外擦。⑤滴虫性阴道炎：百部60g，蛇床子、苦参各30g，煎汤坐浴外洗。

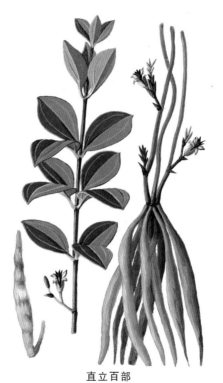

直立百部

Stemona sessilifolia (Miq.) Miq.

紫 菀

为菊科植物紫菀的根及根茎。

原植物 多年生草本,高1~1.5m。茎直立,上部疏生短毛。根茎粗短,密生多数须根。基生叶丛生,叶片长椭圆形至椭圆状披针形,边缘有锐锯齿,两面粗糙,花期枯萎。茎生叶互生,卵形或长椭圆形。头状花序排列成复伞房状;总苞半球形,总苞片3层,雌性,舌状花边缘蓝紫色,中央筒状花黄色。瘦果倒卵状长圆形。生于河边、草地、阴坡。分布于华北、东北及西北等地。

采制 春秋采挖,除去有节的根茎,编成瓣形后晒干。生用或蜜炙用。

性味功用 辛、甘、苦,温。①润肺下气、消痰止咳:治痰多咳嗽、新久咳嗽、肺结核咳嗽痰中带血。②宣肺利尿:治小便不利。

用量用法 5~10g,水煎服。肺虚久咳用蜜炙。

选方 ①风寒感冒、咳嗽:紫菀、白前、荆芥各10g,杏仁6g,甘草3g,水煎服。②肺虚干咳少痰:蜜紫菀10g,阿胶15g(烊化冲服),五味子3g,水煎服。③上气喘急、不得平卧、身面浮肿:紫菀10g,麻黄、杏仁各6g,桑白皮、泽泻各12g,水煎服。④小便不利:紫菀10g,研末冲服。

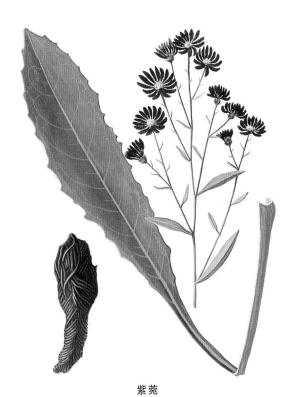

紫菀

Aster tataricus L. f.

款冬花

为菊科植物款冬的花蕾。

原植物　多年生草本。基生叶阔心形或肾心形，边缘有波状疏齿，上面暗绿色，光滑无毛，下面密生白色茸毛，有掌状网脉。花先叶开放，头状花序顶生，单一，黄色；边缘有多层舌状花，雌性；中央为管状花，两性。瘦果长椭圆形，具5～10明显纵棱，冠毛淡黄色。生于河边沙地，或栽培。分布于江西、湖南、湖北、河南及华北、西北等。

采制　12月或地冻前花尚未出土时挖取花蕾，放通风处阴干，待半干时筛去泥土，去净花梗，晾至全干。生用或蜜炙用。

性味功用　辛、微苦，温。润肺下气、化痰止咳，治急慢性气管炎、肺结核等咳嗽、气喘。

用量用法　5～10g，水煎服。内伤久咳蜜炙用。

选方　①风寒感冒咳嗽：款冬花10g，紫菀8g，麻黄6g，杏仁5g，甘草3g，水煎服。②慢性支气管炎、肺气肿之咳喘乏力：紫菀、款冬各10g，黄芪、党参各12g，五味子6g，水煎服。③肺结核咳嗽痰少、潮热盗汗：款冬花、百合各10g，百部、川贝母各8g，沙参15g，地骨皮12g，水煎服。④小儿久咳难愈、夜间为甚：款冬花、紫菀各8g，竹茹10g，蝉衣6g，诃子9g，水煎服。

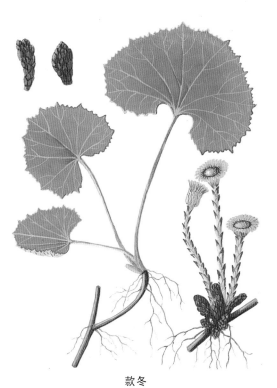

款冬

Tussilago farfara L.

葶苈子

为十字花科植物独行菜或播娘蒿的成熟种子。

原植物 独行菜:一年生或二年生草本。茎直立,多分枝。基生叶狭匙形,羽状浅裂或深裂;茎生叶向上逐渐由狭披针形至线形。总状花序顶生,花小,白色;萼片4,近圆形。短角果扁平,近圆形。种子小,淡红棕色。生于路边、沟旁或山地。分布于华北、东北、西北及西南等地。

采制 夏季果实成熟时采割植株,晒干,搓出种子,去杂质,生用或炒用。

性味功用 苦、辛,大寒。①泻肺平喘:治痰壅气逆,喘咳不能平卧,现代用治肺源性心脏病。②利水消肿:治胸腔积液、腹腔积水、水肿、小便不利。③泄热逐邪:治黄疸、大便秘结、小儿白秃疮、湿疹、瘰疬。

用量用法 5～10g,水煎服;3～6g,研末服。外用适量。

选方 ①肺源性心脏病心力衰竭、喘急肿满:葶苈子10g,苏子12g,杏仁6g,半夏、陈皮各8g,大枣10枚,水煎服;或葶苈子6g研末,红参10g、麦冬15g、五味子3g,或红参、附子各10g,煎汤送服。②胸水:葶苈子、大黄各10g,杏仁6g,水煎冲芒硝10g服。③腹水:葶苈子、防己、大黄各10g,椒目6g,水煎服。④黄疸、便秘:葶苈子、大黄各10g,水煎服。

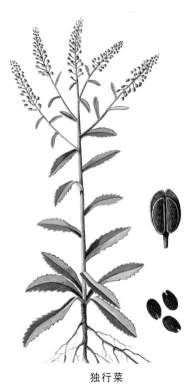

独行菜

Lepidium apetalum Willd.

枇杷叶

为蔷薇科植物枇杷的叶。

原植物 常绿小乔木。小枝密生锈色绒毛。叶互生,长椭圆或倒卵形,基部楔形,边缘上部有疏锯齿,背面及叶柄密被锈色绒毛。圆锥花序顶生,具淡黄色绒毛,花芳香;萼片5;花瓣5,白色。梨果肉酸甜。生于村旁、坡地,或栽培。全国大部分地区都有栽培。

采制 全年可采,刷去叶背绒毛,鲜用,或晒干切丝。生用或蜜炙用。果肉也可当药用。

性味功用 苦,微寒。①清肺止咳:治肺热咳嗽、支气管炎气逆喘急。②降逆止呕:治胃热呕吐、呃逆。③清胃止渴:治热病烦渴、消渴。外用治脓疮、痔疮。果肉润肺止咳。

用量用法 5~15g,水煎服。炙用止咳,生用止呕。

选方 ①肺热咳嗽痰黄稠:枇杷叶、桑白皮各12g,黄芩10g,瓜蒌、竹茹各15g,水煎服。②伤风咳嗽:鲜枇杷叶30g,甘蔗60g,冰糖适量,水煎服。③燥热咳嗽少痰:蜜枇杷叶、沙参各15g,麦冬10g,杏仁6g,水煎服。④肺风粉刺、酒糟鼻:生枇杷叶、桑白皮各15g,黄芩8g,水煎服。⑤胃热呕吐、呃逆:枇杷叶、竹茹各15g,半夏、陈皮各6g,柿蒂12g,水煎服。⑥婴幼儿溢乳:枇杷叶5g,丁香2g,研细末,乳汁调,少量喂服。

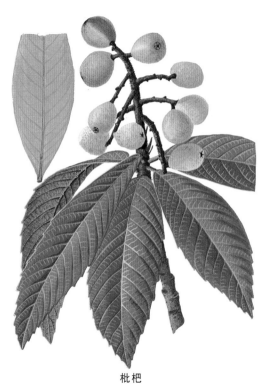

枇杷

Eriobotrya japonica (Thunb.) Lindl.

白　果

为银杏科植物银杏的成熟种子。

原植物　落叶大乔木，高15～40cm。叶扇形，上缘波状或浅裂，花单性，雌雄异株。种子核果状，椭圆形至近球形，外种皮肉质，成熟时黄色、有臭味；中种皮骨质，银白色，卵圆形，有2棱；胚乳丰富。生于向阳、肥沃湿润土壤或砂壤土，全国大部分地区有栽培。

采制　秋季种子成熟时采收，除去肉质皮外层，洗净，稍蒸或煮后，烘干。用时除去硬壳，生用或炒用。夏季采收，鲜用或晒干生用。叶、根也当药用。

性味功用　甘、苦、涩、平，有毒。①敛肺定喘：治哮喘、咳嗽咳痰。②止带：治妇女带下白浊。③缩尿：治小便频数、遗尿。④解毒杀虫：外用治无名肿毒、酒糟鼻、癣疮。叶敛肺平喘、活血止痛，治肺虚咳喘，现代用治高血压、冠心病心绞痛、高脂血症、脑血管痉挛；根止带。

用量用法　5～10g，捣碎，水煎服。不可多服久服。小儿及体虚者慎用。外用适量。

选方　①慢性支气管炎、虚喘：白果、黄芩、地龙干各10g，水煎服。②带下、白浊：白果10g，或白果根30g，白鸡冠花15g，炖猪脊骨或乌鸡服。③肿毒、酒糟鼻等：生白果适量，捣烂涂敷。④心脑血管疾病：银杏10g，水煎服，或用片剂。

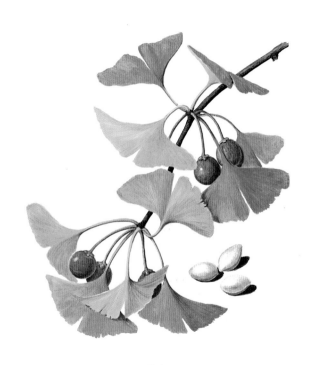

银杏

Ginkgo biloba L.

矮地茶

为紫金牛科紫金牛的全株。

原植物 常绿小灌木,高 10～30cm。基部常匍匐状横生,有纤细不定根。嫩茎、叶片中脉被短柔毛。单叶互生,常 3～5 片聚生于茎顶,椭圆形或卵形。花近伞形花序,淡红色;腋生或顶生;花萼 5 裂;花冠 5 裂,核果球形。生于林下、山谷、溪旁等潮湿处。分布于长江以南。

采制 四季可采,除去泥沙,晒干,切段,生用。

性味功用 苦、辛,平。①化痰止咳:治肺热咳喘痰多,肺结核、结核性胸膜炎。②利湿退黄:治急慢性肝炎黄疸、肾炎水肿、尿路感染、痢疾。③活血止痛:治痛经、闭经、风湿痹证、跌打损伤。外用治皮肤瘙痒、漆疮。

用量用法 10～30g,水煎服。外用适量。

选方 ①肺热咳喘痰多:矮地茶、枇杷叶各 15g,金银花 10g,水煎,猪胆汁 10ml 冲服。②急性支气管炎、慢性支气管炎急性发作、肺炎(咳喘、发热恶寒):矮地茶 30g,麻黄 8g,石膏 30g,杏仁 8g,甘草 3g,黄芩 10g,水煎服。③急慢性肝炎:矮地茶 30g,红糖适量,大枣 10 枚,水煎服,每日 1 剂,连服 1 个月;或矮地茶、茵陈、虎杖各 15g,水煎服。④肾炎水肿、小便不利:矮地茶、泽泻各 12g,车前子 10g,水煎服。⑤风湿痹痛:矮地茶 30g,水煎服。⑥漆疮:矮地茶 20g,水煎外洗。

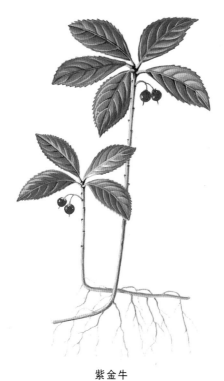

紫金牛

Ardisia japonica (Hornsted) Bl.

洋金花

为茄科植物白曼陀罗的花。

原植物 一年生草本或半灌木状,高 50～200cm。全株几无毛。茎基部木质化,上部呈二歧分枝。叶互生,上部常近对生,卵形至广卵形,全缘或微波状,具长柄。花单生于枝的分叉处或叶腋间;花萼筒状,黄绿色;花冠漏斗状,白色。蒴果近球形或扁球形,表面疏生软刺。种子宽三角形,扁平,淡褐色。分布于广东、广西、云南、贵州、台湾等省。福建、浙江、江苏有少量栽培。

采制 4～11 月间分批采收初开放的花,晒干或低温迅速干燥。叶和种子也当药用。

性味功用 辛,温;有毒。①平喘止咳:治哮喘咳嗽。②镇痛麻醉:治胸腹疼痛、风湿痹痛、跌打损伤,可用于外科麻醉。③止痉:治癫痫、小儿慢惊风痉挛抽搐。

用量用法 治喘咳用 0.3～0.6g,研末吞服,或 1.5g/日,作卷烟吸。外用适量。表邪未解、痰多粘稠者,青光眼患者,高血压、心脏病及孕妇均不宜用。

选方 ①咳喘无痰、久咳不止:洋金花 0.3g,研末吞服;或洋金花 0.5g,作卷烟吸入。②癫痫:洋金花 0.3g,全蝎 1.5g,天南星 6g,研末吞服。③风湿痹痛、顽痹不愈:洋金花 0.3g,白花蛇 3g,研末服。

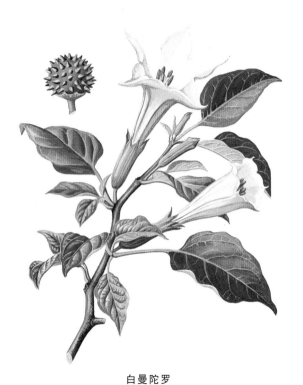

白曼陀罗

Datura metel L.

马兜铃

为马兜铃科植物北马兜铃或马兜铃的成熟果实。

原植物 北马兜铃:多年生攀援草本。全株无毛。茎有棱,缠绕成团,揉之有特殊香气。叶互生,三角状心形至宽卵状心形,全缘。叶腋簇生3～10朵深紫色花,花被喇叭状。蒴果近圆形或宽倒卵形;成熟时沿室间开裂为6瓣。生于林缘、溪边、路边或灌木丛中。分布于山东、河南、陕西、甘肃及东北、华北等。

采制 秋季果实由绿变黄时采收,晒干,生用或蜜炙用。

性味功用 苦、微辛,寒。①清肺化痰、止咳平喘:治肺热咳痰咳喘、肺火咳少口渴、百日咳。②清肠消肿:治痔疮肿痛、肛周脓肿。③清热平肝降压:治高血压病、梅核气。

用量用法 3～10g,水煎服。蜜炙润肺止咳。外用适量。不宜过量服。

选方 ①肺热痰黄咳喘:马兜铃、黄芩各10g,瓜蒌、鱼腥草各15g,水煎服。②百日咳:蜜马兜铃、蜜百部各6g,大蒜头3个,大蒸取汁服。③痔疮肿痛、肛周脓肿:马兜铃60g,煎汤熏洗患处。④梅核气:马兜铃10g,水煎慢咽。⑤高血压早期肝阳上亢、头晕目眩:马兜铃10g,水煎2遍,分3次服。

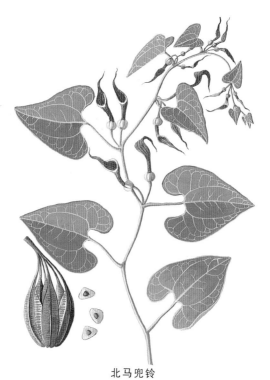

北马兜铃

Aristolochia contorta Bge.

苏 子

为唇形科植物紫苏的成熟果实。

原植物　见"紫苏"。

采制　秋季果实成熟时采收,晒干。生用或微炒。

性味功用　辛,温。①降气化痰、止咳平喘:治痰壅气逆之咳嗽气喘。②润肠通便:治肠燥便秘。

用量用法　5～10g,捣碎,水煎服。

选方　①痰湿咳嗽(痰多清稀色白):苏子、半夏、陈皮各 9g,茯苓 15g,白术 12g,水煎服。②痰多咳喘(喘息肢冷、腰酸脚软):苏子、前胡、半夏、厚朴各 9g,当归、熟地各 12g,肉桂 6g,鹿角霜 15g,水煎服。③痰多食少、胸闷、脘腹胀满:苏子、白芥子、莱菔子各 10g,水煎服。④肠燥便秘:苏子、火麻仁、瓜蒌仁各 10g,水煎服。

桑白皮

为桑科植物桑的根皮。

原植物 见"桑叶"。

采制 秋末落叶时节至翌春发芽前挖根,刮去黄棕色粗皮,剥取根皮,晒干。生用或蜜炙用。

性味功用 甘、苦,寒。①泻肺平喘:治肺热咳喘。②利水消肿:治风水、皮水等。③平肝止血:治高血压病肝阳上亢、衄血、咳血,外伤出血。此外,治糖尿病口渴多饮。外用治皮炎、毒虫咬伤。

用量用法 5～15g,水煎服。生用利水平肝,蜜炙润肺止咳。

选方 ①肺热咳喘:桑白皮、地骨皮各 12g,甘草 6g,水煎服。②痰热咳痰、咯吐脓血:桑白皮、鱼腥草各 15g,黄芩、浙贝母各 10g,桔梗 6g,甘草 3g,水煎服。③肺虚有热(咳嗽少痰、气短、潮热盗汗):桑白皮、熟地各 15g,西洋参 5g(另炖),五味子 3g,水煎服。④水肿、小便不利:桑白皮、茯苓皮、大腹皮、冬瓜皮各 10g,泽泻 12g,水煎服。⑤高血压病:桑白皮、夏枯草各 15g,水煎代茶。⑥糖尿病口渴多饮:桑白皮、枸杞子各 15g,煎汤代茶。⑦外伤出血:鲜桑白皮适量,捣汁外涂。⑧皮炎瘙痒、毒虫咬伤:桑白皮、白鲜皮各适量,煎汤外洗。

6. 理气药

桔 皮

为芸香科植物桔及其栽培变种的成熟果皮。

原植物 常绿小乔木。叶互生,披针形或椭圆形。花单生或簇生于叶腋或枝端,白色或黄白色;花萼杯状;花瓣5,长椭圆形。柑果近圆形或扁球形,果皮与肉瓢易分离。种子卵圆形。生于丘陵、低山地带,多栽培。分布于秦岭、淮河以南。

采制 秋末冬初果实成熟时采收果皮,晒干或低温干燥。生用或盐炙用。核、络、叶也当药用。

性味功用 辛、苦,温。①理气健脾:治脾胃气滞证、胃寒气逆呕吐、肝脾不和泄泻。②燥湿化痰:治咳嗽痰多。桔核理气散结止痛,治疝气痛、睾丸肿痛、乳房结块;桔叶疏肝行气、散结消肿,治胁肋胀痛、乳痈;桔络行气通络、化痰止咳,治胸痛、咳嗽痰多。

用量用法 3～10g,水煎服。

选方 ①胃脘胀痛:陈皮、苍术各8g,厚朴10g,水煎服。②胃寒气逆呕吐:陈皮、生姜各6g,半夏8g,水煎服。③醉酒或伤酒呕吐、干渴:陈皮、葛花各10g,水煎代茶。④咳嗽痰多稀白:陈皮、半夏各8g,茯苓15g,细辛3g,水煎服。⑤乳汁郁积、乳房肿痛:陈皮10g或鲜桔叶30g,甘草3g,水煎服。

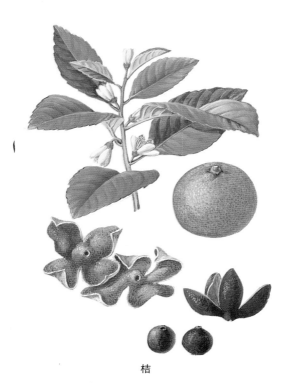

桔

Citrus reticulata Blanco

361

化桔红

　　为芸香科植物化州柚或柚的未成熟或接近成熟的外层果皮。

　　原植物　柚：常绿乔木。小枝稍扁，有棱。叶大，单身复叶，长椭圆形、卵状椭圆形或阔卵形。花单生或总状花序，腋生；花瓣白色。柑果梨形、倒卵形或圆形，柠檬黄色；果皮厚，海绵层柔软发达，瓤囊10～18瓣。我国南北各地常有种植，长江以南尤多栽培。

　　采制　秋季果实未成熟或近成熟时采下，按5等分切开，剥去果肉，削掉内瓤，晒干或阴干，生用。叶和根也当药用。

　　性味功用　辛、苦，温。①理气宽中：治胃脘胀痛、痢疾、消化不良、妊娠呕吐。②燥湿化痰：治支气管炎、哮喘。

　　用量用法　5～10g，水煎服。

　　选方　①消化不良、腹胀、咳嗽：柚子1个，在上方横切，挖出果肉，塞满绿茶，将切下的皮盖重新缝紧，微火烘干，或阴干，用时取出绿茶6～9g，开水泡服。②支气管炎咳喘痰多：化桔红、半夏各8g，茯苓15g，苏子10g，甘草3g，水煎服。③食积伤酒：化桔红、葛花各10g，开水泡服。④妊娠呕吐：化桔红、苏梗各9g，水煎少量频服。⑤中耳炎：鲜柚叶适量，捣烂绞汁，滴耳内。

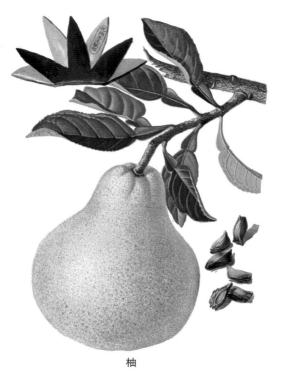

柚

Citrus grandis (L.) Osbeck

枳　实

为芸香科植物酸橙及其栽培变种或甜橙的幼果。

原植物　酸橙：常绿小乔木。茎有棱有刺。单身复叶互生，卵状长椭圆形或倒卵形。花单生或数朵簇生于叶腋；萼浅钟状；花瓣白色，略反卷，芳香。柑果球形或稍扁，味酸而苦，熟时橙黄色。长江以南有栽培。

采制　5～6 月采集幼果，横切两半，干燥，切薄片，生用或麸炒用，为枳实。11 月采集近成熟的果实（去瓤），切片，生用或麸炒用，为枳壳，性缓。

性味功用　苦，辛，微寒。①散痞消积：治胃脘痞满，热结便秘、泻痢后重。②破气豁痰：治胸痹结胸。③升阳举陷：治中气下陷证。

用量用法　3～10g，水煎服。大剂量可用至 30g，孕妇慎用。

选方　①积滞内停而脘腹痞满、嗳腐不食：枳实、厚朴、白术各 10g，麦芽 15g，半夏 6g，陈皮 8g，水煎服。②热结便秘：枳实、厚朴各 10g，大黄 8g，芒硝 10g，（冲服），水煎服。③产后腹痛、胀满：枳实、赤芍药各 12g，水煎服。④湿热泻痢：枳实、白术各 10g，大黄、黄连各 8g，水煎服。⑤痰滞气阻而胸闷、胸痛：枳实、瓜蒌各 15g，薤白、桂枝各 10g，丹参 12g，水煎服。⑥胃扩张、胃下垂、子宫下垂：枳实 30g，黄芪 20g，升麻 10g，水煎服。

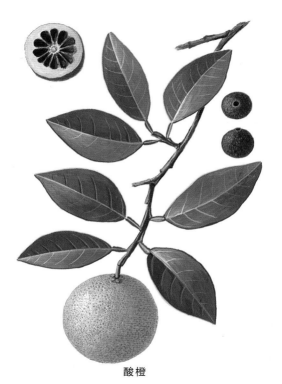

酸橙

Citrus aurantium L.

木 香

为菊科植物木香、川木香的根。

原植物 木香:多年生草本,高1.5～2m。主根粗大。茎直立,不分枝,被稀疏短柔毛。基生叶大,有长柄,叶片三角状卵形或长三角形,边缘有不规则的齿,齿端有刺,两面有短毛。头状花序顶生或腋生,常数个集生于花茎顶端;总苞片约7～10层,管状花,花冠暗紫色。瘦果长圆形,上端有两层羽状冠毛,冠毛淡褐色。原产于印度,我国广西、云南、四川、陕西及福建等地有栽培。

采制 秋冬采挖,晒干后撞去粗皮,生用或煨用。

性味功用 辛,苦,温。①行气止痛:治脘腹胀痛、胁肋胀痛、泻痢后重、疝气疼痛。②健脾消食:治食积不消、泄泻、不思饮食。

用量用法 3～10g,水煎服,后下。行气止痛生用,止泻止痢煨用。

选方 ①气滞脘腹胀痛:木香、砂仁各6g,水煎服。②胆石症、胆绞痛:木香、川楝子各10g,金钱草15g,柴胡12g,水煎服。③痢疾腹痛、里急后重:木香、黄连各8g,槟榔、大黄各10g,水煎服。④脾虚食滞、泄泻、纳呆:木香、白豆蔻各10g,白术、党参各12g,麦谷芽各15g,水煎服。

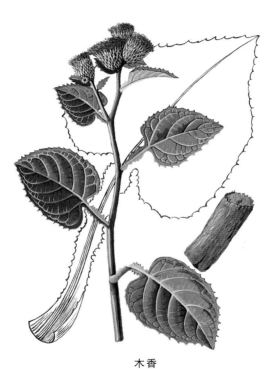

木香

Aucklandia lappa (Decne.) Ling

沉 香

为瑞香科植物沉香及白木香含有树脂的木材。

原植物 沉香:常绿乔木,高达30m。幼枝被绢毛。单叶互生,椭圆披针形、披针形或倒披针形,全缘。伞形花序;花被钟形,5裂,裂片卵形,花冠管与花被裂片略等长。蒴果倒卵形,木质扁压状,密被灰白色绒毛,基部有宿存花被。生于或栽培于热带地区。我国广东、广西、台湾等地有少量栽培。

采制 全年均可采,割取含树脂的木材,除去不含树脂部分,阴干。锉末,生用。

性味功用 辛、苦,温。①行气止痛:治胸腹疼痛、寒疝腹痛。②温中降逆:治胃寒呕吐、呃逆。③纳气平喘:治咳逆气喘。

用量用法 1~3g,水煎服,后下;0.5~1g,磨汁冲服,或研末入丸散。

选方 ①气滞血淤胸腹胀痛:木香、沉香各3g,乳香、没药各10g,水煎服。②脘腹冷痛、得温则减:沉香1g,肉桂5g,研末姜汤送服。③胃寒呕吐、呃逆:沉香1g,荜澄茄5g,研末,陈皮6g、半夏8g,煎汤送服。④肾不纳气虚喘、呼多吸少:沉香3g,山茱萸、熟地各15g,附子10g,水煎服。⑤大肠气滞、肠燥便秘:沉香1g磨汁,当归、肉苁蓉各15g,枳壳10g,水煎和沉香汁服。

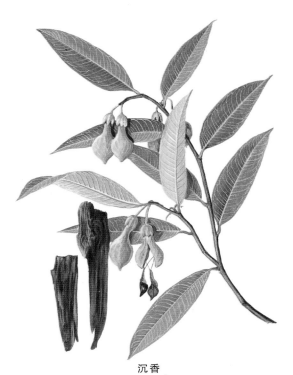

沉香

Aquilaria agallocha Roxb.

檀 香

为檀香科植物檀香的木质心材。

原植物　常绿小乔木,具寄生根,茎多分枝,枝柔软,开展。树皮褐色,粗糙或纵裂。单叶对生,叶片椭圆形或卵状披针形,基部楔形,革质,全缘。聚伞状圆锥花序腋生或丛生顶部,花小,由淡黄色变为深紫色;花被钟形,先端 4 裂;蜜腺 4 枝。核果球形,熟时黑色。种子圆形,光滑。生于或栽培于印度、东南亚,我国广东、海南、云南、台湾等地偶有栽培。

采制　夏秋采伐木材,锯段,除去边材,阴干,镑片或劈碎,生用。

性味功用　辛,温。理气调中、散寒止痛,治胃脘冷痛、寒湿吐泻、呕吐、胸痹闷痛。

用量用法　2～5g,水煎服,后下;1～3g,磨汁或研末服。

选方　①胃脘冷痛、泛吐清水:檀香、丁香各 3g,吴茱萸、干姜各 6g,水煎温服,或加红糖。②寒湿吐泻:沉香、木香各 3g,藿香、白豆蔻各 10g,水煎服。③胸痹闷痛:檀香 3g,丹参 15g,延胡索 10g,水煎服。

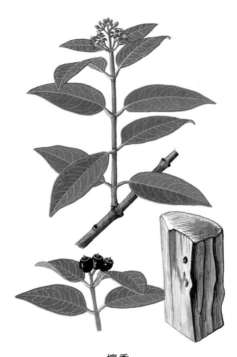

檀香

Santalum album L.

香 附

为莎草科植物莎草的块茎。

原植物 多年生草本。根茎横走,块茎椭圆形,黑褐色。气味香,有时数个连生,根茎上有须根。花莛直立,单生,有三锐棱。叶基生,窄条形,基部抱茎,全缘。复穗状花序,排成伞形,有叶状总苞2~4片;小穗条形,稍扁平,茶褐色;鳞片紧密,2列,膜质。小坚果长圆倒卵形,三棱状,灰褐色。生于路边、荒地、菜园或沟边。广布于全国各地。

采制 春秋采挖块茎,燎去毛须,晒干。生用或醋炙用。

性味功用 辛、微苦、微甘,平。①疏肝解郁:治肝气郁结、精神抑郁。②行气止痛:治胁肋胀痛、胃痛、疝气痛。③调经:治痛经、月经不调、乳房结块胀痛。

用量用法 6~12g,水煎服。止痛用醋炙。

选方 ①郁证:香附、柴胡各10g,川芎12g,水煎服。②胁痛腹胀:香附、延胡索各10g,柴胡8g,白芍、枳壳各12g,水煎服。③胃寒痛:香附、高良姜各15g,研末,每次3g,1日2次,温开水送服。④疝气痛:香附、川楝子各12g,乌药10g,水煎服。⑤月经不调、痛经、乳房胀痛:香附、当归、川芎各12g,柴胡、延胡索各10g,青皮8g,水煎服。⑥瘰疬肿块:香附30g,研末用姜汁作饼,覆患处并热熨。

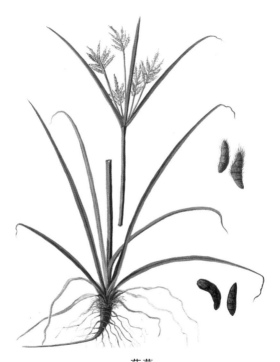

莎草

Cyperus rotundus L.

川楝子

为楝科植物川楝的成熟果实。

原植物　落叶乔木。树皮灰褐色,有纵沟纹,幼枝灰黄色密被星状鳞皮。2回羽状复叶互生,羽叶4～5对,小叶5～11片,羽片狭卵形,两侧常不对称,全缘或少有不明显钝锯齿。圆锥花序腋生,淡紫色或紫色;花萼5～6裂;花瓣5～6。核果椭圆形或近球形,黄色或栗棕色,有光泽,核坚木质。生于丘陵、田边,或栽培。分布于广西、湖南、湖北、河南、贵州、四川、甘肃等,福建有少量栽培。

采制　冬季果实成熟时采收,干燥,生用或炒用。

性味功用　苦,寒;有小毒。①行气止痛:治胃痛、胁痛、疝气痛、痛经。②杀虫疗癣:治虫积腹痛、头癣。

用量用法　3～10g,水煎服,打碎;外用适量。不可多服久服。

选方　①胆石症:川楝子、玄胡索各30g,研细末,每次服3g,每日2～3次;或金钱草15g,黄芩、生大黄各6g,水煎送服。②疝气痛:川楝子、桔核各10g,乌药、小茴香各8g,水煎服。③蛔虫病:川楝子、乌梅各10g,槟榔12g,水煎服。④头癣:川楝子60g,焙干研末,与熟猪油或茶油调成软膏外涂患处。⑤鞘膜积液:川楝子、陈皮各10g,车前子、猪苓、泽泻各15g,水煎服。

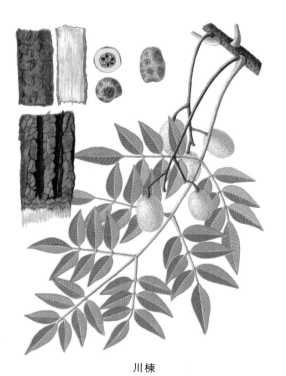

川楝

Melia toosendan Sieb. et Zucc.

乌 药

为樟科植物乌药的根。

原植物　常绿灌木或小乔木,高4～5m。根木质,纺锤形,有结节状膨大,外皮淡紫红色。树皮灰绿色。叶互生,革质,叶片椭圆形、卵形或近圆形,下面密生灰白色柔毛,3出脉。叶腋开黄绿色小花,雌雄异株,伞形花序,花序梗短或无,花被片6。核果球形,成熟时黑色。生于向阳山坡灌木丛中、旷野、山麓。分布于浙江、江西、安徽、江苏、广东、广西、福建、台湾等省区。

采制　全年可采,冬春为佳,除去须根,趁鲜切片,晒干,生用或麸炒用。

性味功用　辛,温。①顺气止痛:治胸胁腹痛、气逆喘急、疝气痛。②温肾散寒:治膀胱虚冷遗尿、尿频。

用量用法　3～10g,水煎服。

选方　①胸胁胀痛:乌药、薤白各10g,丹参15g,柴胡、延胡索各12g,水煎服。②胃肠炎(胃脘胀痛、呕吐泄泻):乌药、青木香各15g,研末,每次2～3g,1日3次,生姜汤送服。③痛经(得温则减、月经量少色暗或有淤块):乌药、香附、艾叶各10g,川芎、当归各12g,水煎服。④尿频、遗尿:乌药、益智仁各10g,山药15g,鸡内金、山茱萸各12g,水煎服。⑤风湿肌肉骨节疼痛:乌药、僵蚕、川芎各10g,麻黄、羌活各8g,水煎服。

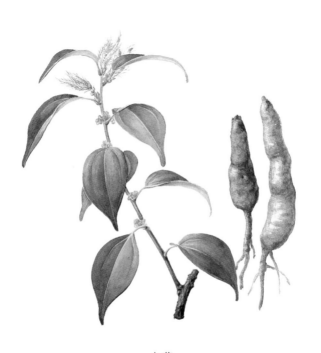

乌药

Lindera aggregata (Sims) Kosterm.

荔枝核

为无患子科植物荔枝的成熟种子。

原植物 常绿乔木,高8～20cm。树皮灰绿色,光滑。双数羽状复叶;小叶2～4对,革质。圆锥花序顶生,花小、杂性,绿白色或淡黄色;花萼杯状,4裂;花盘肉质,环状。核果近球形至卵形,果皮有瘤状突起,熟时鲜红色或暗红色;假种皮白色肉质,味甜或带酸。种子长圆形,表面光亮,红褐色。生于路边、山坡,多栽培。分布或栽培于华南及云南、贵州、四川、福建、台湾等省。

采制 夏季采摘成熟果实,除去果皮及肉质假种皮,洗净,晒干或焙干,生用或盐炙用。

性味功用 辛、微苦,温。①行气散结:治寒疝腹痛、睾丸肿痛。②祛寒止痛:胃脘冷痛、痛经、产后腹痛、脾虚久泻。此外,治狐臭。

用量用法 10～15g,水煎服宜打碎,或研末入丸散;外用适量。

选方 ①寒疝腹痛、睾丸肿痛:荔枝核、橘核各15g,小茴香6g,瓜蒌仁15g,水煎服。②胃寒胀痛:荔枝核煅灰15g,香附、高良姜各30g,共研细末,每次6g,米汤送服。③痛经、产后腹痛:荔枝核、香附各15g,川芎、当归各10g,水煎服。④狐臭:荔枝核焙干研末50g,白酒适量,调匀涂擦腋窝,每日2次。

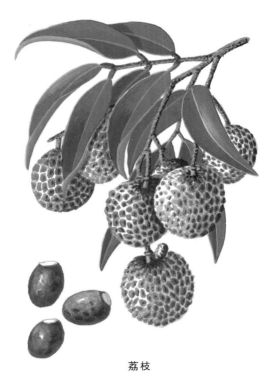

荔枝

Litchi chinensis Sonn.

佛 手

为芸香科植物佛手的果实。

原植物 常绿小乔木。枝有刺,幼枝微带紫红色。单叶互生,叶柄短,叶片矩圆形或倒卵状矩圆形,先端钝,有时凹缺,基部圆钝,上面深黄绿色,侧脉明显,叶缘具波状钝锯齿。花两性,间有因雌蕊退化成单性单生,簇生或为总状花序;萼片、花瓣均为5,花瓣内白外紫色。果实先端开叉如手指状,或卷曲如握拳,橙黄色,皮粗糙,果肉淡黄色。种子卵形,7~8粒。栽培于长江以南及四川等省。

采制 冬季采果,纵切为薄片,鲜用或晒干,生用。

性味功用 辛、苦,温。①疏肝和胃、行气止痛:治肝胃气滞疼痛,呕吐,食少纳呆。②燥湿化痰:治湿痰咳嗽。

用量用法 3~10g,水煎服。鲜品加倍。

选方 ①慢性胃炎(胃脘胀痛):鲜佛手20g,开水冲泡,代茶饮;或佛手、延胡索各6g,水煎服。②食欲不振、脘腹痞满:佛手、陈皮各6g,麦芽、神曲各10g,水煎服。③慢性支气管炎咳嗽痰多:佛手、姜半夏各8g,水煎服。④呕吐、呃逆:佛手、苏梗各10g,生姜5片,水煎少量频服。

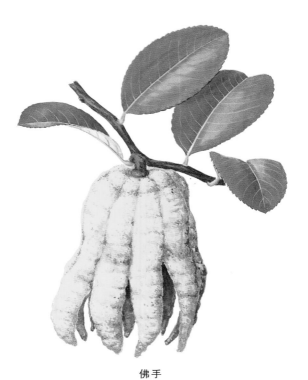

佛手

Citrus medica L. var. *sarcodactylis* Swingle

香　橼

为芸香科植物枸橼或香橼的成熟果实。

原植物　枸橼:常绿小乔木,高可达 5m。枝有短刺,嫩枝常呈暗紫红色。叶互生,长圆形或倒卵长圆形,先端圆钝,基部圆或阔楔形,边缘有锯齿,叶柄粗,无翅,顶端几无关节。花两性,间有因雌蕊退化而常单性,总状花序或 3～10 朵簇生叶腋;花萼、花瓣均 5。柑果卵形或长圆形,顶端具乳头状突起,成熟时柠檬黄色,果皮厚,表面粗糙,气味芳香。种子多数。多栽培。广东、广西、福建、浙江、安徽、江苏等地有少量栽培。

采制　秋冬果实成熟时采收,横切片,鲜用或晒干,生用。

性味功用　辛、微苦、酸、温。①疏肝行气:治肝郁胁痛。②理气宽中:治脾胃气滞脘腹胀满。③化痰止咳:治痰多咳嗽。

用量用法　3～10g,水煎服。

选方　①胁肋胀痛:香橼、川楝子各 10g,柴胡、香附、川芎各 9g,水煎服。②胃脘胀痛:鲜香橼 500g,食盐 60g,腌制,用时每次取 6g,水煎服或开水泡服;或香橼、枳壳、生姜各 9g,黄连 1g,水煎服。③咳嗽痰多:香橼 10g,半夏、陈皮各 8g,茯苓 15g,苏子 12g,水煎服。

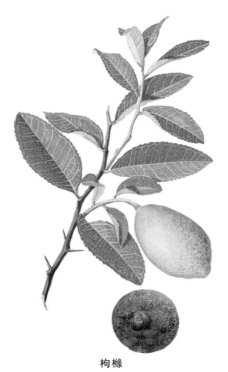

枸橼

Citrus medica L.

玫瑰花

为蔷微科植物玫瑰的花蕾。

原植物　小灌木,高约 2m。茎丛生,分枝多,茎枝有皮刺和刺毛,小枝密被绒毛。单数羽状复叶互生,小叶 5～9,叶片卵状椭圆形,上面光亮,无毛,下面被短柔毛,边缘有锯齿。花单生或 3～6 朵聚生茎顶,花瓣 5 或多数,鲜艳,紫红色或白色,芳香;花梗有绒毛和腺体。蔷薇果扁球形,红色有宿萼,内有卵形瘦果多数。分布于我国北方。现南方各地有少量栽培。

采制　春末夏初分批采摘含苞未放的花蕾,除去花梗及蒂,低温干燥。生用。

性味功用　甘、微苦,温。①行气解郁:治胸胁痛、胃脘胀痛。②活血止痛:治血淤月经不调、痛经、跌打损伤。

用量用法　3～6g,水煎服。

选方　①胸胁痛:玫瑰花 6g,食盐水许,冲开水代茶饮。②胃脘痛:玫瑰花、川楝子、白芍各 9g,香附 12g,水煎服。③月经不调、痛经(血色紫暗):玫瑰花、月季花各 6g,益母草、香附、川芎各 12g,水煎服。④跌打损伤:玫瑰花、红花各 6g,桃仁、赤芍药各 10g,水煎服。

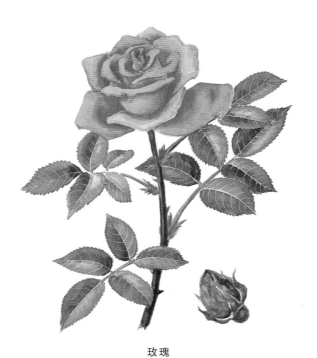

玫瑰

Rosa rugosa Thunb.

绿萼梅

为蔷薇科植物梅的花蕾。

原植物 落叶小乔木或灌木，高达10m。小枝多绿色，无毛。叶互生，宽卵形或卵形，先端长渐尖呈尾状，边缘有细锯齿；叶柄有毛，托叶早落。花1～3朵簇生，先叶开放，有香气；萼片5；花瓣5；白色、红色或淡红色。核果近球形，两边扁，绿色，熟时变黄；核坚硬，表面有凹点。全国各地偶有栽培。

采制 初春花未开放时采摘，低温干燥，生用。果实夏季近成熟时采收，低温烘干后闷至皱皮，色变黑时即可。去核生用或炒炭用（见"乌梅"）。

性味功用 微酸、涩，平。①疏肝解郁、理气和胃：治郁闷心烦、肝胃气痛、梅核气。②化痰解毒：治瘰疬疮毒。

用量用法 3～6g，水煎服。

选方 ①精神抑郁、胸闷心烦：绿萼梅、玫瑰花各6g，柴胡、香附各10g，水煎服。②肝胃气痛、胁肋胀闷：绿萼梅6g，川楝子、延胡索各10g，水煎服。③梅核气（咽中如有物梗，吞之不下，吐之不出）：绿萼梅、苏叶各6g，半夏、厚朴、陈皮各8g，水煎服。④瘰疬：绿萼梅6g，浙贝母10g，夏枯草30g，水煎服。⑤暑热烦渴：绿萼梅10g，荷叶15g，水煎代茶。

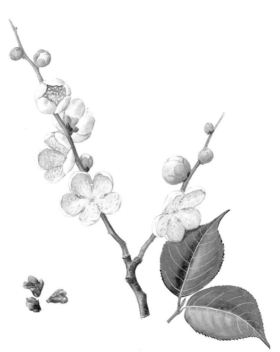

梅 *Prunus mume* (Sieb.) Sieb. et Zucc. f.
viridicalyx (Makino) T. Y. Chen

薤白

为百合科植物小根蒜和薤的地下鳞茎。

原植物 薤:多年生草本。鳞茎卵圆形,侧旁有1~2个凸起,外皮白色膜质,后变黑色。叶基生,窄条形,席卷状圆形稍扁。花茎单一,伞形花序半球形或球形,密聚珠芽,间有数朵花或都是花,花被宽钟状,红色至粉红色,花柱伸出花被。蒴果倒卵形,先端凹入。生于田间、草地或山坡草丛中。分布于全国各地。

采制 夏秋采挖,洗净,去茎及须根,蒸熟或用开水煮至内无生心,晒干。

性味功用 辛、苦,温。①宽胸理气:治胸痛、胸闷、慢性支气管炎。②温中导滞:治胃寒气滞脘腹痞满、胃肠气滞、泻痢后重。

用量用法 5~10g,水煎服。

选方 ①胸痹(胸痛、胸闷):薤白、瓜蒌各12g,半夏6g,丹参15g,川芎10g,水煎服。②慢性支气管炎:薤白、苏子各12g,半夏、陈皮各6g,水煎服。③脘腹胀痛:薤白、香附各12g,干姜、厚朴各8g,水煎服。④痢疾:薤白、槟榔各10g,黄连8g,白头翁15g,水煎服。⑤头痛、牙痛:鲜薤白、红糖各15g,捣敷足心。⑥扭伤肿痛:鲜薤白、红酒糟各等分,捣敷。⑦痈肿、烧烫伤久不愈:鲜薤白、鲜栀子各30g,白及15g,捣烂茶油调涂。

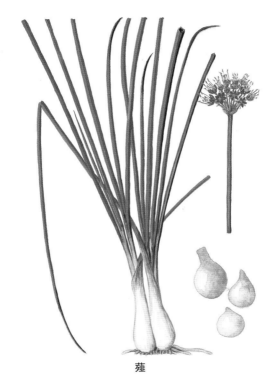

薤

Allium chinense G. Don

青木香

为马兜铃科植物马兜铃的根。

原植物 多年生缠绕草本。根圆柱形，常弯曲，黄褐色，有香气。茎细长，无毛，扭曲，有细纵棱。叶互生，三角状狭卵形或卵状披针形，基部心形，两则垂耳状。花单生于叶腋，花被斜喇叭状，全缘，上部暗紫色，下部绿色。蒴果长圆形或球形。种子扁平三角形。生于路旁、山坡、林缘。分布于长江以南及山东、河南等地。

采制 春秋采挖，除去须根及杂质，晒干、切片，生用。秋季采收成熟果实，为马兜铃，晒干生用或蜜炙用。

性味功用 辛、苦，寒。①行气止痛：治胃脘痛、胁痛。②解毒消肿：治泻痢、痄腮、湿疹、痈肿疮毒、蛇伤、跌打损伤。③降血压：治高血压病。

用量用法 3～10g，水煎服；1.5～2g，入丸散。外用适量。不宜多服。

选方 ①胃痛、胸胁痛：青木香、香附各10g，水煎服。②泻痢吐泻腹痛：青木香、黄连各8g，葛根、马齿苋各15g；或青木香末10g，开水送服。③痄腮、疮痈、蛇伤：鲜青木香30g，捣敷；或青木香、蚤休各10g，研末调生蜜敷。④湿疹：青木香、苦参各30g，煎汤外洗；青木香30g研末外撒。⑤高血压头晕目眩、面红目赤：青木香末30g，装胶囊，每粒1g，每次2粒，早晚各服1次。

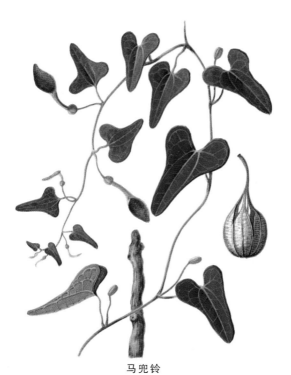

马兜铃

Aristolochia debilis Sieb. et Zucc.

大腹皮

为棕榈科植物槟榔的中果皮。

原植物 常绿乔木,高 10～18m。茎直立,基部稍膨大。叶片羽状复叶全裂,小叶披针状线形或线形。肉穗花序着生于最下一叶的叶基部,有佛焰苞状大苞片,长倒卵形,上部生雄花,下部着生雌花。坚果卵圆形或长圆形,橙红色,中果皮厚,纤维质;种子卵形,基部平坦。生于热带高温地区。分布于华南及云南、福建、台湾等省,广东、广西、福建有少量栽培。

采制 冬春采收成熟果实,剥下果皮,打松,置水中浸泡,晒干,再打松,除去外果皮,生用。其种子为槟榔。

性味功用 辛,微温。①行气导滞:治食积腹胀、湿阻脘腹胀痛、便秘。②利水消肿:治水肿、小便不利。

用量用法 5～10g,水煎服。

选方 ①食积腹胀:大腹皮、莱菔子各 10g,麦谷芽各 15g,水煎服。②湿阻气滞脘腹胀闷,或大便不爽:大腹皮、厚朴各 10g,藿香、陈皮各 8g,水煎服。③水肿、脚气:大腹皮 10g,茯苓皮 15g,木通 6g,水煎服。

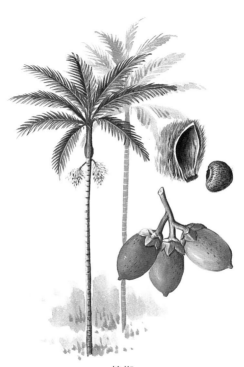

槟榔

Areca catechu L.

甘 松

为败酱科植物甘松或匙叶甘松的根及根茎。

原植物 甘松:多年生草本,高 20～35cm,有强烈松节油样香气。根茎粗壮,圆柱形,单一或有分枝,棕黑色,顶端有叶鞘纤维。叶基生,叶片条状倒披针形;茎生叶小,2～4 对。密聚伞花序顶生,球状;花冠宽管状,淡红色。瘦果倒卵形,顶端有细小宿存花萼。生于高山草原地带。分布于云南、四川、甘肃、青海等省。

采制 春秋采挖,去净泥沙,不能用水洗,除去残茎及须根,晒干或阴干。

性味功用 辛、甘、温。①理气止痛、开郁醒脾:治胃脘胀痛、呕吐、食欲不振、消化不良。②收湿拔毒:治脚气、牙痛。此外,熏烟能辟秽气。

用量用法 3～6g,水煎服。外用适量。

选方 ①胃脘胀痛、纳呆:甘松、香附、陈皮各 6g,肉桂 3g,麦芽 15g,水煎服。②胃肠神经官能症(胸腹胀闷、郁郁寡欢):甘松、柴胡各 6g,香附、薄荷各 8g,厚朴10g,水煎服。③湿脚气:甘松、藁本各 15g,荷叶 30g,煎汤洗足。④牙痛:甘松 6g,研末泡汤漱口。

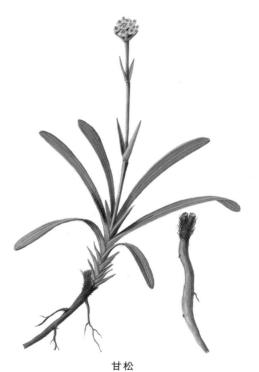

甘松

Nardostachys chinensis Batal.

柿 蒂

为柿树科植物柿的宿存花萼。

原植物 落叶乔木。小枝有褐色柔毛。叶互生,椭圆形或倒卵形,先端短尖,全缘,下面有短柔毛。花杂性,雄花有雄蕊 16,成短聚伞花序;雌花单生于叶腋;花萼 4 深裂;花冠黄白色,钟形或坛状,4 裂,有毛。浆果扁圆形或扁球形,具有宿存花萼,木质。全国各地均有栽培。

采制 秋冬果熟时采或食时收集,晒干,生用。

性味功用 苦、涩,平。降逆止呃,治呃逆、噫膈反胃。此外,治血淋、慢性中耳炎、百日咳。

用量用法 6~10g,水煎服;或烧灰存性研末服。外用适量。

选方 ①呃逆、噫气:属寒者,柿蒂、丁香各 8g,生姜、陈皮各 6g,水煎频服,热服;属热者,柿蒂、竹茹各 10g,黄连 6g,代赭石 15g,水煎凉服;属虚者,柿蒂、旋覆花各 8g,党参、大枣各 15g,水煎服。②噫膈反胃(食入即吐或纳食不利):柿蒂、半夏各 8g,绿萼梅、陈皮各 6g,水煎少量频服。③血淋尿痛:柿蒂 30g,烧灰存性,每次 5g,白茅根 30g,煎汤送服。④慢性中耳炎:柿蒂 30g,加冰片 3g、明矾 5g 同浸茶油 2 周,滴耳。⑤百日咳:柿蒂、乌梅核仁各 10g,水煎服。

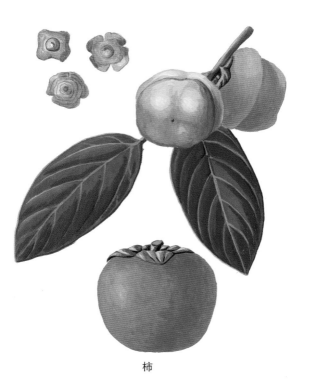

柿

Diospyros kaki L. f.

刀 豆

为豆科植物刀豆的成熟种子。

原植物 一年生缠绕状植物,长可达数米。3 出复叶互生,顶生小叶宽卵形,侧生小叶偏斜。总状花序腋生,花疏生于花序轴隆起的节上;萼二唇形;花冠蝶形,淡红色或淡紫色;雄蕊 10,2 体。荚果窄长方形,扁而略弯曲,长 15~30cm。种子肾形,红色或褐色。生于温暖地带。原产于美洲热带地区,我国长江以南多有栽培。

采制 秋季种子成熟时采收果实,剥取种子,晒干,生用。果壳和根也当药用。

性味功用 甘,温。①温中降逆:治胃寒呕吐、呃逆、胃脘疼痛。②温肾助阳:治肾虚腰痛。果壳通经活血,治闭经、久泄久痢;根舒筋活络,治跌打损伤、关节痛。

用量用法 10~15g,水煎服。

选方 ①胃寒呕吐、呃逆:刀豆、柿蒂各 10g,砂仁、半夏各 6g,水煎服;或刀豆 30g,烧灰存性,研末,每次 6g,开水送服。②腰痛乏力、遇寒加剧:刀豆 15g,杜仲、五加皮各 12g,炖猪脊骨;或刀豆 30g,猪腰 1 对,将刀豆放入猪腰内炖熟,分 2~3 次服。③久泄久痢:刀豆壳 30g,烧灰存性,肉豆蔻 10g,水煎送服,每次 6g。④头风疼痛、关节疼痛:刀豆根 15g,水煎,加红酒服;或刀豆根 60g,煎汤熏洗头部或关节。

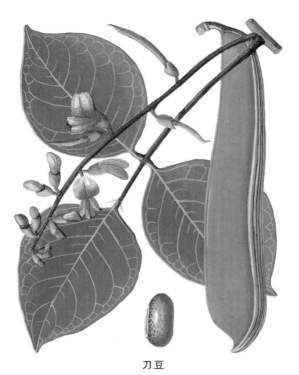

刀豆

Canavalia gladiata（Jacq.）DC.

大　蓟

为菊科植物蓟的地上部分或根。

原植物　多年生草本。根簇生,长纺锤形或长圆锥形,肉质,表面棕褐色。茎直立,有白色丝状毛。茎生叶,叶片倒披针形或倒卵状披针形,羽状深裂,边缘有齿,齿端具长针刺。头状花序顶生,集成圆锥状,花两性,紫色或紫红色。瘦果长椭圆形。生于荒山、路旁。分布于全国大部分地区。

采制　夏秋割取地上部分,秋末挖根,鲜用;或晒干,生用或炒炭用。

性味功用　苦、甘,凉。①凉血止血:治血热出血。①散淤解毒消痈:治疗疮肿毒、肺痈、疥癣恶疮。③清肝降压:治肝炎、高血压。

用量用法　10～15g,水煎服;鲜品加倍。外用适量。

选方　①吐血、咳血色鲜红:鲜大蓟 30g,捣汁饮;大蓟 15g,玄参、生地各 20g,水煎服。②疮痈、烧烫伤:大蓟、生地榆、金银花各 15g,水煎服;鲜大蓟、蒲公英各 30g,捣敷。③肺痈初起:大蓟、鱼腥草各 15g,黄芩 10g,芦根 30g,水煎服。④急性黄疸型肝炎:大蓟、茵陈各 15g,水煎服。⑤高血压:大蓟、菊花各 15g,水煎代茶。

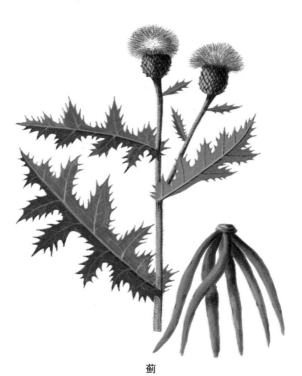

薊

Cirsium japonicum DC.

小　蓟

为菊科植物刺儿菜的地上部分。

原植物　多年生草本,高20～50cm。根茎长。茎直立,幼茎被白色蛛丝状毛。叶互生,叶片椭圆形或矩圆状披针形,全缘或羽状浅裂,边缘有不等长的针刺,两面均有疏或密的白色蛛丝状毛。雌雄异株,头状花序顶生,总苞钟状,舌状花冠,紫红色。瘦果椭圆形或长卵形,具纵棱,冠毛羽状。生于田间、荒山、路边。几乎遍布全国。

采制　夏秋采收,鲜用;或晒干,生用或炒炭用。

性味功用　苦、甘,凉。①凉血止血:治血热出血。②解毒散淤消痈:治热毒痈肿诸症、黄水疮、癣疮作痒。③清利湿热:治黄疸、肾炎、高血压病。

用量用法　10～15g,水煎服;鲜用加倍,外用适量。

选方　①血淋:小蓟、滑石、淡竹叶各15g,海金沙、白茅根各12g,水煎服。②功能性子宫出血:鲜小蓟30g,水煎服。③热毒疮痈:鲜小蓟60g,捣烂外敷。④黄水疮、癣疮作痒:小蓟30g,研末水调外敷。⑤病毒性肝炎:小蓟、金钱草各30g,煎汤代茶。⑥肾炎水肿、血尿:小蓟、蒲黄各15g,生地12g,山栀子10g,淡竹叶15g,水煎服。⑦高血压:小蓟、夏枯草各15g,水煎服。

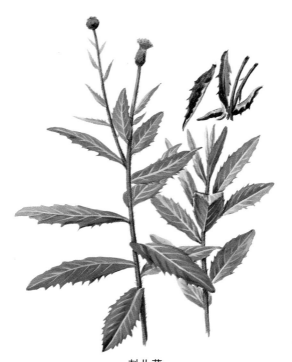

刺儿菜

Cirsium setosum (Willd.) M. V. B.

地 榆

为蔷薇科植物地榆或长叶地榆的根。

原植物 地榆:多年生草本,全株无毛。根茎粗,木质化,生有多数纺锤形根,红褐色,断面暗红色。羽状复叶,基生叶有长柄,茎生叶互生;托叶镰状,小叶 7～19 片,椭圆形,边缘有圆而锐的锯齿。穗状花序顶生,直立,圆柱形,花小而密集;花被 4 裂,花瓣状,紫红色。瘦果椭圆形,棕色。生于草地、山坡、灌丛及田边。除广东、广西外,分布于全国大部分地区。

采制 春秋采挖,晒干,切片。生用或炒炭用。

性味功用 苦、酸,微寒。①凉血止血:治便血、痔血、血痢、崩漏。②解毒敛疮:治痈肿、白带、湿疹。

用量用法 10～15g,水煎服。生用解毒,炒炭止血。外用适量。大面积烧烫伤不宜多用久用。

选方 ①便血、痔血:地榆炭、槐角各 15g,黄芩、防风各 10g,水煎服。②崩漏下血:地榆炭、仙鹤草各 15g,生地炭 10g,水煎服。③烧烫伤:轻者,地榆炭 30g,研粉,麻油调涂;重者,地榆炭、大黄、黄柏各 30g,煅石膏 60g,冰片 10g,研粉,茶油调敷,每日或隔日换 1 次。④痈肿初起、红肿热痛:生地榆、紫花地丁各 30g,三七 10g,研末,麻油调敷。⑤白带:生地榆、鸭跖草、大蓟、车前草各 15g,水煎服。⑥湿疹:地榆 60g,煎汤洗。

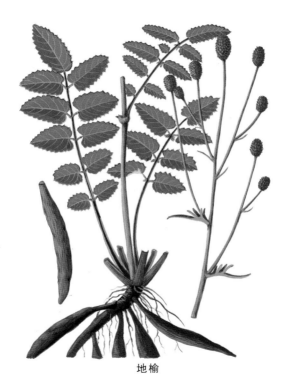

地榆

Sanguisorba officinalis L.

槐 花

为豆科植物槐的花蕾。

原植物　落叶乔木,高15～25m。树冠圆形,叶多而密,树皮棕灰色。单数羽状复叶互生,小叶9～15片,叶轴有毛,基部膨大,叶片卵状长圆形,全缘,下面灰白色,疏生短柔毛。圆锥花序顶生;萼钟状,具5小齿;蝶形花冠乳白色或略带黄色;旗瓣阔心形,有短爪和紫脉。荚果肉质无毛,串珠状。种子肾形。生于山坡原野,全国南北各省均有栽培。

采制　夏季采摘花蕾,及时干燥,去除枝梗及杂质,为槐花。秋季采摘果实,为槐角。生用或炒炭用。

性味功用　苦,微寒。①凉血止血:治痔血、便血、吐血、衄血。②清肝泻火:治肝火上炎头痛目赤、高血压病。槐角兼润肠通便,治便秘目赤。

用量用法　10～15g,水煎服。止血炒炭用,泻火生用。孕妇忌用槐角。

选方　①便血、痔血:槐花炭、地榆炭各15g,侧柏叶、枳壳各10g,水煎服。②痢疾下痢脓血:槐花、白芍各15g,黄连、地榆各10g,水煎服。③咯血、吐血:槐花、仙鹤草、白及各12g,水煎服。④目赤肿痛、便秘:槐角、决明子、夏枯草各15g,水煎服。⑤高血压病头晕面赤:槐花、菊花各15g,水煎代茶。

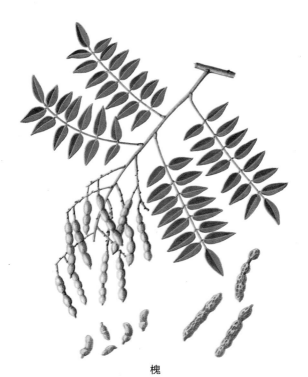

槐

Sophora japonica L.

侧柏叶

为柏科植物侧柏的嫩枝叶。

原植物 常绿乔木。树皮薄,淡灰褐色或深灰色,常裂为条状;分枝较密,小枝扁平,排成一平面。叶鳞形,交互对生,正面一对扁平,有腺点,侧面一对龙骨状,盖在正面基部两侧。雌雄异株,球花单生于上年短枝顶端。球果有种鳞4对,卵状椭圆形,中部种鳞各有1~2粒种子。种子长卵形。全国各地均有栽培。

采制 全年可采,阴干,切段。生用或炒炭用。种仁为柏子仁。

性味功用 苦、涩,微寒。①凉血止血:治血热出血。②止咳化痰:治肺热咳嗽咳痰。③清热消肿:治疗疮肿痛、鹅掌风、癣疮、烫伤、跌打损伤。④生发乌发:治血热脱发、须发早白。

用量用法 10~15g,水煎服。止血炒炭用,止咳、清热生用。外用适量。

选方 ①胃或十二指肠溃疡出血:侧柏叶炭15g,白及10g,研末冲服。②慢性气管炎及百日咳(咳嗽痰黄):侧柏叶、黄芩各10g,桔梗、前胡各8g,水煎服。③疗疮肿毒、缠腰火丹:侧柏叶、大黄、黄柏、赤芍各15g,研末茶油调敷。④癣疮、鹅掌风、脱发:侧柏叶60g,煎汤外洗;或侧柏叶30g,研末麻油调敷。

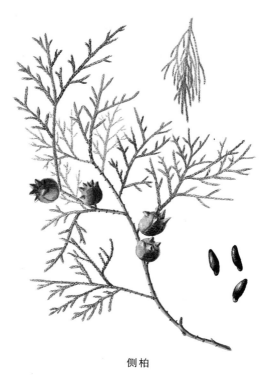

侧柏

Platyclatus orientalis Franco

白茅根

为禾本科植物白茅的根茎。

原植物 多年生草本。根茎白色,节部生有鳞皮。秆直立,丛生,节上有细柔毛。单叶互生,叶线形或条状披针形;叶鞘褐色,具短叶舌。圆锥花序紧缩成穗状,长5～20cm,小穗披针形,每小穗具1花,基部被白色丝状柔毛。颖果暗褐色,成熟果序被白色长柔毛。生于路旁、向阳干草地或山坡上。分布于全国各地。

采制 春秋采挖,除去须根及膜质叶鞘,洗净,捆成小把,鲜用;或晒干,生用或炒炭用。

性味功用 甘,寒。①凉血止血:治血热咳血、吐血、衄血、尿血。②清热利尿:治热病烦渴、湿热黄疸、热淋涩痛、肾炎水肿。

用量用法 15～30g,水煎服;鲜品加倍。止血炒炭用。

选方 ①尿血或血淋:鲜白茅根、石韦、小蓟各30g,水煎服。②咳血或痰中带血:白茅根、栀子各15g,白及10g,水煎服。③热病烦渴:鲜白茅根、鲜芦根各60g,煎汤代茶。④胃热呕吐、呃逆:白茅根、竹茹各15g,黄连3g,水煎少量频服。⑤黄疸、小便短赤:白茅根、茵陈蒿、车前子各15g,水煎服。⑥肾炎水肿、小便不利:白茅根、益母草、玉米须各15g,水煎服。

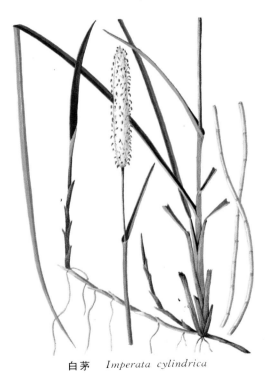

白茅 *Imperata cylindrica*

Beauv. var. *major* (Nees.) C. E. Hubb.

苎麻根

为荨麻科植物苎麻的根。

原植物　多年生草本。全株被毛。根呈不规则的圆柱形，稍弯曲，表面灰棕色，有粘质。茎直立，茎皮纤维长，拉力强。单叶互生，卵形或卵圆形，叶背密被白色棉毛。花单性，圆锥花序腋生，花小。生于山坡、山沟、路旁，或栽培于坡地。分布于长江以南、南岭以北。

采制　冬春采挖，洗净，晒干，切片生用。叶和茎皮亦当药用。

性味功用　甘，寒。①凉血止血：治血热出血及外伤出血。②清热安胎：治胎热胎动不安、胎漏。③清热解毒：治痈疮肿毒、毒虫咬伤、湿疹、癣、丹毒、淋病。

用量用法　10～30g，水煎服；鲜品加倍。外用适量。

选方　①尿血、血淋：苎麻根、白茅根、石韦各15g，水煎代茶。②胎动不安、胎漏下血：苎麻根30g，白葡萄干、莲子各15g，水煎，加白糖10g，阿胶15g（烊化），共服；或鲜苎麻根30g，糯米100g，莲子30g，煮食。③乳痈初起肿痛：鲜苎麻根或叶30g，韭菜根、葱根、桔叶各15g，捣烂加酒糟外敷。④湿疹、丹毒、毒虫咬伤：鲜苎麻根、野菊花各30g，捣烂外涂。⑤胃出血：苎麻根30g，水煎服。

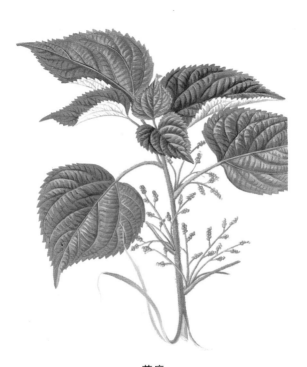

苎麻

Boehmeria nivea (L.) Gaud.

羊 蹄

为蓼科植物羊蹄或尼泊尔羊蹄的根。

原植物 羊蹄:多年生草本。根粗壮,黄色。茎直立。基生叶,叶片长椭圆形或卵状长圆形,基部心形,边缘具波状皱折;茎生叶较小,基部楔形,托叶鞘膜质,筒状。花序狭长圆锥形;花两性,花被片 6,卵状心形,边缘有不整齐的齿,全部生有瘤状突起。瘦果黑褐色,宽卵形,有 3 棱。生于山野、路边、沟边湿地。分布于除东北和西北外的全国大部分地区。

采制 春秋采挖,洗净,切片,晒干,生用。

性味功用 苦、涩、寒。①凉血止血:治血热出血、血小板减少性紫癜。②清热解毒:治疮痈、肝炎。③杀虫止痒:治疥癣、秃疮、湿疹瘙痒。④泻下通便:治便秘。

用量用法 10～15g,水煎服;鲜品加倍。外用适量。

选方 ①痔疮出血、肠风下血:羊蹄、地榆、槐花各15g,水煎服。②血小板减少性紫癜:羊蹄 30g,红枣60g,水煎常服。③疥疮、手足癣、体癣:鲜羊蹄 60g,捣敷;或疥疮配硫黄 10g 研末调敷,癣配枯矾 10g 研末调敷。④烧烫伤:羊蹄、地榆各 30g 研末,茶油调涂;或鲜品 60g 捣敷。⑤便秘:羊蹄 15g,煎服;或鲜品 60g 捣汁服。⑥黄疸、带下色黄:羊蹄、茵陈各 15g,水煎服。

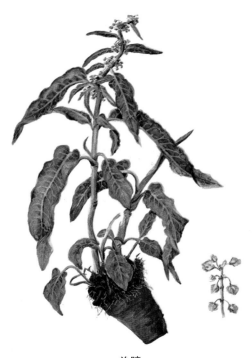

羊蹄

Rumex japonicus Houtt.

三 七

为五加科植物三七的根。

原植物 多年生草本,高达60cm。根状茎短。主根倒圆锥形或短纺锤形,表面棕黄色或暗褐色,肉质,有瘤状突的分枝或多数小根。茎直立,单生,光滑无毛。掌状复叶轮生于茎上,小叶3～7,伞形花序单生,花小多两性;黄绿色;花萼5裂;花瓣、雄蕊皆为5。浆果状核果,扁球形。生于山坡丛林,或栽培于高山坡。分布于广西、云南、四川、西藏、湖南等省区。

采制 秋冬采挖,去须根,晒干,加蜡打光,生用。

性味功用 甘、微苦,温。①散淤止血:治各种内外出血。②消肿定痛:治跌仆肿痛、痈疡肿痛、胸腹诸痛。

用量用法 1.5～3g,研末服;3～10g,水煎服。外用适量,研末外掺或调敷。孕妇忌用。

选方 ①内伤出血(咳血、吐血、便血、崩漏、尿血等):三七3g,研末服。②外伤出血:三七粉适量掺入伤口。③损打损伤、淤肿疼痛:三七粉适量,白酒调敷;三七3g,乳香、没药各10g,研末红酒冲服。④冠心病心绞痛、缺血性脑血管病、中风后遗症:三七粉3g(冲服),川芎、当归各10g,黄芪15g,水煎服。⑤血淤型慢性肝炎、胁痛:三七粉2g,香附、柴胡各10g,水煎冲三七粉服。⑥胃脘疼痛:三七3g,延胡索9g,研末开水送服。

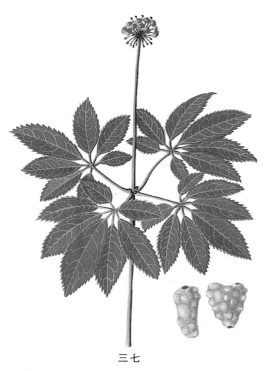

三七

Panax notoginseng (Burk.) F. H. Chen

茜　草

为茜草科植物茜草的根及根茎。

原植物　多年生攀援草本。根细长,圆柱形,数条至数十条丛生,外皮紫红色或橙红色。茎四棱形,中空,棱上生有倒钩刺。叶 4 片轮生,卵状心形或三角状卵形,全缘,下面中脉及叶柄均有倒刺。花小,淡黄白色,聚伞花序腋生或顶生;浆果肉质,球形。生于林边、溪旁、山坡、灌丛、草丛等阴湿处。分布于全国各地。

采制　春秋采挖,除去茎叶,洗净,晒干,生用或炒用。

性味功用　苦,寒。①凉血化淤止血:治血淤血热出血。②通经活络:治血淤闭经、痛经、跌仆损伤。此外,治疮痈初起、老年性慢性支气管炎、肠炎。

用量用法　10～15g,水煎服。止血炒炭用,活血生用。外用适量。

选方　①吐血、衄血、呕血(血色鲜红有淤块):茜草、生地黄各15g,大蓟10g,水煎服。②月经过多有块:茜草、乌贼骨各15g,艾叶炭10g,水煎服。③风湿顽痹、筋脉拘挛:茜草、地龙干、鸡血藤各15g,水煎服。④闭经、痛经:茜草、香附各12g,当归、川芎各10g,水煎服。⑤荨麻疹色红瘙痒:茜草、生地黄各15g,水煎服。⑥咳嗽痰多:茜草、石韦各15g,水煎服。

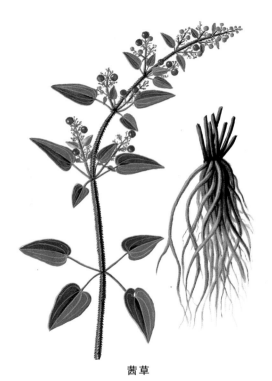

茜草

Rubia cordifolia L.

蒲 黄

为香蒲科植物水烛香蒲、东方香蒲或同属植物的花粉。

原植物　水烛香蒲:多年生水生草本,高 0.5～3m。葡萄茎横走。茎直立。叶丛生,狭条形。穗状花序圆柱形,顶生,形如蜡烛;雄花序生于上部,花粉黄色,花粉粒单一。雌花序在下部,两者不连接;小坚果无沟。生于水边、池沼或浅沼泽中。分布于全国各地。

采制　夏季花刚开放时,剪下蒲棒上部黄色雄花序,晒干,碾碎,筛出花粉。生用或炒用。

性味功用　甘,平。①化淤止血:治各种内外出血证、淤滞痛证。②利尿通淋:治血淋。③降血脂:治高脂血症。

用量用法　3～10g,布包水煎服。止血炒用,活血生用。外用适量。孕妇忌用。

选方　①吐血、咳血:蒲黄10g,水煎服,阿胶15g,烊化冲服。②尿血、血淋:蒲黄、小蓟各10g,白茅根、石韦各15g,水煎服。③产后恶露不下、腹痛:生蒲黄、当归各10g,益母草15g,水煎服。④闭经、痛经:蒲黄、香附各10g,当归、川芎各12g,水煎服。⑤胃脘疼痛:蒲黄、五灵脂各10g,延胡索、乳香、砂仁各5g,水煎服⑥高脂血症:蒲黄、泽泻、山楂各10g,水煎服。

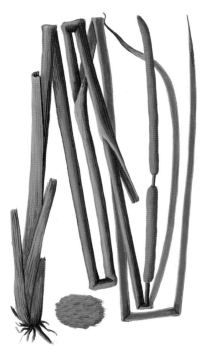

水烛香蒲

Typha angustifolia L.

降　香

为豆科植物降香檀树干和根的心材。

原植物　常绿小乔木。树皮褐色,粗糙,小枝近平滑。单数羽状复叶互生,小叶 9～13,近革质,卵形或椭圆形;基部小叶较小,宽卵形。圆锥花序腋生,由多数聚伞花序组成;萼钟状,5 裂,上部 2 裂;花冠蝶形,淡黄色或乳白色。荚果舌状长椭圆形,果皮革质。种子 1 枚。生于热带地区山坡疏林中。海南、广东、广西、云南等地有少量栽培。

采制　全年可采,除去边材,劈成小块,阴干。生用。

性味功用　辛,温。①化淤止血:治跌打损伤、内外出血。②理气止痛:治脘腹疼痛、肝郁胁痛、胸痹刺痛。

用量用法　3～6g,水煎服,后下;1～2g,研末服。外用适量。

选方　①跌打损伤、内伤出血(吐血、咯血):降香2g,三七 10g,共研细末,开水送服;如外出血,上二药适量,外敷伤口。②脘腹疼痛:降香 6g,五灵脂、延胡索各 10g,水煎服。③冠心病心绞痛:降香 6g,瓜蒌、薤白各 12g,川芎 10g,丹参 15g,水煎服。

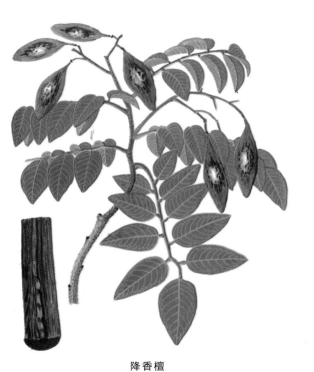

降香檀

Dalbergia odorifera T. Chen

白 及

为兰科植物白及的块茎。

原植物　多年生草本。地下茎扁圆形或呈不规则菱形,肉质,黄白色。叶4～5片,叶片狭长圆形或披针形,基部下延成鞘,抱茎。总状花序顶生,有花3～8朵;花大,紫色或淡紫红色。蒴果圆柱形,有6条纵棱。生于山谷、山野潮湿处。分布于四川、湖南、贵州、湖北、安徽、河南、浙江、福建、陕西等地。

采制　夏秋采挖,除去残茎及须根,置沸水中煮或蒸至内无白心,撞去外表,晒干。切片生用。

性味功用　苦、甘、涩,寒。①收敛止血:治咳血、胃或十二指肠溃疡出血、外伤出血。②消肿生肌:治痈肿疮毒、烧烫伤、手足皲裂、肛裂。

用量用法　3～10g,水煎服;2～5g,研末服。外用适量。不宜与乌头同用。

选方　①肺结核咯血:白及、百部各10g,水煎,阿胶15g,烊化冲服。②上消化道出血:白及粉、生大黄粉各9g,温开水调服。③外伤出血:白及粉15g,外敷伤口;或白及粉、煅石膏末各等分,外敷。④口舌生疮:白及粉10g,维生素C30片,研粉,取适量撒疮面。⑤疮疡久溃不敛,白及、黄连、五倍子各10g,研末外敷。⑥冬季手足皲裂、肛裂、烫伤:白及粉适量,茶油调涂患处。

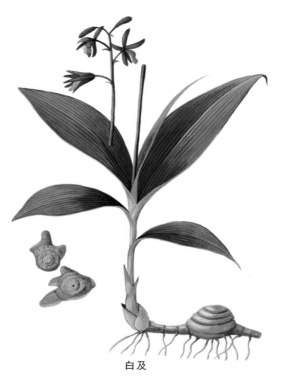

白及

Bletilla striata (Thunb.) Reichb. f.

仙鹤草

为蔷薇科植物龙芽草的全草。

原植物 多年生草本。根状茎褐色,横走。秋季地上部分枯萎后根状茎先端常生一或数个冬芽,白色,圆锥形,向上弯曲。茎直立,被疏柔毛及腺毛。叶互生,单数羽状复叶,小叶大小不等,边有锯齿。总状花序顶生,花黄色;萼筒于果熟时增厚,下垂,顶端有一圈钩状刺毛。瘦果倒圆锥形。生于山野、路旁。几乎遍布全国。

采制 夏秋采割茎叶,洗净,鲜用,或晒干生用。

性味功用 苦、涩,平。①收敛止血:治鼻衄、咯血、崩漏等。②消积止泻止痢:治积滞泄泻、血痢、久痢、小儿疳积。③杀虫止痒:治滴虫性阴道炎。④解毒消肿:治疮疖肿痛、癌肿。⑤补虚强壮:治脱力劳伤等。

用量用法 10~15g,大剂量可用30~60g,水煎服。外用适量。

选方 ①上消化道出血:侧柏叶炭、白及、大黄各10g,研末,仙鹤草15g水煎调服。②口腔炎、口腔溃疡:仙鹤草带根30g,水煎漱口后内服,5天为1疗程;或仙鹤草根适量,研末,掺于溃疡面。③支气管炎咳喘:仙鹤草30g,大枣10枚,水煎服。④脱力劳伤、神疲乏力或全血细胞减少:仙鹤草60g,水煎2次,取煎液炖猪瘦肉适量、阿胶15g、大枣10枚,10天为1疗程。

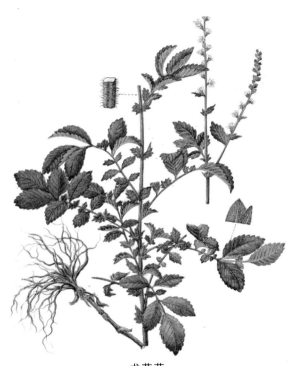

龙芽草

Agrimonia pilosa Ledeb.

紫　珠

为马鞭草科植物紫珠或杜虹花等的叶。

原植物　紫珠:小灌木。嫩枝有毛。单叶对生,叶卵形或椭圆形,两端尖锐,上面稍有细毛,下面有灰褐色星状毛及红色或暗灰色腺点,边有细锯齿。花紫红色,聚伞花序5～7次分歧;萼被毛,萼齿钝三角形;花冠及子房均被毛。果紫红色,球形,光滑。生于路旁、山坡及溪边灌丛中。分布于西南、华东、华中各省区。

采制　夏秋采收,鲜用或晒干,生用或研末用。

性味功用　苦、涩,凉。①止血生肌:治各种内外出血证。②解毒消肿:治烧烫伤、热毒疮疡、扭伤肿痛、流感。

用量用法　10～15g,水煎服;1.5～3g,研末服。外用适量。

选方　①胃及十二指肠溃疡出血:紫珠3g,白及10g,生大黄8g,共研细末,温开水调服。②咯血:紫珠、仙鹤草、棕榈炭各12g,水煎服。③外伤出血:紫珠、白及各15g,研末外敷。④化脓性皮肤溃疡:紫珠、黄柏、紫花地丁各15g,研末开水调涂。⑤烧烫伤:紫珠、地榆各30g,研末茶油调涂。⑥跌打肿痛:鲜紫珠叶60g,捣烂加酒加温调敷。⑦伤风感冒:紫珠15g,水煎热服。

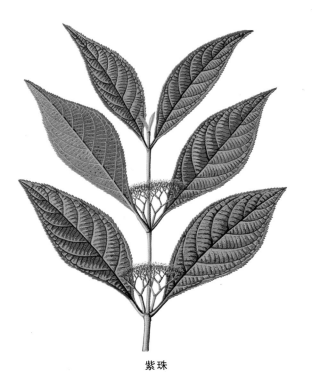

紫珠

Callicarpa bodinieri Levl.

棕榈炭

为棕榈科植物棕榈的叶柄。

原植物　常绿乔木。干圆柱形，不分枝。叶簇生于茎顶，圆扇形，有皱褶；叶片掌状深裂，裂片多数条形，叶柄质坚硬，边缘有细圆齿；叶鞘抱茎，分裂为棕褐色纤维状。花穗排成圆锥花序式，腋生，总苞多数，花淡黄色。核果球形或近肾形。生于山谷丛林中，或栽培。分布于长江以南各地。

采制　采棕时割下旧叶柄下延部分及鞘片，除去纤维状棕毛，炒炭用。

性味功用　苦、涩、平。收敛止血，治妇科多种原因引起的出血，或衄血、便血。

用量用法　3～10g，水煎服；1～1.5g，研末服。外用适量。

选方　①功能性子宫出血：棕榈炭、荆芥炭各 10g，柴胡、香附各 8g，水煎服。②人工流产、上环后出血量多：棕榈炭、栀子炭各 10g，黄柏、白及各 12g，水煎服。③子宫肌瘤、月经过多：棕榈炭、牡丹皮、贯众炭各 10g，侧柏叶 12g，水煎服。④衄血：棕榈炭 10g，研末，棉球蘸粉塞鼻。⑤痔漏便血日久不愈：棕榈炭、地榆炭、炮姜炭各 10g，研末服。⑥久泄不痢：棕榈炭、乌梅炭各 10g，肉豆蔻、吴茱萸各 6g，水煎服。

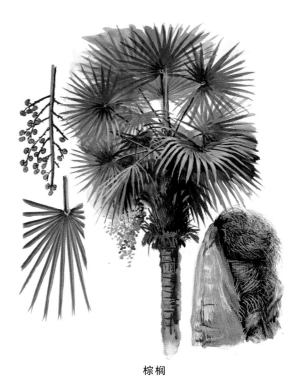

棕榈

Trachycarpus fortunei (Hook. f.) H. Wendl.

藕　节

为睡莲科植物莲的根茎的节。

原植物　多年生水生草本。根茎横走,圆柱形,肥大而多节,白色,中有孔洞。叶盾形,高出水面,粉绿色。叶柄长,散生细刺。花单生于花梗顶端;萼早落;花瓣多数,红色,粉红色或白色;雄蕊多数,花药黄色,线形;心皮多数,离生。坚果椭圆形或卵形,嵌入莲蓬头状海绵质的花托内。栽培于湖沼、水田或池塘中。分布于我国南、北各省区,各地多有栽培。

采制　秋冬挖藕时,切下节部,晒干。生用或炒炭用。成熟种子为莲子,青嫩胚芽为莲子心,雄蕊为莲须,成熟花托为莲房,叶为荷叶,叶柄及花梗为荷梗,均可当药用。

性味功用　甘、涩,平。收敛止血,治各种出血证。

用量用法　10～30g,水煎服,鲜品加倍,捣汁饮。

选方　①吐血:鲜藕节60g,捣汁饮;或藕节炭、棕榈炭各10g,研末,田七粉5g,温开水送服。②鼻衄:鲜藕节60g,捣汁饮,并外用滴鼻。③鼻息肉:藕节炭、乌梅炭各10g,白矾、冰片各3g,研末备用,取少许吹鼻中。④便血、痔血经久不愈:藕节30g,白果10g,水煎服。⑤尿血:藕节、小蓟各15g,滑石20g,通草5g,水煎代茶。

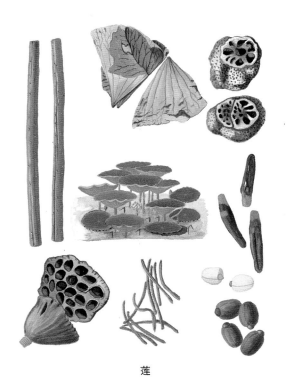

莲

Nelumbo nucifera Gaertn.

艾 叶

为菊科植物艾的叶。

原植物 多年生草本。全株密被白色茸毛。茎直立，上部多分枝。叶互生，3～5深裂或羽状深裂，裂片椭圆形或椭圆状披针形，边缘有不规则的锯齿，上面被蛛丝状毛，有白色密或疏腺点，下面密生白色毡毛。头状花序钟形，花带紫红色，多数，边缘膜质。瘦果椭圆形，无毛。生于林缘、荒地，或栽培。分布于全国各地。

采制 春夏间花未开时采摘，晒干生用或炒炭用。捣绒是灸法的主要用料，制成艾条、艾饼。

性味功用 苦、辛，温；有小毒。①温经止血：治吐血、衄血、月经过多、崩漏。②散寒止痛：治脘腹冷痛、宫冷不孕、带下清稀。③安胎：治胎动不安、妊娠下血。外用止痒，治湿疹瘙痒。艾灸温运气血，治虚寒性疾病。

用量用法 3～10g，水煎服，止血炒炭用。外用适量。

选方 ①月经过多、崩漏（色淡质稀）：艾叶炭、荆芥炭各10g，阿胶15g（烊化），当归、熟地各15g，水煎服。②少腹冷痛、带下清稀：艾叶、香附各10g，肉桂6g，水煎加红糖服。③淋雨下水而脘腹冷痛：艾叶、干姜各10g，鸡蛋2个，红糖适量，水煎热服。④胎漏、腰痛：艾叶、苎麻根各10g，桑寄生15g，阿胶20g（烊化），水煎服。⑤湿疹：艾叶30g，水煎外洗。

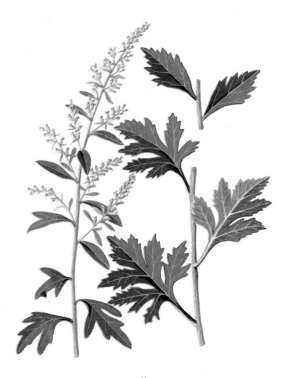

艾

Artemisia argyi Levl. et Vant.

川 芎

为伞形科植物川芎的根茎。

原植物 多年生草本，气味芳香。根茎为不规则结节状拳形团块，下端有多数须根。茎直立中空，表面有纵沟，茎节逐渐膨大。羽状复叶互生，小叶 3～5 对。复伞形花序顶生，花白色。双悬果卵形。四川、云南、贵州和华东、华北等地有栽培。

采制 夏季当茎上的节盘显著膨大，并略带紫色时采挖，除去泥沙，晒后烘干，去须根。生用或酒炒用。

性味功用 辛，温。①活血行气：治月经不调、痛经、闭经、产后腹痛、胸胁疼痛、跌打肿痛、疮疡脓成不溃。②祛风通络止痛：治头痛、风湿痹痛。

用量用法 3～10g，水煎服。生用祛风止痛，酒炒活血。阴虚火旺及妇女妊娠、月经过多者禁服。

选方 ①月经不调、痛经（经色暗有血块）：川芎、桃仁各 8g，当归、白芍各 10g 水煎服。②产后恶露不尽、腹痛：川芎、当归各 10g，炮姜、桃仁各 5g，益母草 15g，水煎服。③胸胁、脘腹胀痛：川芎、柴胡、香附各 10g，白芍、厚朴各 12g，水煎服。④冠心病心绞痛：川芎 10g，丹参各 15g，桂枝 8g，薤白 12g，水煎服。⑤头风痛：川芎、僵蚕各 10g，蔓荆子、天麻各 12g，水煎服。

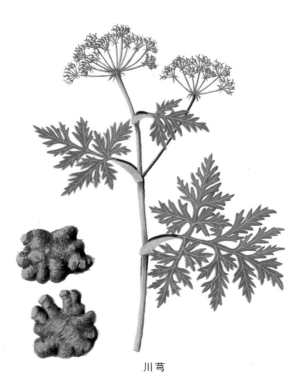

川芎

Ligustcum chuanxiong S. H. Qiu et al.

延胡索

为罂粟科植物延胡索的块茎。

原植物　多年生草本。块茎呈扁圆球状，外皮灰棕色，内面浅黄色。茎直立，纤细。基生叶与茎生叶同形，基生叶互生，有长柄；二回三出复叶，全裂，末回裂片披针形或长椭圆形，全缘。花序总状，花紫红色，苞片阔披针形；萼片小，早落；花瓣有距。蒴果线形。生于山坡、丘陵草地中，或栽培。分布于浙江、江苏等地。

采制　夏初植株枯萎时采挖，除去须根及浮皮，置沸水中煮至无白心时取出，晒干。生用或醋炙用。

性味功用　辛、苦、温。活血散淤、行气止痛，治胸胁脘腹疼痛、痛经、闭经、产后腹痛、头痛、跌打肿痛。

用量用法　3～10g，水煎服，醋制捣烂后煎；1.5～3g，研末服。

选方　①胸闷胸痛：延胡索10g，瓜蒌、薤白各15g，丹参、川芎各10g，水煎服。②胁肋胀痛：延胡索、川楝子各30g，研末服，每次3g，1日3次。③慢性胃炎、胃溃疡（胃脘胀痛）：延胡索、香附、高良姜各10g，水煎服。④痛经、闭经、产后腹痛：延胡索、当归、川芎各10g，赤芍药9g，水煎服。⑤疝气疼痛：延胡索、丁香、肉桂各10g，当归12g，荔枝核15g，水煎服。⑥失眠头痛：延胡索、白芷各10g，研末睡前服。

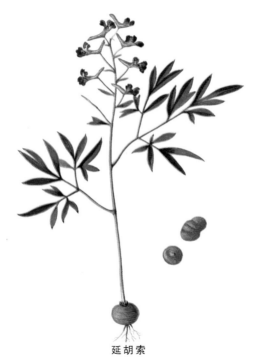

延胡索

Corydalis yanhusuo W. T. Wang

牛 膝

为苋科植物牛膝(怀牛膝)和川牛膝的根。

原植物 牛膝:多年生草本。根粗壮,圆柱形,土黄色。茎直立,四棱形,节部膨大。叶对生,卵形至椭圆形或阔披针形,全缘,两面被毛。穗状花序腋生和顶生,花黄绿色;苞片宽卵形,具芒;花后花向下折贴近总花梗。胞果矩圆形。生于山坡草丛、屋旁、林缘。分布于河南等地。

采制 冬季采挖,洗净,晒干,生用或酒炙用。

性味功用 苦、甘、酸,平。①活血祛淤:治血淤诸证。②利关节、强腰膝:治痹证、痿证。③利尿通淋:治淋证、水肿、小便不利。④引火引血下行:治高血压肝阳上亢头痛眩晕、虚火牙痛、口舌生疮、吐血、衄血、倒经。

用量用法 6～15g,水煎服。酒制活血利关节,生用利尿,引火下行。孕妇、月经过多、滑精、便溏者忌用。

选方 ①闭经、痛经、产后腹痛:牛膝、川芎、当归各12g,桃仁、红花各6g,水煎服。②跌仆损伤肿痛:鲜牛膝捣敷。③痹证、肢节疼痛:牛膝、桑寄生各15g,独活、秦艽各10g,水煎服。④痿证:牛膝、黄柏各12g,苍术10g,薏苡仁15g,水煎服。⑤高血压:牛膝、代赭石各15g,白芍10g,生龙牡各20g,水煎服。⑥虚火牙痛:牛膝、知母各12g,生石膏30g,水煎服。

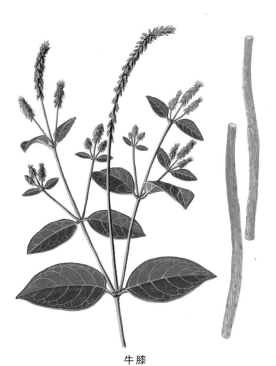

牛膝

Achyranthes bidentata Bl.

丹 参

为唇形科植物丹参的根及根茎。

原植物 多年生草本。根细长，圆柱形，外皮土红色。全株密被淡黄色柔毛及腺毛。茎方形。单数羽状复叶，小叶对生，卵形或椭圆状卵形。轮伞花序，每轮3～10朵，组成顶生或腋生假总状花序。生于林下、溪旁或山坡草地。分布于广东、广西、江西、浙江、湖南等省。

采制 春秋采挖，洗净，晒干。生用或酒炙用。

性味功用 苦，微寒。①祛淤止痛：治胸腹刺痛、脘腹疼痛、风湿痹痛、中风、慢性肝炎、肝硬化。②活血通经：治月经不调、痛经、闭经、产后腹痛、宫外孕腹痛。③凉血消痈：治疮痈肿痛。④清心除烦：治热病烦躁神昏、病毒性心肌炎、慢性肺源性心脏病。

用量用法 5～15g，水煎服。酒炙活血。

选方 ①冠心病心绞痛：丹参15g，赤芍、川芎、红花各9g，降香6g，水煎服；或用复方丹参片、丹参注射液。②缺血性中风或半身不遂：丹参15g，川芎、赤芍各10g，地龙干12g，黄芪20g，水煎服。③慢性肝炎、早期肝硬化：丹参15g，郁金、柴胡、鳖甲各12g，水煎服。④宫外孕早期：丹参15g，桃仁、红花各10g，水煎服。⑤疮痈肿痛：丹参、鸡血藤各15g，银花、连翘各10g，水煎服。⑥心悸失眠：丹参、麦冬各15g，五味子10g，水煎服。

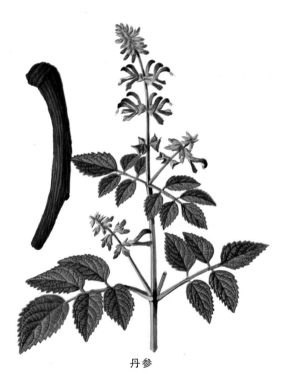

丹参

Salvia miltiorrhiza Bge.

郁　金

为姜科植物温郁金、姜黄、广西莪术、蓬莪术的块根。

原植物　温郁金:多年生草本。地下有肥大根状茎,圆柱形或长卵形;侧根茎指状,内面黄色;根末端有块根,呈纺锤形,断面白色。叶基生,2 列,幼叶卷旋而出,外包 3～4 片鞘状鳞叶;叶片长圆形或宽卵形。穗状花序,单独由根茎抽出。分布于我国东南至西南各地。

采制　冬春茎叶枯萎时采挖,摘取根端的块根(郁金),蒸或煮至透心,晒干。生用或矾水炒用。

性味功用　辛、苦,寒。①活血止痛、行气解郁:治胸胁脘胀胀痛、经行腹痛。②清热凉血:治血热出血、倒经。③清心开窍:治热闭神昏、癫痫痰闭。④利胆退黄:治病毒性肝炎、胆囊炎、胆石症。

用量用法　5～12g,水煎服,打碎;2～5g,研末服。孕妇慎用,不宜与丁香同用。

选方　①胸闷胁痛、胃脘胀痛偏热:郁金、香附、柴胡、白芍各 12g,甘草 3g,水煎服。②吐血、衄血、倒经(血色鲜红):郁金、牛膝、代赭石各 12g,水煎凉服。③热闭神昏:郁金、石菖蒲、连翘心各 12g,水煎,冲竹沥汁 15ml 服。④肝炎、胆囊炎、胆石症等黄疸、胁痛:郁金、海金沙、金钱草、鸡内金各 12g,水煎代茶。

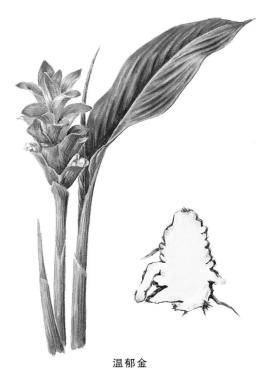

温郁金

Curcuma wenyujin Y. H. Chen et C. Ling

姜 黄

为姜科植物姜黄的根茎。

原植物 多年生草本。根茎短圆柱形,分枝指状,断面深黄色。叶2列,长椭圆形,先端渐尖。花序从叶鞘中抽出,穗状花序圆柱形;苞片卵形,绿白色,内含数花;萼管状,具3钝齿;花冠漏斗状;唇瓣长圆形,3浅圆裂,黄色。蒴果膜质,球形。生于山坡草地。分布或栽培于华南及云南、四川、福建、台湾、江西等省。

采制 冬季茎叶枯萎时采挖,除去须根,洗净,晒干。切片生用。

性味功用 辛、苦,温。①行气破淤:治胸胁刺痛、经闭痛经、症瘕积聚、跌打肿痛。②通络止痛:治风湿臂痛、痈疽发背。③降血脂:治高脂血症。

用量用法 3～10g,水煎服;外用适量。孕妇慎用。

选方 ①胸腹疼痛:姜黄、当归各10g,木香、乌药各6g,水煎服。②胁肋刺痛:姜黄、川楝子、延胡索各10g,水煎服。③闭经痛经、产后腹痛:姜黄、川芎、红花各10g,水煎服。④跌打损伤:姜黄、乳香、没药各10g,水煎加酒服。⑤风湿手臂疼痛:姜黄、桂枝各10g,威灵仙、海桐皮各12g,水煎服。⑥痈疮、癣疾初起(红肿痒痛):姜黄、黄土、糯米饭各适量,捣烂外敷患处。⑦高脂血症:姜黄、山楂各10g,水煎服。

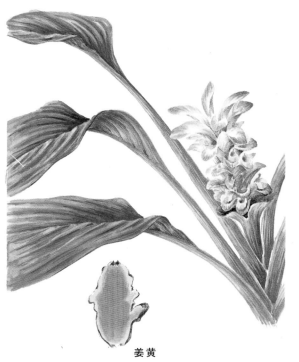

姜黄

Curcuma longa L.

桃 仁

为蔷薇科植物桃或山桃的成熟种子。

原植物 桃:落叶小乔木。叶互生,卵状披针形或长圆状披针形,叶缘有细齿,托叶线形。春季先叶开花,1朵腋生,花梗甚短;花萼被短柔毛;花瓣5,粉红色。核果,宽卵状球形,密被短柔毛;核坚木质,有网状凹纹。种子扁卵状心形,浅棕色。栽培于全国大部分地区。

采制 夏季果实成熟后收集果核,打碎,取出种子,燀去外皮,晒干生用或炒用。

性味功用 苦、甘、平;有小毒。①活血祛淤:治血淤闭经、痛经、症瘕积聚、产后腹痛、恶露不行、痹痛、肺痈、肠痈、疮痈。②润肠通便:治肠燥便秘。

用量用法 5～10g,水煎服,打碎入煎。孕妇禁服,便溏者不宜用;不可多服久服。

选方 ①血滞经闭、痛经:桃仁、红花各9g,丹参15g,牛膝12g,水煎服。②产后淤阻腹痛:桃仁、川芎、赤芍各9g,益母草15g,红花3g,水煎服。③肝脾肿大:桃仁、川芎各9g,鳖甲15g,丹参12g,水煎服。④肺痈咳吐脓血:桃仁9g,生薏苡仁、芦根各15g,黄芩10g,鱼腥草20g,水煎服。⑤肠燥便秘:桃仁、柏子仁、郁李仁各10g,陈皮、厚朴各6g,水煎服。⑥咳喘:杏仁、桃仁各8g,水煎服。

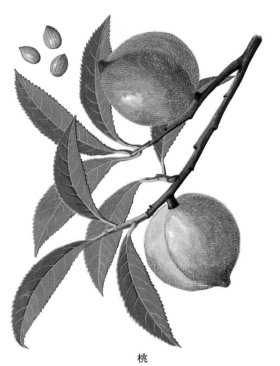

桃

Prunus persica (L.) Batsch

红 花

为菊科植物红花的花。

原植物 一年生草本。茎直立。叶互生,长椭圆形,基部抱茎,边缘有不规则锐齿,齿端有刺,上部叶小,成苞片状围绕头状花序。头状花序顶生,排成伞房状,总苞近球形,总苞片多列,边缘有尖刺;管状花,两性,初开时黄色,后变为橙红色至深红色。瘦果椭圆形。原产于埃及,我国各地药圃有少量栽培。

采制 夏季花由黄变红时采,阴干或晒干,生用。

性味功用 辛,温。①活血通经:治血淤闭经、痛经、产后腹痛、症瘕积聚、中风半身不遂。②祛淤止痛:治跌打损伤、冠心病心绞痛、血栓闭塞性脉管炎。此外,治鸡眼、褥疮、斑疹、丹毒、目赤肿痛、聤耳出脓。

用量用法 3～9g,水煎服;外用适量。孕妇忌用。

选方 ①痛经、闭经、产后腹痛:红花、桃仁各6g,当归、川芎、白芍药各9g,熟地15g,水煎服。②跌打损伤:红花6g,苏木10g,当归、赤芍各12g,水煎服;外用红花油,或红花30g于40%酒精250ml浸泡1周后涂擦。③血栓闭塞性脉管炎:红花9g,丹参、当归各30g,水煎服。④鸡眼:鲜红花、鲜地骨皮捣烂外敷。⑤褥疮未溃:红花30g,浸于250ml开水中1周,揉搓患处。

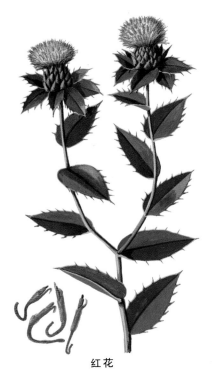

红花

Carthamus tinctorius L.

益母草

为唇形科植物益母草的地上部分。

原植物 一年生或二年生草本。茎直立,有倒生白色伏柔毛。基出叶近圆形,5～9 浅裂;中部叶轮廓为卵形,分裂成 3 个或多个长圆状线形裂片。轮伞花序腋生,花多数;花萼钟形;花冠唇形,淡红色或紫红色;雄蕊二强。生于山野、河滩草丛中或菜地。分布于全国各地。

采制 夏秋间花开时,割取地上全草,切段,鲜用或生用。果实为茺蔚子,秋季成熟时打下,晒干生用。

性味功用 苦、辛,微寒。①活血调经:治痛经闭经、经行不畅、产后恶露不尽腹痛。②利水消肿:治肾炎水肿、小便不利。③清热解毒:治疮痈、瘙痒、头疮。此外,治高血压病。茺蔚子活血调经、清肝明目。

用量用法 10～30g,水煎服;或熬膏,入丸剂。外用适量。孕妇忌服。

选方 ①月经不调、痛经、产后腹痛或刮宫后子宫复原不全:鲜益母草 120g,鸡血藤 60g,浓煎,加红糖服。②急性肾炎水肿:益母草、白茅根、车前子各 15g,水煎服。③疗疮肿毒:鲜益母草 200g,捣汁服,药渣外敷。④皮肤瘙痒、头疮流黄水:益母草 100g,煎汤外洗。⑤高血压病:益母草或茺蔚子、夏枯草各 15g,水煎服。

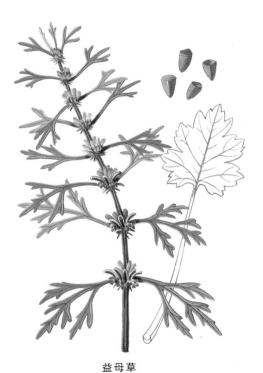

益母草

Leonurus heterophyllus Sweet

泽 兰

为唇形科植物硬毛地瓜儿苗的地上部分。

原植物 多年生草本。地下茎横走,先端膨大为纺锤状肉质块茎。茎常单一,方形,中空,绿色,茎及节上有白色细软毛。叶对生,长圆状披针形,边缘有锐锯齿,下面密生腺点。轮伞花序腋生,每轮有6～10朵花;花冠白色,二唇形。小坚果暗褐色,倒卵圆状三角形。生于山野沼泽地、溪边草丛中。分布于全国大部分地区。

采制 夏季茎叶生长茂盛时采割,晒干切碎生用。

性味功用 苦、辛,微温。①活血通经:治淤血闭经、痛经及产后恶露不尽、跌打损伤、痈疮肿毒。②利水消肿:治产后水肿、小便不利。

用量用法 10～15g,水煎服。外用适量。

选方 ①产后淤血腹痛、恶露不尽:泽兰、赤芍药、延胡索、蒲黄各9g,丹参15g,水煎服。②淤血痛经、闭经:泽兰、当归各12g,白芍药、牛膝各9g,茺蔚子10g,水煎服。③跌打损伤:泽兰、红花、桃仁各9g,水煎服。④痈疮肿痛:鲜泽兰30g,捣烂外敷;或泽兰、金银花各15g,当归10g,生甘草3g,水煎服。⑤产后水肿、小便不利:泽兰、防己各15g,水煎服。

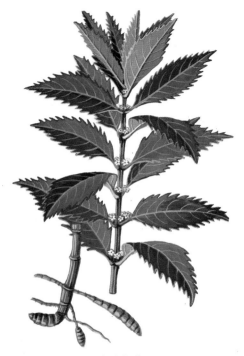

硬毛地瓜儿苗

Lycopus lucidus Turcz. var. *hirtus* Regel

鸡血藤

为豆科植物密花豆的藤茎。

原植物　木质藤本。老茎扁圆形,折断面流出红色汁液。3出复叶互生,小叶宽椭圆形,托叶和小托叶早落。圆锥花序腋生,大型;花多而密;序轴及总花梗均被黄色短柔毛;萼二唇形;花冠蝶形,白色、肉质。荚果扁平,有黄色绒毛。种子1枚,生于荚果顶部。生于山沟、林中及灌丛中。分布于福建、广东、云南等地。

采制　秋、冬采割藤茎,除去枝叶,切片,晒干。生用或熬膏用。

性味功用　苦、甘,温。①活血补血、调经:治月经不调、痛经、闭经、血虚萎黄。②舒筋活络:治风湿痹痛、中风肢体偏瘫。

用量用法　10～30g,水煎服;或熬膏、浸酒服。

选方　①血虚血淤月经不调、痛经、闭经:鸡血藤、当归、熟地各15g,川芎、香附各10g,水煎服。②贫血:鸡血藤30g,水煎服;或熬膏服。③白细胞减少症:鸡血藤、黄芪各15g,大枣10枚,水煎服。④风湿痹痛而面色无华:鸡血藤、当归各15g,木瓜、秦艽各10g,水煎服或浸酒服。⑤中风后遗症手足痿弱、偏瘫:鸡血藤30g,黄芪15g,丹参、地龙干、赤芍各12g,水煎服。

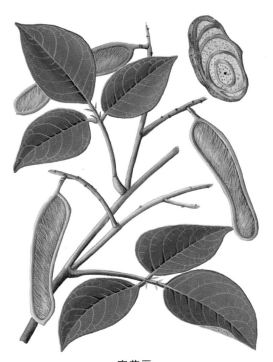

密花豆

Spatholobus suberectus Dunn

王不留行

为石竹科植物麦蓝菜的成熟种子。

原植物 一年生或二年生草本。茎直立,圆柱形,上部叉状分枝,节处稍膨大。叶对生,无柄,粉绿色,卵状披针形或线状披针形,基部略连合而抱茎。聚伞花序顶生;花萼筒有5条棱翅;花瓣5,淡红色;花后萼筒下部膨大为棱状球形。蒴果卵形,包于宿萼筒内。种子多数,黑色,球形光滑。生于山坡、路边。除华南外,分布于全国各地。

采制 夏季果实成熟但果皮尚未裂开时采割植株,晒干,打下种子,去杂质生用或炒用。

性味功用 苦,平。①活血通经:治血淤闭经、痛经、经来不畅。②下乳消痈:治产后乳汁不畅或乳少、乳痈、疔疮初起。③利尿通淋:治热淋、石淋。④止血:治外伤出血、衄血。此外,治带状疱疹。

用量用法 5～15g,水煎服。生用下乳消痈。孕妇忌用。

选方 ①经行不畅、痛经:王不留行、当归、川芎各10g,水煎服。②乳汁不畅:王不留行、穿山甲各15g,当归、黄芪各12g,炖猪蹄同食。③乳痈初起:王不留行、蒲公英、瓜蒌各15g,水煎服。④带状疱疹:王不留行焙黄研末,温开水调涂于患处。

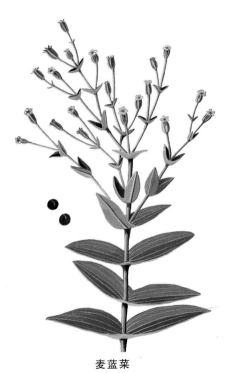

麦蓝菜

Vaccaria segetalis (Neck.) Garcke

月季花

为蔷薇科植物月季的花。

原植物　常绿灌木。枝圆柱形,疏生钩状皮刺。单数羽状复叶互生,小叶 3～5 枚,少 7 枚,叶片宽卵形,边缘有锐齿,两面均无毛;托叶披针形。春末至秋季开花,单生或数朵簇生于枝顶;萼裂片 5,羽状分裂;重瓣或花瓣 5,粉红色或玫瑰色。果实卵状椭圆形或梨形。全国各地广泛栽培。

采制　全年可采,花刚开时采,阴干或低温干燥,生用。叶和根也当药用。

性味功用　甘、淡、微苦,平。①活血调经:治月经不调、痛经、闭经。②疏肝解郁:治胸胁胀痛、高血压。③消肿散结:治痈疽肿毒、跌打损伤瘀肿、淋巴结核。

用量用法　2～5g,水煎服或开水泡服,不宜久煎,或研末服。鲜品加倍,外用适量。不宜多服久服,孕妇慎用。

选方　①月经不调、痛经:月季花 5g,益母草 15g,水煎服。②赤白带下:月季花根 15g,水煎服。③颈淋巴结结核:月季花 5g,炖鲫鱼服;或鲜月季花,捣烂外敷。④胸胁胀痛、喜太息:月季花、玫瑰花各 5g,开水泡服。⑤高血压:月季花 5g,菊花 10g,开水泡服。⑥跌打损伤:鲜月季花捣烂外敷。

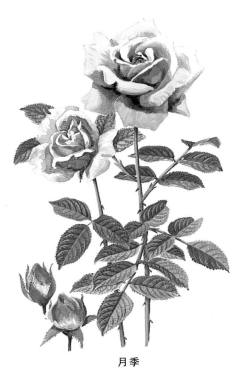

月季

Rosa chinensis Jacq.

凌霄花

为紫葳科植物凌霄或美洲凌霄的花。

原植物 凌霄:落叶木质藤本。常有攀援气根。叶对生,单数羽状复叶,小叶 7～9 片,卵形或卵状披针形,边缘疏生 7～8 锯齿。聚伞圆锥花序顶生,花大,花萼钟形,绿色,5 裂至中部;花冠漏斗状钟形橙红色。蒴果长条形,似豆荚,种子多数。生于山坡、路旁、小河边,常攀援于树上、石头、篱笆上,或栽培。全国除北部、西部外,其他各地常见分布。

采制 夏秋花开时采摘,晒干或低温干燥。生用。

性味功用 辛,微寒。①破血祛淤:治月经不调、闭经、症瘕积聚、跌打损伤、痹证日久。②凉血祛风:治风疹、血热皮肤瘙痒、湿疹、酒糟鼻、小儿腹泻、毒蛇咬伤。

用量用法 3～10g,水煎服。外用适量。

选方 ①闭经、痛经:凌霄花 10g,研末温酒送服。②症瘕积聚:凌霄花、桃仁各 10g,鳖甲 15g,水煎服。③风湿痹证:鲜凌霄花根、鲜五加皮各 30g,牛膝、桂枝各 10g,水煎服。④皮肤瘙痒:凌霄花 10g,研末或水煎服;或配蝉衣 5g,生地 30g,水煎服。⑤酒糟鼻:凌霄花、栀子各 9g,研末,开水冲服。⑥小儿腹泻:鲜凌霄花根或茎叶 15g,炮姜 3g,乌梅炭 6g,水煎服。⑦毒蛇咬伤:鲜凌霄花根 100g,酒炖服;外用茎叶捣烂外敷。

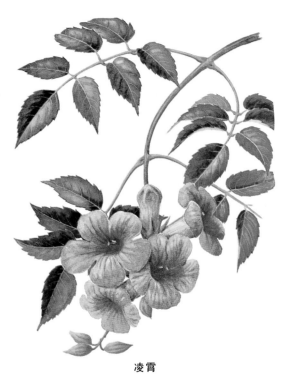

凌霄

Campsis grandiflora (Thunb.) K. Schum.

苏 木

为豆科植物苏木的心材。

原植物 蔓性灌木或小乔木。树干及枝条有刺。2回羽状复叶互生,羽片9～13对,小叶10～15对,叶片矩圆形。圆锥花序腋生或顶生;花萼5裂;花瓣5,黄色;花丝下部密被绵毛;子房线状披针形,下部密被短绒毛。荚果倒卵状矩圆形,木质,红棕色有光泽,有喙。生于山坡、沟边及村旁,分布于广东、广西、台湾、云南、贵州、福建南部及台湾等省。

采制 四季均可采伐,取树干,除去枝皮及白色边材,锯段,晒干。用时刨成薄片,生用。

性味功用 甘、咸、辛,平。①活血消肿:治跌仆损伤、骨折淤肿、外伤出血、疮痈肿毒、心腹诸痛。②祛淤通经:治血滞闭经、痛经、产后腹痛、中风失语。

用量用法 3～10g,水煎服。外用适量,研末外敷。

选方 ①跌打损伤、淤肿疼痛:苏木、当归、乳香、没药各10g,水煎服。②外伤出血:苏木适量,研末撒敷。③痈肿疮毒:苏木、白芷各10g,金银花、连翘各12g,水煎服。④心腹疼痛:苏木、香附各10g,蒲黄、五灵脂各9g,水煎服。⑤痛经、闭经:苏木、当归、赤芍药各10g,益母草、丹参各15g,水煎服。

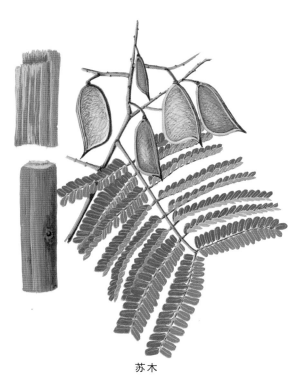

苏木

Caesalpinia sappan L.

骨碎补

为水龙骨科植物槲蕨或中华槲蕨的根茎。

原植物　中华槲蕨：多年生草本。根状茎粗壮，近肉质，密生棕黄色钻状披针形鳞片。叶2型，营养叶枯黄色，长圆披针形，羽状浅裂；孢子叶长椭圆形，绿色，羽状深裂。孢子囊群圆形，生于裂片中肋两侧，无盖。附生于树干及石壁上。分布于云南、四川、西藏、陕西、甘肃等地。

采制　全年可采，除去杂质及叶片，干燥，撩去茸毛。生用或砂烫用。

性味功用　苦，温。①活血续伤止痛：治跌打损伤，如肌肉、韧带损伤或闭合性骨折。②补肾壮骨：治腰痛、耳鸣耳聋、久泻、牙痛。此外，治斑秃、白癜风、鸡眼。

用量用法　10～15g，水煎服。外用适量。

选方　①跌打损伤肿痛：骨碎补60g，生栀子30g，捣烂炒热，加黄酒或鸡蛋清或醋外敷。②骨折复位后肿痛：骨碎补、泽兰各15g，浸酒服；或骨碎补、生姜各30g，捣敷。③肾虚腰痛耳鸣或链霉素注射后耳鸣耳聋：骨碎补、熟地、杜仲各15g，水煎服。④牙痛：鲜骨碎补30g，捣碎加水蒸服；或配细辛3g、露蜂房15g蒸服。⑤鸡眼：骨碎补90g，捣碎，浸95％酒精12日，鸡眼用温水泡软，削去外皮，用此药液涂擦。

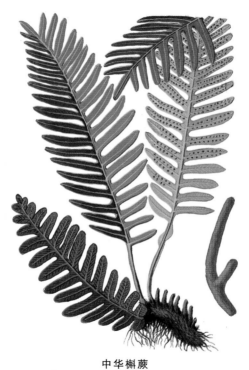

中华槲蕨

Drynaria baronii (Christ) Diels

马钱子

为马钱科植物云南马钱或马钱的成熟种子。

原植物　马钱:常绿乔木。叶对生,革质,广卵形或近于圆形,全缘。聚伞花序顶生,花小,灰白色;花萼5裂;花冠筒状。浆果球形,熟时橙色。种子3~5粒或更多,圆盘形,密被银白色茸毛。生于山地林中。云南、福建、台湾、广东、广西等地有少量栽培。

采制　冬季果实成熟时采,取出种子,洗净附着的果肉,晒干。沙烫至鼓起并呈棕褐色或深棕色入药。

性味功用　苦,寒;有大毒。①散结消肿:治痈疽肿毒初起、丹毒流火、喉痹咽肿、女阴溃疡。②通络止痛:治风湿痹痛、外伤淤肿,麻木瘫痪。③局部麻醉止痛。

用量用法　每日0.3~0.6g,制用,入丸、散。外用适量,研末调涂。不宜多服久用,孕妇禁用。

选方　①痈疮初起未成脓:制马钱子0.3g,炮山甲10g,僵蚕12g,研末服。②喉痹咽肿:制马钱子0.5g,山豆根10g,研末吹喉。③急慢性丹毒:马钱子1份,麸皮2份,研末,茶油调涂。④风湿顽痹、手足拘挛:制马钱子0.3g,乳香10g,地龙干15g,麻黄5g,研末服。⑤面瘫:生马钱子,切薄片贴患处。⑥小儿麻痹后遗症或重症肌无力:制马钱子0.3g研末服,配淫羊藿、牛膝、黄芪各15g,煎汤服。

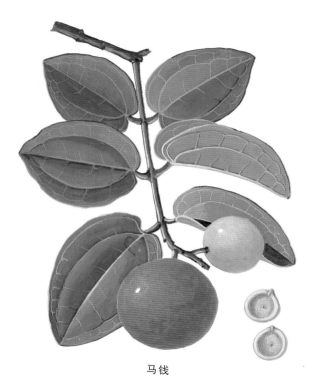

马钱

Strychnos nux-vomica L.

刘寄奴

为菊科植物奇蒿的全草。

原植物　多年生草本,有香气。茎直立,圆柱形,有纵棱,被细毛。叶互生,下部叶在开花时凋落,中部叶卵状披针形,边缘具细齿,上面疏生毛,下面密生灰白色细毛。头状花序钟形,无梗,密集成顶生圆锥花序,边缘膜质,花白色或带淡紫色,全为管状。瘦果长圆形,有棱。生于山坡、林下。分布于浙江、江苏、江西、浙江、福建、广西、广东、四川、贵州、湖南、湖北等地。

采制　秋季开花时割取地上部分,晒干,生用。

性味功用　苦,温。①破血疗伤:治跌打损伤、淤肿疼痛。②通经止痛:治产后腹痛、经闭痛经、风湿痹痛。③止血敛疮:治外伤出血、痈疮不敛、烧烫伤。④消食化积:治食积腹痛、肠炎、痢疾。

用量用法　3～10g,水煎服。2～5g,研末服。鲜品加倍,外用适量。孕妇忌用。

选方　①跌打损伤:刘寄奴10g,研末酒调服。②产后腹痛、经闭痛经:刘寄奴、当归、川芎各10g,益母草15g,水煎服。③创伤出血:刘寄奴适量,研末外敷。④痹证关节疼痛变形:刘寄奴、威灵仙各10g,蕲蛇5g,水煎服。⑤烧烫伤:鲜刘寄奴120g,捣汁涂。⑥食积腹痛:刘寄奴、麦芽、厚朴各10g,水煎服。

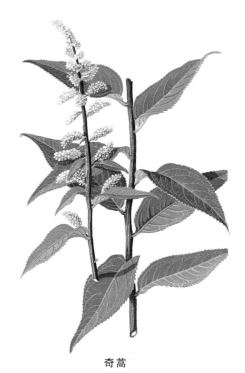

奇蒿

Artemisia anomala S. Moore

三　棱

为黑三棱科植物黑三棱的块茎。

原植物　多年生草本,高60～100cm。植株质地疏松稍呈海绵质,绿色。根茎横走,圆柱形,块茎粗短而有多数须根。茎直立。叶基生,长条形,全缘;基部鞘状,抱茎。花单性,雌花序球形,雌花密集成圆头状,排列成疏离穗状花序。聚花果,果实近陀螺状。生于池沼及水沟中。分布于东北、华北、西北及西藏、江西、江苏等省区。

采制　秋冬采挖,洗净削去外皮,晒干,生用或醋制用。

性味功用　苦、辛,平。①破血行气:治血淤经闭、症瘕积聚、宫外孕、肝脾肿大。②消积化滞:治食积腹胀疼痛。

用量用法　3～10g,水煎服。生用行气,炙用止痛。孕妇及月经过多忌用。

选方　①经闭痛经:三棱、莪术各10g,当归、川芎、牛膝各12g,水煎服。②子宫外孕:三棱、莪术各10g,乳香、没药各9g,丹参15g,水煎服。③肝脾肿大、食道癌:三棱、蚤休各10g,鳖甲15g,郁金、牡丹皮各9g,水煎服。④食积腹胀腹痛:三棱、莱菔子各10g,麦谷芽各15g,厚朴、木香各6g,水煎服。

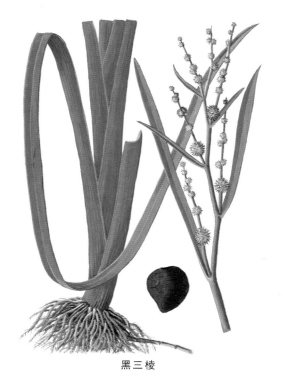

黑三棱

Sparganium stoloniferum Buch.-Ham.

莪 术

为姜科植物蓬莪术、广西莪术或温郁金的根茎。

原植物　蓬莪术：多年生宿根草本。根状茎卵圆形或长纺锤形，肉质，表面淡黄色，断面绿色或蓝绿色。叶长椭圆形至长圆状披针形，中脉两侧有紫褐色斑。花茎由根茎单独发出，常先叶而生；穗状花序；花萼白色；花冠黄色。蒴果卵状三角形。生于溪旁、林边或山谷。分布于华南及云南、四川、福建、台湾、浙江、江西等省。

采制　秋冬采挖，除去须根，洗净，蒸或煮至透心，晒干，切片生用或醋制用。

性味功用　辛、苦，温。①行气破血：治血淤胸腹疼痛、肝脾肿大、闭经、跌打损伤、早期宫颈癌。②消积止痛：治食积胀痛、湿热痢疾腹痛。

用量用法　3～15g，水煎服。外用适量。孕妇及月经过多者忌用。

选方　①胸腹刺痛：莪术、煨木香各 10g，研末服。②痛经、闭经、产后腹痛：莪术、三棱各 10g，当归、川芎各 8g，水煎服。③肝脾肿大、淋巴瘤、肝癌、子宫颈癌：莪术、三棱各 15g，鳖甲 20g，红花 6g，水煎服。④食积腹胀痛：莪术、莱菔子、山楂各 15g，水煎服。⑤痢疾腹痛、里急后重：莪术、槟榔各 10g，大黄、黄连各 8g，水煎服。

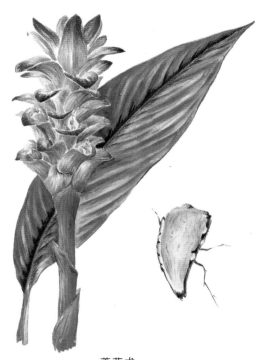

蓬莪术

Curcuma phaeocaulis Val.

血　竭

为棕榈科植物麒麟竭 *Daemonorops draco* Bl. 的树脂。

采制　采集果实,置蒸笼内蒸煮,使树脂渗出,或将树干砍破,使树脂流出,凝固而成。打碎研末生用。

性味功用　甘、咸,平。①活血行淤止痛:治跌打损伤、腹中淤块、经闭、痛经。②止血生肌敛疮:外用治外伤出血、疮疡久不收口、上消化道出血、痔疮疼痛。

用量用法　1～1.5g,研末入丸散。外用适量,研末外敷。

选方　①跌打损伤、淤血作痛:血竭、儿茶各1.5g,红花、乳香、没药各3g,研末温黄酒或温开水送服。②腹中淤块、闭经、痛经:血竭1.5g,研末服。③外伤出血:血竭、三七各适量,研末外敷。④上消化道出血:血竭末1.5g,白及粉、大黄粉各8g,温开水调服。⑤疮疡久不收口:血竭、赤石脂、乳香、没药各30g,冰片9g,研末撒患处。

儿 茶

为豆科植物儿茶 *Acacia catechu*（L.）Willd. 的去皮枝、干的煎膏。

采制　冬季采收枝、干，除去外皮，砍成大块，加水煎煮，浓缩，干燥。打碎生用。

性味功用　苦、涩、凉。①活血疗伤：治外伤淤肿。②止血生肌敛疮：治出血、疮疡久不收口、湿疮、牙疳。③清肺化痰：治肺热咳嗽。

用量用法　1～3g，布包水煎服；或入丸散。外用适量，研末撒或调服。

选方　①外伤肿痛：儿茶、血竭各 1.5g，研末服。②外伤出血：儿茶、白及、煅龙骨各等分，研末外敷。③疮疡久不收口：儿茶、冰片各等分，研细粉，敷患处。④口疮糜烂：儿茶 3g，硼砂 1g，研粉敷患处。⑤肺结核咳嗽、少量咯血：儿茶 3g，明矾 1g，研细末，分 3 次服。

乳香、没药

乳香为橄榄科小乔木卡氏乳香树 *Boswelllia carterii* Birdw 及其同属植物皮部渗出的树脂。没药为橄榄科灌木或乔木没药树 *Commiphora myrrha* Engl. 或其他同属植物皮部渗出的油胶树脂。

采制　收集凝固的树脂，炒用。

性味功用　乳香：辛、苦、温。没药：苦、辛、平。①活血止痛：治淤久胃脘痛、胸痹胸痛、闭经、痛经、产后腹痛、痛风、风湿痹痛、跌打损伤肿痛。②消肿生肌：治痈疮肿痛，或疮疡溃后久不收敛。

用量用法　3～10g，水煎服。外用适量。孕妇、呕吐患者忌用。

选方　①胃脘刺痛：乳香、没药各9g，延胡索、香附各10g，研粉，每次5g，1日3次服。②痛经、闭经、产后淤滞腹痛：乳香、没药各9g，当归、川芎、益母草各12g，水煎服。③冠心病胸痛胸闷：乳香、没药、三七、红参各10g，研末，每次10g冲服，1日3次。④风湿痹痛：乳香、没药各9g，制川乌3g，蕲蛇5g，研末，红酒送服5～8g，1日3次。⑤跌打损伤：乳香、没药、血竭、当归、川芎各适量，研末酒调外敷或水煎服。⑥疮痈初起：乳香、没药各9g，金银花、白芷、天花粉各12g，水煎服。⑦疮痈久溃不敛：乳香、没药各适量，研末外敷。

穿山甲

为脊椎动物鲮鲤科穿山甲 *Manis pentadactyla* Linnaeus 的鳞片。

采制　全年均可捕捉，杀死后置沸水中烫过，取下鳞片，洗净，晒干生用，或沙炒至鼓起，或炒后醋淬后用。

性味功用　咸，微寒。①活血通经：治闭经、痛经、风湿痹痛。②下乳：治产后乳汁不通。③消肿排脓：治瘰疬、疮痈。此外，治外伤出血、手术切口渗血、白细胞减少症。

用量用法　3～10g，捣碎，水煎服；1～3g，研末服。外用适量。孕妇及痈肿已溃者忌用。

选方　①闭经、痛经：穿山甲 10g，当归、川芎各 12g，桃仁、红花各 6g，水煎加红酒服。②风湿痹痛日久关节疼痛、屈伸不利：穿山甲 10g，羌活 9g，蕲蛇 6g，地龙干 15g，研末，每次 3～5g，红酒吞服。③产后乳汁不通：炮山甲 3g，研末酒冲服；或穿山甲、王不留行各 10g，猪蹄 1 只，炖烂食用。④瘰疬疮痈久不溃破或初起肿痛：穿山甲、皂角刺各 10g，金银花、连翘各 15g，玄参 12g，水煎服。⑤外伤出血或手术伤口渗出：炮山甲经油炸后，日晒去油，研极细末，干燥灭菌备用，用时将穿山甲粉撒于伤口。

五灵脂

为鼯鼠科动物复齿鼯鼠 *Trogopterus xanthipes* Milne-Edwards 的粪便。

采制 鼯鼠形如松鼠,住在树洞中,全年均可采收,除去杂质晒干。醋炙用。

性味功用 苦、甘、温。①活血止痛:治胸痛、肋痛、痛经、闭经、产后腹痛、骨折肿痛。②化淤止血:崩漏、月经过多,血色暗黑有块,少腹刺痛。③解毒消肿:治蛇、蝎、蜈蚣咬伤。

用量用法 3～10g,布包煎服,或入丸、散。外用适量。孕妇及胃脘不舒呕吐者忌用。

选方 ①淤血痛证、胸腹刺痛:五灵脂、蒲黄各6g,研末冲服。②产后腹痛:五灵脂、川芎、当归各9g,益母草15g,水煎服。③骨折肿痛:五灵脂、白及、乳香、没药各适量,研末酒调外敷。④崩漏、月经过多血色暗有块:五灵脂、三七各5g,研末,酒调服。⑤蛇、蝎、蜈蚣咬伤:五灵脂适量,研末外敷。⑥风湿痹痛:五灵脂、羌活、独活各10g,鸡血藤30g,水煎服,药渣可趁热布包外敷。

水　蛭

　　为水蛭科动物蚂蟥 *Whitmania pigra* Whitman、水蛭 *Hirude nipponica* Whitman 或柳叶蚂蟥 *Whitmania acranulata* Whitman 的干燥体。

　　采制　夏秋二季捕捉。捕得后洗净，用沸水烫死，晒干或低温干燥。生用或用滑石粉炒用。

　　性味功用　咸、苦，平；有小毒。破血、逐淤、通经，治闭经、症瘕积聚、跌打损伤，现代用于治疗脑血栓、下肢静脉栓塞、高脂血症、冠心病、心绞痛、阳痿等。

　　用量用法　3～6g，水煎服；焙干研粉吞服，每次0.3～0.6g。孕妇忌用。有出血者忌用。

　　选方　①血淤闭经：水蛭3g，桃仁6g，大黄5g，水煎服。②早期肝硬化：水蛭1g，炮山甲9g，研末服，每次0.6g，1日3次。③脑血栓：生水蛭适量清洗干净，放于烤箱内烤干，磨成细末，每次服0.6g，每天3次，温开水送服，半月为1疗程。④高脂血症：水蛭烘干研粉，每晚0.6g，开水冲服，30日为1疗程。⑤下肢静脉栓塞：水蛭、地龙用量比例为4：1，烘干研细粉备用，每次3g，每日3次，饭后温开水送服，半月为1疗程。⑥阳痿：水蛭6g，雄鸡1只，同煮，喝汤吃鸡肉，隔3天1剂。

人　参

为五加科植物人参的根。

原植物　多年生草本,高 30～70cm。主根肥大,肉质,圆柱形或纺锤形,黄白色,有分支。根茎短。茎单一,直立。掌状复叶轮生茎端,小叶片多为 5 枚,偶为 3 枚;小叶椭圆形至长椭圆形,边缘有细锯齿,两面无毛。伞形花序顶生,花小,淡黄绿色,有 10～50 朵不等。浆果状核果,扁球形,熟时鲜红色。种子 2 枚。生于山地林中或林下,多为栽培。分布于吉林、辽宁、黑龙江。近年来山西也有种植。

采制　秋季采挖,除去茎叶及泥土,分别加工成不同规格的商品,如生晒参、红参、糖参、白参、红直须、弯须等。切片或研粉用。

性味功用　甘、微苦,微温。①大补元气:治气虚欲脱,脉微欲绝,现用治心力衰竭、心源性休克。②补脾益肺:治肺气虚、脾气虚证。③生津止渴:治热病津伤、消渴。④安神益智:治心悸、失眠、健忘。此外,治气虚出血、阳痿、虚热;强壮体质,提高机体对有害因素的抵抗力。

用量用法　5～10g,救治危重证 15～30g,文火慢煎,另炖。1.5～3g,研末服。不宜与藜芦、五灵脂、萝卜、茶叶同用。

选方 ①救治脱证：人参 30g，水煎服；如气脱亡阳，人参 30g，附子 15g，水煎服；如气阴不足，人参 15g，麦冬 15g，五味子 6g，水煎服。②脾肺气虚：人参、白术各 10g，茯苓 15g，甘草 3g，水煎服。③肺肾两虚虚喘：人参、蚧蚧各等分，研末装胶囊服，每次 3 粒，1 日 3 次。④心血不足而健忘失眠：人参、丹参各 10g，酸枣仁、柏子仁各 8g，夜交藤、生地各 15g，水煎服。⑤消渴：人参 3g 研末，天花粉、麦冬各 15g，煎汤送服。⑥平时补虚强壮体质：人参 5g，另炖服，或炖鸡、鸭、鹅食用；或人参、当归、枸杞，黄芪各 5g，炖服。⑦慢性咽喉炎：人参叶 10g，泡茶饮。

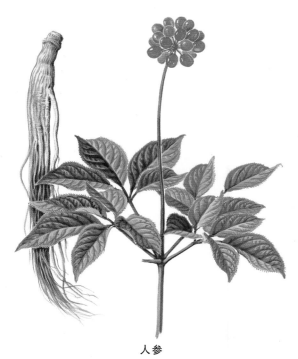

人参

Panax ginseng C. A. Mey.

484

大　枣

为鼠李科落叶灌木或小乔木植物枣树 *Ziziphus jujuba* Mill. var *inermis*（Bge.）Rehd. 的成熟果实。

采制　初秋果熟时采收，晒干生用。

性味功用　甘，温。①补气健脾：治脾虚食少体倦。②养血安神：治血虚神志不安、失眠，血虚皮肤瘙痒。③缓和药性：用于配伍峻烈药物缓和药性，或调补脾胃，增进食欲。现代用治溃疡病、急慢性肝炎、遗尿等。

用量用法　3～12 枚，或 10～30g，水煎服或去核为丸。脘腹胀满、食积、虫积、龋齿作痛或痰热咳嗽者不宜用。

选方　①脾虚食少体倦：大枣 10 枚，党参、白术各 10g，茯苓 15g，黄芪 12g，麦芽 20g，水煎服。②贫血：大枣 10 枚，当归、熟地各 12g，党参 15g，水煎服。③血虚血热所致皮肤瘙痒：生地 30g，大枣 30g，水煎代茶。④胃溃疡：红糖 250g 炒焦，大枣 500g 蒸熟去皮核，鲜生姜 120g 捣烂取汁，花椒或白胡椒 60g 研细末，一并纳入新鲜猪肚内，缝合，文火蒸 2 小时，放冰箱冷藏，每餐饭前食用 1～2 匙，7 日为 1 疗程。⑤急慢性肝炎：大枣、花生、冰糖各 30g，水煎服。

西洋参

为五加科植物西洋参的根。

原植物　多年生草本。全体无毛。根肉质,纺锤形,有时分歧状,根茎短。茎圆柱形。掌状 5 出复叶,常 3～4 枚,轮生于茎端,小叶广卵形至倒卵形。伞形花序,花多数;总花梗由茎端叶柄中央抽出;萼片钟形;花瓣 5,绿白色。浆果扁圆形,熟时鲜红色。原产北美,近年来我国东北及河北、山西等地有栽培。

采制　秋季选取生长 3～6 年的根采挖,除去分枝及须尾,晒干;或撞去外皮,硫黄熏之,晒干,生用。

性味功用　甘、微苦,寒。①益气养阴:治热病热伤气阴之消渴。②清火生津:治阴虚火旺咳嗽、痰中带血、肺胃阴伤口干舌燥、消渴引饮。

用量用法　3～6g,另煎兑服;或 1.5～3g,研粉服,或泡服。

选方　①热伤气阴烦渴、体虚神倦:西洋参 6g,石斛、麦冬、沙参各 15g,水煎服。②肺胃阴虚口干、消渴引饮:西洋参 3g,开水泡饮;或西洋参 6g,天花粉、芦根、石斛各 15g,水煎服。③阴虚火旺咳嗽痰中带血:西洋参 6g,知母、川贝母各 8g,水煎,阿胶 15g 烊化冲服。④气虚体倦、易感冒、口干或汗多食少:西洋参 6g,黄芪 15g,大枣 10 枚,水煎服;或炖老母鸭或猪肚食用。

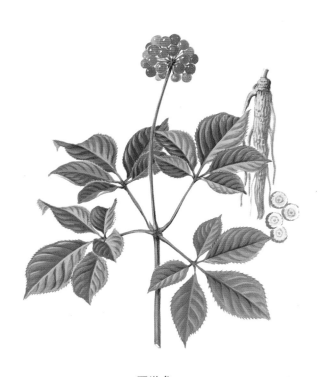

西洋参

Panax quinquefolium L.

党　参

为桔梗科植物党参、素花党参或川党参的根。

原植物　党参：多年生草本。有白色乳汁。根肥大肉质，长圆柱形，顶端膨大，具多数瘤状茎痕。茎缠绕，多分枝。叶卵形至倒卵形。花单生于分枝顶端；花萼5裂；花冠钟状。蒴果圆锥形。生于山地林边及灌丛中，或栽培。分布于山西、陕西、甘肃、四川、云南等地。

采制　秋季采挖，除去地上部分、须根，洗净，晒至半干，搓揉3～4次，晒至八成干，捆扎晒干。生用。

性味功用　甘，平。①健脾补肺：治脾胃虚弱证、肺虚喘咳证。②益气养血：治中气不足，体倦乏力，脏器下垂，气血不足，气虚易感冒。③生津止渴：治气津两伤证。现代用治缺铁性和营养不良性贫血、慢性肾炎。

用量用法　10～30g，水煎服。

选方　①脾胃虚弱食少便溏：党参、白术、淮山药、茯苓、扁豆各15g，陈皮6g，水煎服。②肺气虚咳喘无力、易感冒：党参、黄芪各15g，白术10g，川贝母6g，干姜3g，水煎服。③中气不足脏器下垂：党参、黄芪各15g，升麻、白术各10g，水煎服。④缺铁性或营养不良性贫血：党参、黄芪各15g，当归10g，大枣10枚，水煎，阿胶15g烊化冲服。⑤慢性肾炎水肿尿少：党参、黄芪各15g，白术、茯苓、泽泻各12g，水煎服。

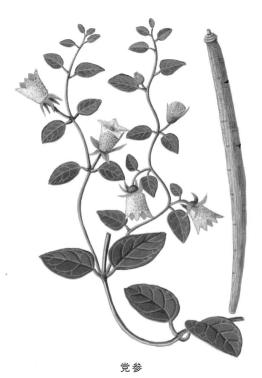

党参

Codonopsis pilosula (Franch.) Nannf.

太子参

为石竹科植物孩儿参的块根。

原植物　多年生草本。块根长纺锤形,肥厚。茎直立,多单生,有2行短柔毛,节部略膨大。叶对生,下部叶片匙形或长倒卵形,上部叶卵状披针形或菱状卵形。花2型,茎顶花大型;茎下部腋生小的闭锁花,白色。蒴果卵形。生于山坡林下或岩石缝中,或栽培。分布于东北、华北、西北、华中等地,华东地区常有栽培。

采制　夏季茎叶大部分枯萎时采挖,除去须根,晒干,或置沸水中稍烫后晒干。生用。

性味功用　甘、微苦,平。①健脾益气:治脾胃气虚证,心脾两虚心悸失眠。②生津润肺:治气津不足,肺燥干咳,虚热汗多。

用量用法　10～30g,水煎服。

选方　①脾虚体倦、食少:太子参、党参各15g,白术、淮山各12g,陈皮6g,水煎服。②小儿体虚出汗:太子参、黄芪各10g,五味子3g,水煎服。③肺燥干咳:太子参、百合、麦冬各15g,炖梨或甘蔗、枇杷叶各30g,服汤。④病毒性心肌炎后期或神经衰弱等气阴不足(心悸失眠、多汗):太子参、麦冬各15g,五味子6g,酸枣仁、夜交藤各10g,水煎服。⑤小儿夏季热、津伤口渴:太子参、沙参各12g,白薇'10g,淡竹叶15g,水煎服。

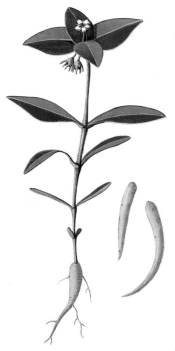

孩儿参 *Pseudostellaria heterophylla* (Miq.)
Pax ex Pax et Hoffm.

黄 芪

为豆科植物蒙古黄芪或膜荚黄芪的根。

原植物 蒙古黄芪:多年生草本,高 40～80cm。茎直立。根圆柱形,上粗下细,色黄。奇数羽状复叶互生,小叶 12～18 对,总状花序腋生;花萼钟形;花冠黄色至淡黄色。生于向阳山坡及草地,多栽培。分布于内蒙古、河北、山西、黑龙江、吉林、甘肃等地。

采制 春秋采挖,除去须根及根头,晒至六七成干,理直扎捆,晒干。生用或蜜炙用。

性味功用 甘,微温。①补气升阳:治脾肺气虚证、中气下陷证。②固表止汗:治气虚自汗等。③利水消肿:治气虚浮肿尿少,现用治慢性肾炎蛋白尿。④托毒生肌:治气血不足而疮疡难溃或溃久不敛。此外,治气虚血弱、出血、血滞痹痛麻木、津亏、中风后遗半身不遂等。

用量用法 10～15g,大剂量可用至 30～60g。

选方 ①脾虚食少:黄芪 15g,白术 10g,陈皮 3g,水煎服。②慢性胃炎、萎缩性胃炎:黄芪 30g,白胡椒 10g,炖猪肚常食。③胃下垂、子宫下垂、脱肛:黄芪 30g,党参、白术、升麻各 12g,水煎服。④贫血:黄芪 30g,当归 10g,大枣 10 枚,水煎服。⑤慢性肾炎:黄芪 30g,白术、泽泻、茯苓各 12g,水煎服。⑥自汗、易感冒:黄芪 30g,大枣 10 枚,炖瘦肉常食。

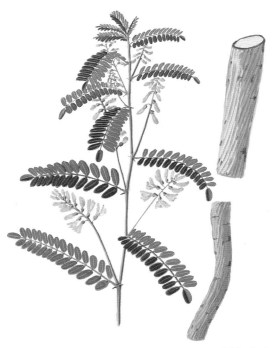

蒙古黄芪 *Astragalus membranaceus* (Fisch.)
Bge. var. *mongholicus* (Bge.) Hsiao

白 术

为菊科植物白术的根茎。

原植物　多年生草本。根茎肥厚,稍呈拳状,有不规则分枝,外皮灰黄色。茎直立,上部分枝。叶互生,3深裂或羽状5深裂,头状花序单生于枝顶,管状花,花冠紫色。瘦果椭圆形。分布于浙江、湖北、湖南、江西、陕西等地,常有栽培。

采制　冬季霜降前后,挖取2～3年生的根茎,除去细根、茎叶,晒干或烘干。生用或土炒、麸炒、炒焦。

性味功用　苦、甘,温。①益气健脾:治脾虚食少、泄泻。②燥湿利水:治中焦湿盛、脾虚水停所致水肿、小便不利、痰饮。③固表止汗:治气虚自汗、易患感冒。④补气安胎:治气虚胎动不安。⑤通便:治气虚便秘。

用量用法　10～15g,水煎服。利水生用。

选方　①脾虚食少、腹胀:白术、茯苓各15g,枳实、厚朴各10g,麦芽20g,半夏曲6g,水煎服。②脾虚湿盛便溏或泄泻:焦白术、芡实各15g,茯苓、白扁豆、淮山药各12g,砂仁、陈皮各6g,水煎服。③水肿、小便不利:白术、茯苓、泽泻各12g,车前子10g,水煎服。④自汗、易感冒:白术、黄芪各15g,浮小麦30g,防风8g,甘草3g,水煎服。⑤妊娠呕吐食少、倦怠、胎动不安:炒白术15g,砂仁、陈皮各6g,苎麻根20g,水煎服。

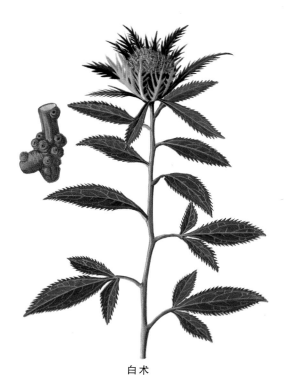

白术

Atractylodes macrocephala Koidz.

山 药

为薯蓣科植物薯蓣的根茎。

原植物 多年生蔓生草本。块茎垂直生长,圆柱形,外皮灰褐色,有须根,断面白色,有粘液。茎右旋,常带紫色。单叶三角形至宽卵形或戟形。叶腋间常有珠芽(零余子)。雌雄异株,蒴果扁圆形,具三翅。种子扁圆形。生于灌木丛中,或栽培。分布于广东、广西、福建、江西、河南、湖南等省。

采制 秋冬采挖,洗净,除去须根,火烤至七八成干后,刨皮。切片,生用或麸炒用。

性味功用 甘,平。①益气健脾:治脾胃虚弱食少、泄泻。②益肺养阴:治肺虚久咳、消渴气阴不足、阴虚内热。③补肾涩精止带:治肾虚遗精遗尿、脾肾两虚带下。

用量用法 10~30g,大剂量可用至 60~250g,水煎服。炒用止泻、涩精、止带;生用养阴。

选方 ①小儿脾虚食少、泄泻:炒淮山、茯苓、芡实、莲子各等分,研粉,调米粉炖服。②小儿疳积:炒淮山 250g,研粉,羊胆 1 个,白糖适量,调匀蒸熟,晾干,每次 10g,1 日 3 次。③肺虚久咳(痰多清稀、食少):淮山、茯苓各 15g,半夏、陈皮各 6g,干姜 3g,五味子 5g,水煎服。④带下色白清稀:淮山、白果根各 30g,金樱子、续断各 15g,黄柏 9g,水煎服。

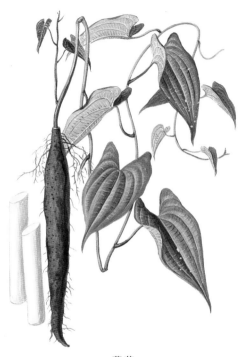

薯蓣

Dioscorea opposita Thunb.

白扁豆

为豆科植物扁豆的成熟种子。

原植物　一年生缠绕草本。3出复叶，互生，顶生小叶菱状广卵形，侧生小叶斜菱状广卵形。总状花序腋生，2～4朵丛生于花序轴的节上；花蝶形；白色或紫红色。荚果扁，镰刀形，淡绿色或紫红色。种子3～5粒，长扁圆形，白色。栽培于全国各地。

采制　秋季果实成熟时采收，去皮或直接晒干后剥出种子。生用或炒用。扁豆花也当药用。

性味功用　甘，微温。①健脾和中：治脾胃虚弱，消化不良，便溏，带下。②消暑化湿：治暑湿吐泻，胸闷腹胀。③解酒毒：治食物中毒、饮酒过多。

用量用法　10～30g，水煎服。止泻止带宜炒用，化湿消暑宜生用。

选方　①脾虚食少、消化不良：炒扁豆、白术、党参各15g，麦芽、谷芽各12g，陈皮6g，水煎服。②带下色白清稀、遇劳加剧：炒扁豆30g，研末，米汤调服；或扁豆根30g，白果根30g，猪瘦肉适量，水炖服。③伤暑泄泻、呕吐：扁豆衣、香薷、藿香、厚朴各10g，水煎服。④食物中毒或饮酒过多：扁豆、葛花、甘草各10g，水煎服。

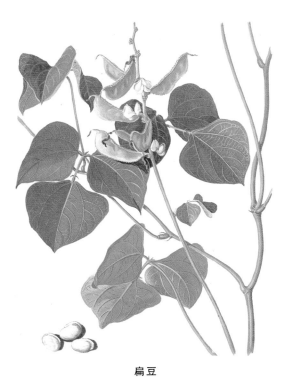

扁豆

Dolichos lablab L.

甘 草

为豆科植物甘草、胀果甘草、光果甘草的根、根茎。

原植物 甘草:多年生草本。根茎和根粗壮,外皮红棕色。茎直立,全株被白色短毛或刺毛状腺体。羽状复叶互生,小叶7~17,卵形或宽卵形。总状花序腋生,花密集;花萼钟状;花冠蝶形,紫红色或紫蓝色。荚果扁平,呈镰刀状。生于向阳干燥的钙质草原、河岸沙质土。分布于东北、华北、西北等地。

采制 春秋采挖,除去须根,晒干。生用或蜜炙用。

性味功用 甘,平。①健脾益气:治脾虚倦怠乏力、心悸气短、脉结代。②清热解毒:治疮疡肿毒、药物或食物中毒、口舌生疮、小便短赤。③镇咳祛痰:治咳嗽痰多。④缓急止痛:治脘腹或肢体挛急疼痛。⑤调和药性:调和药物的峻烈之性,减轻药物的毒副作用。

用量用法 3~10g,水煎服。解毒生用,补气缓急炙用。高血压、水肿、腹胀不宜用。不宜与大戟、芫花、甘遂同用。不宜多服久服。

选方 ①心悸、脉结代:炙甘草10g,桂枝、人参各9g,水煎服。②咽痛:甘草、桔梗各6g,水煎服;或甘草6g,金银花15g,开水泡服。③胃溃疡:甘草6g,煅乌贼骨、瓦楞子各15g,研末服。④食物或药物中毒:甘草、绿豆各30g,水煎服。

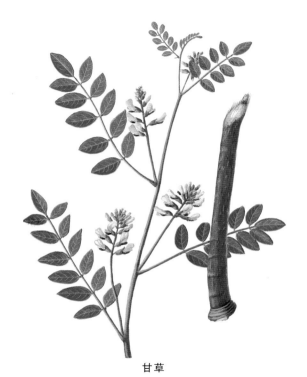

甘草

Glycyrrhiza uralensis Fisch.

巴戟天

为茜草科植物巴戟天的根。

原植物 藤本。根肉质肥厚,圆柱形,呈串珠状,外皮黄褐色。茎有纵棱,小枝幼时有褐色粗毛。叶对生,长椭圆形。头状花序,有小花 3～10 朵,排成伞形花序,花冠白色。核果球形至扁球形,成熟时红色。生于山谷、溪边或疏林下,或栽培。分布于福建、广东、广西等。

采制 栽培品 5～10 年后采挖,野生品春秋采挖。晒干,或蒸透除去木心,生用或盐水炙用。

性味功用 甘、辛,微温。①温肾阳:治肾阳虚阳痿、小便频数而混浊、宫冷不孕、月经不调、带下。②强筋骨、祛风湿:治肾虚腰痛、风湿久痹、坐骨神经痛。

用量用法 10～15g,水煎服。

选方 ①肾阳虚阳痿:巴戟天、淫羊藿各 15g,枸杞、人参各 10g,水煎服。②宫冷不孕、月经量少:巴戟天、附子各 10g,肉桂、吴茱萸各 6g,当归、熟地各 12g,水煎服。③小便清长、夜尿多:巴戟天、山药各 15g,益智仁、金樱子各 10g,水煎服。④带下色白清稀、腰酸痛:巴戟天、杜仲各 15g,鹿角霜 30g,水煎服。⑤痹证肢体酸痛、乏力痿软:巴戟天、五加皮各 15g,炖牛或猪的脊骨常服。

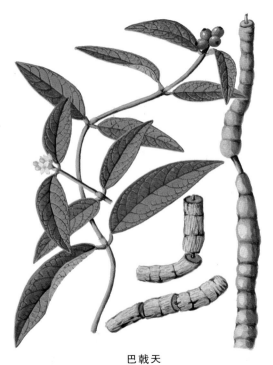

巴戟天

Morinda officinalis How.

淫羊藿

为小檗科植物淫羊藿、箭叶淫羊藿或朝鲜淫羊藿等的地上部分。

原植物 淫羊藿:多年生草本。根茎呈结节状。茎直立。花茎具2枚复叶,2回3出,小叶卵圆形,花序轴及花梗被腺毛,花白色。蓇葖果近柱形。生于竹林下、石缝中。分布于湖北、湖南、四川、贵州、陕西、辽宁、山东等地。

采制 夏秋季茎叶茂盛时采割,除去粗梗及杂质,晒干或阴干。切丝生用或用羊脂油炙用。

性味功用 辛、甘,温。①温肾壮阳:治肾阳虚阳痿遗精、宫冷不孕。②强壮筋骨,祛风除湿:治风湿痹痛、筋骨无力、肢体偏瘫。此外,治更年期高血压、冠心病心绞痛、慢性支气管炎咳喘。

用量用法 5～10g,水煎服,或浸酒、熬膏。

选方 ①阳痿:淫羊藿500g,白酒1 500ml,浸泡1周后饮用,每次10～20ml,1日3次。②宫冷不孕:淫羊藿、肉桂、附子、当归各10g,水煎服。③筋骨痿软、痹痛:淫羊藿10g,五加皮、桑寄生各15g,巴戟天12g,水煎服,或浸酒服。④慢性支气管炎:淫羊藿、矮地茶各10g,水煎服。⑤更年期高血压:淫羊藿10g,仙茅、当归、巴戟天、知母、黄柏各9g,水煎服。

504

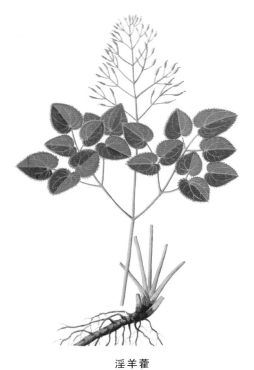

淫羊藿

Epimedium brevicornum Maxim.

仙 茅

为石蒜科植物仙茅的根茎。

原植物 多年生草本。根状茎延长,肉质,圆柱形,外表棕褐色,内部肉白色。叶基生,条状披针形至披针形,花葶极短,隐藏在叶鞘内,不出土;苞片披针形;花黄色,有长柔毛;子房下位,有长毛,花柱细长。浆果椭圆形,顶端有宿存细长花被筒。种子黑色。生于山坡、草丛及灌丛中。分布于我国东南部及西南地区。

采制 秋冬季采挖。晒干,生用。

性味功用 辛,热,有毒。①温肾壮阳:治阳痿遗精、遗尿、尿频。②强筋骨、祛寒湿:治寒湿久痹、筋骨冷痛。此外,治高胆固醇血症、硬皮病、更年期综合征。

用量用法 3~10g,水煎服或浸酒服。

选方 ①阳痿遗精、遗尿、尿频:仙茅6g,淫羊藿10g,枸杞子15g,菟丝子10g,益智仁8g,水煎服。②风湿性关节炎关节冷痛:仙茅10g,制川乌3g,威灵仙、独活各12g,煎酒服或水煎服。③高胆固醇血症:仙茅、徐长卿各6g,何首乌15g,山楂、决明子各12g,水煎服。④妇女更年期综合征:仙茅、淫羊藿、巴戟天各9g,生地、知母各10g,水煎服。⑤硬皮病:仙茅、淫羊藿各9g,红花6g,赤芍10g,鸡血藤、当归、丹参各15g,水煎服。

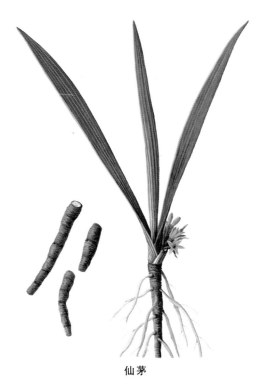

仙茅

Curculigo orchioides Gaertn.

补骨脂

为豆科植物补骨脂的成熟果实。

原植物 一年生直立草本。茎直立。全体被黄白色毛及黑褐色油点。单叶互生，叶片阔卵形或三角状卵形，边缘有粗锯齿。花多数，密集成近头状的总状花序，腋生，花淡紫色或白色。荚果椭圆形，果皮黑色，与种子粘贴。生于山坡、田边、溪旁。分布于西南及广东、江西、福建、安徽、河南、山西、陕西等省。

采制 秋季果实成熟时割取果穗，晒干，打下果实。生用或盐水炙用。

性味功用 ①温肾壮阳、固精缩尿：治肾阳虚阳痿遗精、腰膝冷痛、尿频遗尿。②纳气定喘：治肾虚作喘。③温脾止泻：治五更泄泻。外用治白癜风、斑秃。

用量用法 6～15g，水煎服。外用适量。

选方 ①肾虚腰痛：补骨脂、杜仲各15g，附子9g，牛膝10g，川芎、当归各12g，水煎服。②老人夜尿频多、小儿肾虚遗尿：补骨脂、覆盆子、山药各15g，鸡内金、桑螵蛸各10g，水煎服。③五更泄泻：补骨脂、肉豆蔻各15g，吴茱萸、五味子各6g，水煎服。④水泻或下痢不止：补骨脂10g，罂粟壳3g，焙干研末服。⑤虚喘：补骨脂、蛤蚧各10g，人参6g，水煎服。⑥白癜风、斑秃、银屑病：补骨脂100g，75％酒精200ml，浸泡，外涂局部。

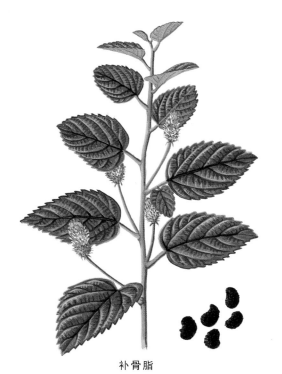

补骨脂

Psoralea corylifolia L.

益智仁

为姜科植物益智的成熟果实。

原植物　多年生草本。根茎密结。茎直立,丛生。叶2列,互生,披针形或狭披针形,叶缘具细锯齿,两面无毛,叶舌尖,2裂,膜质,棕色。圆锥花序顶生,花蕾时包藏于鞘状的苞片内,花序轴被短毛,唇瓣倒卵形,粉白色。蒴果椭圆形或纺锤形,果皮有明显的脉纹。生于阴湿的密林或疏林下。华南地区常有栽培。

采制　夏秋间果实由绿变红时采收。晒干,去壳取仁,生用或盐水炒用。

性味功用　辛,温。①温脾止泻:治脾虚泄泻。②摄唾涎:治多唾流涎。③暖肾固精、缩尿:治肾虚寒遗精滑精、尿频遗尿。

用量用法　3~10g,水煎服。

选方　①虚寒泄泻、腹冷痛:益智仁、补骨脂、肉蔻各10g,干姜、丁香各6g,水煎服。②口淡唾多:益智仁、荜茇各等分,研细末,取少许含于口中;如小儿流涎不止,益智仁、陈皮各6g,党参、白术各8g,水煎服。③遗尿、滑精:益智仁、乌药、鸡内金、金樱子各10g,水煎服。

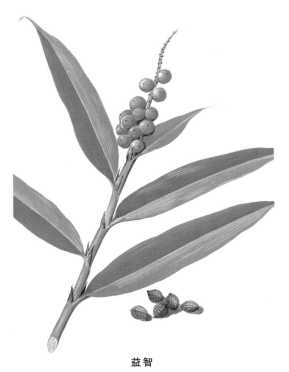

益智

Alpinia oxyphylla Miq.

肉苁蓉

为列当科植物肉苁蓉带鳞叶的肉质茎。

原植物 多年生肉质寄生草本。茎肉质肥厚,不分枝。鳞叶密集,黄色,肉质,螺旋状排列;基部叶三角卵形;上部叶三角状披针形。穗状花序顶生,粗大,花冠管黄色,钟形,蓝紫色;雄蕊 4。蒴果 2 裂,卵形,褐色。种子多而细小。生于湖边、沙地琐琐林中,寄生于琐琐的根上。分布于甘肃,近年来青海、内蒙古等地有少量栽培。

采制 春秋均可采挖,3～5 月间采收者为佳,在苗未出土或刚出土时采挖,除去花序,置于沙土中半埋半露,干燥后,切厚片。生用或酒制用。

性味功用 甘、咸、温。①温补肾阳、益精养血:治阳虚、精血不足之阳痿、遗精、腰膝酸软、筋骨无力、不孕症、小便白浊。②润肠通便:治久病、大病后、老人精血不足之肠燥便秘。此外,治消渴。

用量用法 10～30g,水煎服。

选方 ①阳痿遗精、不育症:肉苁蓉、菟丝子各15g,蛇床子、五味子各 10g,水煎服。②宫冷月经不调、不孕症:肉苁蓉、附子各 10g,菟丝子、当归、白芍、熟地各 12g,水煎服。③便秘、面色无华:肉苁蓉 30g,水煎服。④消渴:肉苁蓉15g,山茱萸、五味子各 10g,水煎服。

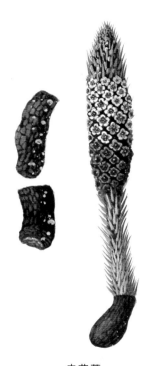

肉苁蓉

Cistanche deserticola Y. C. Ma

锁 阳

为锁阳科植物锁阳的肉质茎。

原植物 多年生肉质寄生草本。根茎初时近球形，后变成长柱形，分枝。茎直立肥厚圆柱棒状，棕红色或暗紫红色。有散生鳞片，互生。肉穗花序顶生，棒状、长圆形或狭椭圆形，密生小花和鳞片状苞片；花杂性，有香气，暗紫红色。坚果球形。种子有胚乳。生于沙漠地带，大多寄生于蒺藜科植物白刺等植物的根上。分布于内蒙古、陕西、甘肃、青海、新疆等省区。

采制 春季采挖，除去花序，切段，晒干，或半埋于沙滩中晒干。生用。

性味功用 甘，温。①温补肾阳、补益精血：治骨蒸潮热、腰膝痿弱无力、肾阳虚阳痿。②润肠通便：治血枯肠燥便秘。

用量用法 10～15g，水煎服。

选方 ①阴血虚骨蒸潮热：锁阳、生地、知母各12g，地骨皮、何首乌各10g，水煎服。②阳痿：锁阳、肉苁蓉、枸杞子，胡桃肉各12g，菟丝子9g，淫羊藿15g，水煎服。③肾虚腰膝痿软、滑精：锁阳、桑螵蛸、茯苓各12g，煅龙骨15g，杜仲10g，水煎服。④肠燥便秘：锁阳15g，切碎煮粥食用；或锁阳、当归各15g，水煎服。

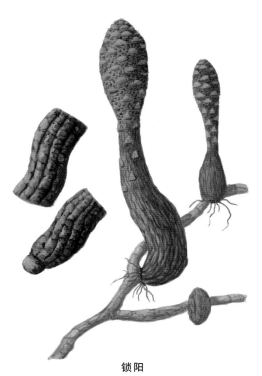

锁阳

Cynomorium songaricum Rupr.

菟丝子

为旋花科植物菟丝子的成熟种子。

原植物　一年生寄生缠绕草本,全株无毛。茎细,黄色。叶退化成少数鳞片状。花簇生于叶腋;花萼杯状,5裂;花冠白色,5裂;雄蕊5,蒴果球形,种子2～4粒,淡褐色。生于田边、灌丛、路旁、沟边及荒地,多寄生于豆科或菊科植物上。分布于全国大部分地区。

采制　秋季果实成熟时采收植株,晒干,打下种子,去净杂质。生用或盐水炙用,或制饼用。

性味功用　甘、温。①补肾益精:治阳痿遗精、尿频、肾虚消渴。②健脾止泻:治脾虚泄泻。③固冲安胎:治脾肾虚带下、胎动不安。④养肝明目:治视力减退、目昏眼花。此外,治痔疮痒痛、癣疮。

用量用法　10～15g,水煎服。外用适量。

选方　①阳痿、遗尿、遗精伴腰膝酸软:菟丝子、枸杞子、杜仲各15g,莲子须、韭子各10g,五味子6g,水煎服。②久泻、五更泄泻:菟丝子、益智仁、补骨脂、乌药各10g,肉豆蔻、荜澄茄各6g,水煎服。③习惯性流产:菟丝子、桑寄生、续断各15g,苎麻根12g,水煎,阿胶15g烊化冲服。④白内障、视力减退:菟丝子、枸杞子、沙苑子、车前子各10g,熟地、何首乌各15g,水煎服。⑤消渴:菟丝子、天花粉各15g,五味子6g,水煎服。

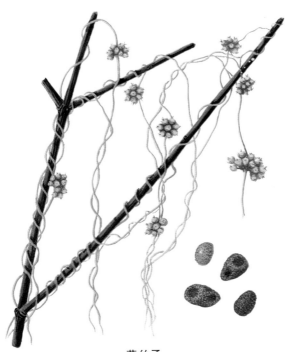

菟丝子

Cuscuta chinensis Lam.

沙苑子

为豆科植物扁茎黄芪的成熟种子。

原植物　多年生草本,全体被白色疏柔毛。茎略扁,多分枝,倾斜向上。单数羽状复叶互生,小叶9～21片,椭圆形,托叶披针形。总状花序腋生,花3～7朵,浅黄色;萼钟状;花冠蝶形。荚果纺锤形,膨胀,先端有喙。种子多数,扁圆肾形,灰褐色,表面光滑,质坚硬。生于山野、路旁。分布于陕西、山西、河北、内蒙古等省区。

采制　秋末冬初果实成熟尚未开裂时,割取地上部分,晒干脱粒,去净杂质,晒干。生用或盐水炒用。

性味功用　甘、温。①补肾固精:治肾虚阳痿、遗精、白带、腰痛。②养肝明目:治肝肾虚视物昏花。

用量用法　10～15g,水煎服。

选方　①阳痿、遗精、早泄,伴腰酸无力:沙苑子、淫羊藿、补骨脂、芡实各10g,水煎服。②白带清稀量多:沙苑子、莲须各12g,白果10g,鹿角霜15g,水煎服。③肾虚腰痛:沙苑子、杜仲各15g,炖猪腰常服。④肝肾不足而视力减退、头晕眼花:沙苑子、菟丝子、枸杞子各12g,熟地、石斛各15g,水煎服。

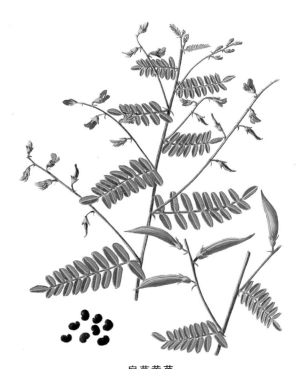

扁茎黄芪

Astragalus complanatus R. Br.

杜 仲

为杜仲科植物杜仲的树皮。

原植物 落叶乔木。树皮、枝叶、果皮折断后均具有银白色细丝。树皮灰色,小枝淡褐色或黄褐色,有皮孔。叶互生、椭圆状卵形。花单性、雌雄异株。翅果卵状长椭圆形而扁,生于山地林中,或栽培。分布于长江中游各省。四川、贵州、云南、陕西等省有栽培。

采制 4～6 月剥取栽植近十年的树皮,刮去粗皮,堆置"发汗"至内皮紫褐色,晒干,生用或盐水炒用。

性味功用 甘,温。①补益肝肾、强壮筋骨:治肾虚腰痛、风湿久痹、阳痿遗精、早泄。②安胎止血:治习惯性流产、先兆流产、胎漏腰酸。③降血压:治高血压病。

用量用法 10～15g,水煎服。

选方 ①肾虚腰酸痛:杜仲、巴戟天各 15g,补骨脂、核桃肉、大茴香各 10g,水煎服。②阳痿遗精、神疲体倦:杜仲、山茱萸、淫羊藿各 12g,枸杞子、菟丝子、山药各 15g,水煎服。③痹证日久:杜仲、巴戟天、川续断、当归、川芎、秦艽各 15g,浸酒服。④先兆流产、习惯性流产:杜仲、续断各 15g,山萸肉、白术各 12g,阿胶 15g(烊化),水煎服。⑤老年性高血压:杜仲、夏枯草、菊花各 15g,水煎服。⑥高脂血症、高血压、冠心病:杜仲叶、银杏叶各 15g,煎汤代茶。

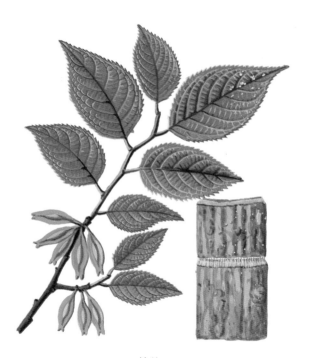

杜仲

Eucommia ulmoides Oliv.

续 断

为川续断科植物川续断的根。

原植物 多年生草本。主根长圆锥形,或数条并生。茎直立,有6~8棱,棱上具刺毛。叶对生,基生叶有长柄,叶片羽状分裂;茎生叶多为3裂,边缘有粗锯齿。头状花序顶生或腋生;花冠白色或淡黄色,倒钟形。瘦果,果实苞片顶端有刺状长喙。生于土层深厚的肥沃山坡、草地、沟边,或栽培。分布于西南及广西、江西、湖南、湖北等省。

采制 秋季采挖,除去根头及须根,烘至半干,堆置"发汗",至内部变绿色时,再烘干。生用或炒用。

性味功用 苦、辛、甘,微温。①补益肝肾、强壮筋骨:治肝肾不足腰膝酸软、遗精早泄、风寒痹证。②疗伤续折:治跌打损伤。③止血安胎:治胎漏、胎动不安。

用量用法 10~15g,水煎服。外用适量。

选方 ①遗精早泄、腰膝酸软:续断、杜仲各15g,山药、芡实、菟丝子各12g,水煎服。②风湿久痹、脚膝无力:续断、巴戟天、桑寄生、川牛膝各15g,浸酒服或水煎服。③跌打损伤、骨折肿痛:续断、骨碎补、乳香、没药、石菖蒲各等分,捣碎或研末酒调敷患处。④先兆流产或习惯性流产:续断、桑寄生、女贞子、苎麻根各15g,水煎服。

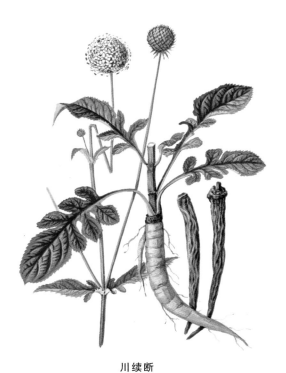

川续断

Dipsacus aspercides C. Y. Cheng et T. M. Ai

胡芦巴

为豆科植物胡芦巴的成熟种子。

原植物　一年生草本。全株有香气,被疏毛。茎直立,丛生,中空。3 出羽状复叶互生,具柄,小叶长卵形或卵状披针形,下部全缘,上部有锯齿。花无梗,1～2 朵生于叶腋;花萼筒状;花冠蝶形,初为白色,后渐变为淡黄色。荚果细长,圆筒形,先端成长尾状。种子多数,棕色,稍似马蹄形,有明显的纵网纹。分布于新疆、甘肃、陕西、河北。全国各地有栽培。

采制　夏季果实成熟时割下地上部分,晒干,打下种子。盐水炙用。

性味功用　苦,温。温肾祛寒、止痛,治肾脏虚冷、疝气痛、痛经、寒湿脚气。

用量用法　5～10g,捣碎水煎服;或入丸、散用。

选方　①寒疝腹痛:胡芦巴、乌药、小茴香各 10g,吴茱萸 6g,荔枝核 15g,水煎服。②痛经(小腹冷痛,得温则减):胡芦巴、当归、川芎各 10g,艾叶 12g,炮姜 6g,水煎,加红糖、红酒适量冲服。③寒湿脚气:胡芦巴、补骨脂 10g,木瓜 15g,吴茱萸 6g,水煎服。

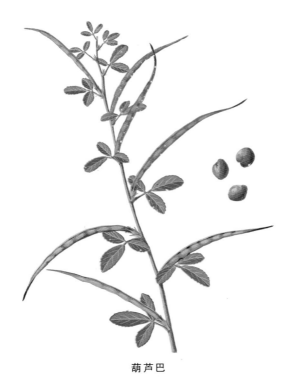

葫芦巴

Trigonella foenum-graecum L.

核桃仁

为胡桃科植物胡桃的成熟果实的核仁。

原植物　落叶乔木。单数羽状复叶互生；小叶5～9，互生，椭圆状卵形至长椭圆形，全缘。花单性，雌雄同株，与叶同时开放，花密生。核果近球形，外果皮肉质，绿色；内果皮坚硬，骨质，表面凹凸不平，有2条纵棱，色黄褐。生于较湿润肥沃土壤中。全国大部分地区有栽培。

采制　9～10月采收成熟果实，除去肉质果皮，晒干，敲破果壳取仁。生用或炒、油炒用。

性味功用　甘，温。①补肾固精：治肾虚腰痛、遗精遗尿。②温肺定喘：治肺肾两虚之虚喘久咳。③润肠通便：治肠燥便秘。④排石：治尿路结石。⑤润肤生肌：外用，治水火烫伤。

用量用法　10～30g，水煎服砂炒研碎食用。定喘带皮用，润肠去皮用，排石油炸用。

选方　①肾虚腰痛脚软、遗精遗尿：核桃仁、杜仲、补骨脂各15g，菟丝子、金樱子各12g，水煎服。②虚喘久咳：人参、蛤蚧各10g，研末，核桃仁、生姜、白果肉各9g，捣烂，共调匀，每次服5g，早晚各1次。③肠燥便秘：生核桃仁去皮，嚼食。④烧烫伤：核桃仁烧黑出油研末敷。⑤尿路结石：核桃仁油炸酥捣烂，红酒炖服。

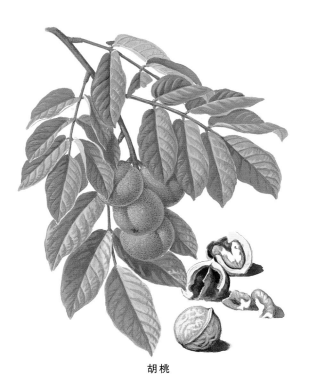

胡桃

Juglans regia L.

韭 子

为百合科植物韭 *Allium fuberosum* Rottler 的成熟种子。

采制 秋季果实成熟时采收果序,晒干,搓出种子,去杂质,生用或盐水炙用。根、叶也当药用,全年可采,多鲜用。

性味功用 辛、甘、温。①补肝肾、暖腰膝:治肝肾不足之腰膝酸软冷痛。②壮阳固精:治阳痿遗精、尿频遗尿、带下量多。根、叶活血消肿,治过敏性紫癜、急性乳腺炎、跌打损伤、漆疮等。

用量用法 5～10g,水煎服,或入丸散。根、叶鲜用,外用适量。

选方 ①腰膝冷痛:韭子、杜仲、巴戟天、续断各10g,附子、肉桂各8g,水煎服。②阳痿遗精、小便频数:韭子、益智仁各10g,煅龙骨、煅牡蛎各15g,水煎服。③带下清稀、色白量多:韭子10g,陈醋200ml,文火煮食;或焙干研末服。④过敏性紫癜、鼻衄、倒经:鲜韭菜叶500g,捣汁服。⑤漆疮:鲜韭菜叶500g,食盐少许,揉软搓擦患处。⑥急性乳腺炎:鲜韭菜适量,捣烂外敷。⑦跌打损伤:鲜韭菜150g,活蚯蚓5条,捣汁调童便服;渣炒热,酒淬,外敷。

鹿 茸

为鹿科动物梅花鹿 Cervus nippon Temminck 或马鹿 Cervus elaphus Linnaeus 的雄鹿头上未骨化密生茸毛的幼角。

采制 夏秋锯取鹿茸,经加工后,阴干或烘干。用时燎去毛,刮净;横切薄片,酥炙,研细粉用。鹿角煎熬浓缩而成的胶状物为鹿角胶,鹿角熬膏后所存残渣为鹿角霜。

性味功用 甘、咸、温。①壮肾阳、益精血:治肾阳虚阳痿不育、宫冷不孕、尿频、遗精,白细胞减少症,慢性再生障碍性贫血。②强壮筋骨:治小儿发育不良。③调理冲任:治月经不调、崩漏、带下。④托毒生肌:治疮疡久溃不敛、阴疽内陷。鹿角胶偏于温补肝肾、益精血、止血;鹿角霜偏于收敛止血。

用量用法 1~3g,研末服,或浸酒,或入丸散。感冒发热、胃火、肺热、出血、素体热盛等忌用。

选方 ①阳痿不育、宫冷不孕:鹿茸 2g 研末吞服,或浸酒服。②小儿发育不良:鹿茸 0.5g,六味地黄丸 5g,炖服。③崩漏色淡、带下清稀:鹿茸 1g 开水冲服,阿胶 5g 烊化服。④疮疡久溃不敛:鹿茸 1g,黄芪 15g,当归 10g,肉桂 5g 水煎冲服。⑤白细胞减少症、慢性再生障碍性贫血:鹿茸 2g,当归、生地各 12g,鸡血藤 15g,水煎冲鹿茸服。

蛤 蚧

为壁虎科动物蛤蚧 *Gekko gecko* Linnaeus 除去内脏的干燥体。

采制 捕捉后剖开除去内脏,拭去血液,切开眼睛放出汁液;后用竹片撑开,使全体扁平顺直,烘干。用时去头、足及鳞片,黄酒浸润、烘干。

性味功用 咸,平。①温肾阳、益精血:治肾阳不足、精血亏虚之阳痿。②补肺气、定喘嗽:治肺肾两虚、肾不纳气的虚喘久咳。

用量用法 1～2g,研末服;1～2 对,浸酒服。喘咳痰多色黄不宜用。

选方 ①阳痿:蛤蚧 2 对,鹿茸 10g,淫羊藿 20g,浸入 500ml60 度以上白酒 1 个月,每次饮 10ml,睡前饮。②慢性支气管炎、肺气肿(呼多吸少、动则喘甚、神疲乏力):蛤蚧 2 对,红参 30g,焙干,共研细末,装胶囊,每次 3 粒,早晚各服 1 次。

冬虫夏草

为麦角菌科真菌冬虫夏草 Cordyceps sinensis (Berk.) Sacc. 寄生在蝙蝠蛾科昆虫幼虫上的子座及幼虫尸体的复合体。近年采用人工培养冬虫夏草菌丝。

采制 夏至前后挖取，去泥，晒干或烘干。生用。

性味功用 甘，平。①补肾益精壮阳：治肾虚腰痛、阳痿遗精、病后体虚、畏冷、自汗、年老体虚、未老先衰。②益肺定喘止血：治肺虚、肺肾两虚咳喘、肺结核咳血。

用量用法 5～10g，煎服或炖服；2～3g，研末服；或浸酒服。

选方 ①腰痛、阳痿遗精：冬虫夏草 10g，杜仲 30g，巴戟天 30g，浸入 500ml 白酒中 1 个月，睡前每次饮 10ml。②病后体虚、年老体弱：冬虫夏草 5～10g，炖鸡食用。③早衰、失眠、健忘：冬虫夏草 5g，人参 5g，研末服。④咳喘，神疲乏力，动则喘甚：冬虫夏草、蛤蚧各 5g，研末服。⑤肺结核咳嗽咯血：冬虫夏草 5g，阿胶 15g，白及 10g，炖瘦肉食用。

紫河车

为健康人的胎盘。

采制　将健康产妇娩出的新鲜胎盘剪去脐带,洗净附着的血液,反复浸漂,置砂锅内煮至浮于水面为度,撑开烘干。也可鲜用煮食。

性味功用　甘、咸、温。温肾补精、益气养血,治肾气不足、精血亏虚之阳痿不育、宫冷不孕、虚喘、贫血、面黄肌瘦、胃虚寒痛、产后乳少、癫痫、过敏性疾病、免疫缺陷症。

用量用法　1.5~3g,研末或装胶囊吞服。鲜品半个至1个,煨食。现已制成片剂和注射液。

选方　①阳痿不育、宫冷不孕:紫河车3g,研末吞服,1日3次;或紫河车、鹿茸各2g,菟丝子10g,人参5g,共研细末,每次7g,1日3次。②胃虚冷痛:鲜紫河车1个,加胡椒、木香、砂仁各3g,煨烂食用。③虚喘:紫河车、蛤蚧各等分,研末装胶囊,每次3粒,1日3次。④贫血,面黄肌瘦:鲜紫河车1个,小母鸡1只,煨烂食用。⑤癫痫日久体虚:紫河车焙干研末,每次3g,开水送服。

熟地黄

为玄参科植物地黄的块根的加工品。

原植物 多年生草本。全株被灰白色长柔毛及腺毛。块根肥厚肉质，圆柱形或纺锤形，表面桔黄色。叶基生，倒卵形或长椭圆形，下面带紫色。花排成稀疏的总状花序；花萼钟状，花冠紫红色，花冠管稍弯曲，先端5浅裂，略成二唇形。蒴果卵形，顶端有宿存花柱。主要为栽培。分布于全国北方和华东地区，以河南产者质量最佳。

采制 秋季采挖，经黄酒拌蒸或直接蒸，或加配料反复蒸晒，至内外色黑、油润。切厚片，或炒炭用。

性味功用 甘，微温。补血滋阴、益精填髓，治血虚证、肾阴虚证、肝肾精血不足证、阴虚火旺证。此外，用治阴疽、消渴等。现代用治慢性肾炎阴虚证、高血压病阴虚阳亢、糖尿病、神经衰弱等。

用量用法 10～30g，水煎服。湿盛苔腻、痰多、食少腹胀、便溏等患者不宜用。

选方 ①贫血(面色萎黄、头晕、月经量少色淡)：熟地15g，当归、白芍各12g，川芎9g，龙眼肉15g，水煎服。②月经过多、崩漏(血色淡质清稀)：熟地炭15g，艾叶、贯众炭各10g，阿胶15g(烊化)，水煎服。③阴虚盗汗、耳鸣耳聋、须发早白：熟地黄、何首乌各 15g，龟甲 20g，糯稻根须 12g，水煎服。④虚火牙痛：熟地黄、石斛各 15g，知母、黄柏各 10g，牛膝 12g，水煎服。⑤肝肾精血不足，视物昏花，两目干涩：熟地黄、枸杞各 15g，菊花、石斛各 12g。⑥阴疽：熟地黄、鹿角胶各 15g（烊化），肉桂、麻黄、白芥子各 5g，水煎服。⑦阴虚消渴：熟地黄、沙参各 15g，知母、麦冬各 12g，水煎服。

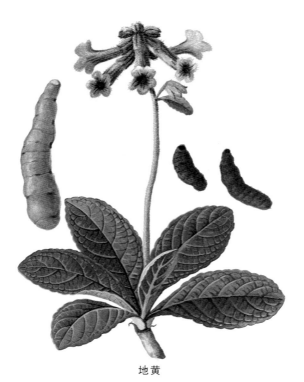

地黄

Rehmannia glutinosa (Gaertn.) Libosch.

当　归

为伞形菜科植物当归的根。

原植物　多年生草本。全株有特殊香气。主根粗短，圆柱形，肥大肉质，下部有支根 3～5 条或更多，黄棕色至深褐色。2～3 回奇数羽状复叶。复伞形花序顶生，每一小伞形花序有小花 12～36 朵，绿白色。双悬果椭圆形。生于高寒多雨山区。分布于云南、四川、湖北、陕西、甘肃等省，各地多有栽培。

采制　秋季采挖，除去须根及泥土，水分稍蒸发后，捆成小把，上棚，用烟火慢慢熏干。生用或酒炙用。

性味功用　甘、辛，温。①补血：治血虚面色、爪甲无华、头昏心悸。②活血调经止痛：治血虚血淤月经不调、痛经、闭经、寒凝血滞风湿痹证、腹痛、头痛、疮痈肿痛，跌打损伤。现代用治冠心病心绞痛、血栓闭塞性脉管炎。③润肠通便：治肠燥便秘。④平喘：治久咳虚喘。

用量用法　5～15g（治血栓用 30g），水煎服。活血用酒当归。

选方　①贫血：当归、川芎、白芍各 12g，熟地黄、龙眼肉各 15g，水煎服。或当归 10g，黄芪 30g，水煎服。②痛经、闭经、产后腹痛：当归、益母草各 12g，香附、桃仁、红花各 9g，水煎服。③血栓闭塞性脉管炎：当归 30g，赤芍、川芎、鸡血藤各 15g，水煎服。

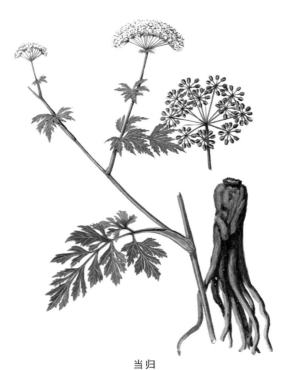

当归

Angelica sinensis (Oliv.) Diels

何首乌

为蓼科植物何首乌的块根。

原植物 多年生蔓生草本。茎缠绕。地下有肥大块根。茎有节。叶互生,卵形至心形;托叶鞘膜质,棕色,抱茎。圆锥花序,花小而密;花被5裂,白色,外侧3片背部有翅。瘦果具3棱,黑色有光泽。生于山坡石缝间或路旁。分布于长江以南,全国各地有少量栽培。

采制 秋冬叶枯萎时采挖,削去两端,洗净切片生用;或用黑豆汁拌匀,蒸至内外皆呈棕褐色,晒干。

性味功用 生首乌:甘、苦,平。制首乌:甘、涩,微温。①制首乌:补益肝肾、滋养精血、乌须黑发,治血虚证,精血不足眩晕,现代用于延缓衰老。②生首乌:截疟解毒,治体虚久疟、痈疽等;润肠通便,治肠燥便秘。

用量用法 10~30g,水煎服。

选方 ①血虚眩晕、心悸、失眠:制首乌、丹参各15g,酸枣仁、柏子仁各10g,白芍、当归各10g,五味子3g,水煎服。②腰膝酸软、须发早白:何首乌、枸杞各15g,菟丝子、补骨脂各12g,水煎常服。③防治动脉硬化、高血压、冠心病、高脂血症:何首乌15g,钩藤10g,山楂12g,银杏叶9g,水煎常服。④风疹瘙痒:生首乌15g,荆芥、防风、徐长卿各10g,水煎服;或生首乌、艾叶适量,煎汤外洗。

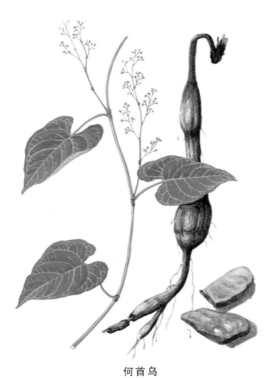

何首乌

Polygonum multiflorum Thunb.

龙眼肉

为无患子科植物龙眼的假种皮。

原植物 常绿乔木。树皮黄褐色,粗糙。双数羽状复叶,互生,小叶 4～12 枚,椭圆形至长圆状披针形,全缘或波状。圆锥花序顶生或腋生,有黄褐色柔毛;花小,黄白色。核果球形,黄褐色;假种皮白色而半透明,味甜。福建、广东、广西、云南、四川、台湾等省区广为栽培。

采制 初秋果熟时采摘,焙干或放入沸水中烫后立即捞出晒干。根和叶也可当药用,鲜用或晒干生用。

性味功用 甘、温。健脾养心、补血安神,治心脾两虚、气血不足所致心悸、头晕、失眠、健忘,病后体虚调补。根清热利湿,治丝虫病淋巴管炎、乳糜尿。叶解毒泻火,治头疮、牙疳。

用量用法 10～30g,水煎服。根、叶外用适量。

选方 ①贫血头晕、心悸:龙眼肉 30g,鸡蛋炖服。如病后体虚偏热,龙眼肉 15g,西洋参 5g,炖服。②神经衰弱、失眠健忘:龙眼肉、黄芪、党参、当归各 12g,远志8g,夜交藤、酸枣仁各 10g,水煎服。③丝虫病:龙眼树根 60g,水煎服。④头疮:龙眼树叶适量,焙干研末,鸡蛋清或茶油调匀,外涂患处。

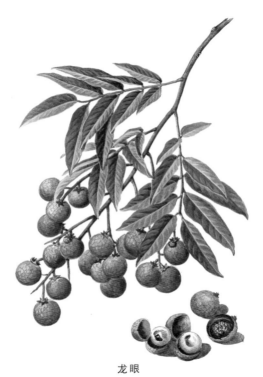

龙眼

Dimocarpus longan Lour.

白 芍

为毛茛科植物芍药的根。

原植物　见"赤芍"。

采制　栽培于浙江、安徽、四川等地。夏秋采收,去净泥土和支根,沸水浸或略煮。生用或酒炒用。

性味功用　苦、酸,微寒。①补血敛阴:治血虚萎黄、月经不调,自汗、盗汗。②柔肝止痛:治脘腹胸胁疼痛,四肢挛痛。③平抑肝阳:治肝阳上亢头痛眩晕。

用量用法　6～15g,大剂量可用至 30g,水煎服。不宜与藜芦同用。

选方　①血虚面色无华,月经不调:白芍、当归各9g,熟地 15g,川芎 8g,水煎服。②血虚筋脉失养、关节麻木、屈伸不利:白芍、木瓜各 15g,鸡血藤 30g,水煎服。③高血压病头晕目眩:白芍、牛膝各 15g,夏枯草30g,菊花、决明子各 10g,水煎服。④自汗、盗汗:白芍、桂枝各 10g,生姜 3 片,生大枣 10 枚,水煎服。⑤脘腹疼痛、泄泻:白芍、白术各 10g,木香 3g,防风、陈皮各8g,水煎服。⑥便秘腹痛:白芍 30g,枳实 15g,生甘草20g,水煎服。⑦小腿抽掣疼痛:白芍 30g,甘草 15g,水煎服。

阿 胶

为马科动物驴 *Equus asinus* L. 的皮经煎煮、浓缩制成的固体胶。

采制 用时捣成碎块或以蛤粉烫炒成珠用。现有制成阿胶口服液的。

性味功用 甘，平。①补血止血：治贫血、各种出血。②滋阴润燥：治阴虚心烦、失眠、虚劳喘咳、阴虚燥咳、痰中带血。

用量用法 5～15g，烊化兑服，或用开水或黄酒化服，止血用阿胶珠。胃虚便溏者不宜用。

选方 ①缺铁性贫血：阿胶 15g，炖瘦肉食用，隔日 1 次，连服 1 个月。②咯血：阿胶珠 10g，侧柏炭 9g，白及 12g，水煎服。③便血：阿胶珠、白及、槐花炭、地榆炭各 9g，水煎服。④妊娠腰痛、胎漏、胎动不安：阿胶 15g 烊化，杜仲、桑寄生各 15g，水煎兑服。④心烦失眠、心悸头晕：阿胶 15g 烊化，黄连 3g，白芍 10g，枸杞 15g，水煎兑服。⑤干咳少痰、咽干口燥：阿胶 15g 烊化，桑叶、沙参各 10g，杏仁 6g，川贝母 3g，水煎兑服。

北沙参

为伞形科植物珊瑚菜的根。

原植物 多年生草本,全株被灰白色绒毛。根粗壮,圆柱形或短纺锤形,表面黄白色或淡棕色,断面角质样。茎直立。基生叶卵形或宽三角状卵形,复伞形花序,无总苞,伞幅10～14;花白色。双悬果圆球形或广椭圆形,棱翅状。生于海边沙滩或栽培。分布于山东、江苏、河北、辽宁、福建、广东、台湾等省。

采制 夏秋采挖,除去须根及外皮,干燥,生用。

性味功用 甘,微苦,微寒。①养阴清肺:治肺阴虚咳嗽少痰、肺结核咳嗽痰中带血。②益胃生津:治热病伤津、口渴咽干,胃阴虚嘈杂干呕、胃脘疼痛。

用量用法 10～15g,水煎服。不宜与藜芦同用。

选方 ①肺虚干咳少痰或无痰:北沙参、麦冬、百合、川贝母各12g,甘蔗、冰糖适量,炖服。②肺结核咳嗽、痰中带血:北沙参、百部各15g,白及、知母各12g,五味子3g,水煎服。③秋燥皮肤瘙痒:北沙参、生地黄各15g,大枣10枚,水煎服。④热病伤津口渴:北沙参、麦冬、乌梅肉各15g,甘草3g,煎汤代茶。⑤慢性萎缩性胃炎或胃脘痛食少干呕:北沙参、石斛、山楂各15g,陈皮、砂仁各6g,水煎服。

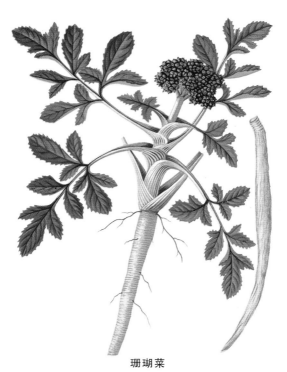

珊瑚菜

Glehnia littoralis Fr. Schmidt ex Miq.

南沙参

为桔梗科植物轮叶沙参或杏叶沙参的根。

原植物　轮叶沙参：多年生草本。全株有乳汁。茎直立，不分枝。茎生叶常 4 枚轮生，叶片椭圆形或披针形，边缘有锯齿，两面被疏柔毛。聚伞花序，排列成细长的圆锥花序，分枝，轮生；花萼裂片钻形；花冠略呈钟形，蓝紫色或蓝色。蒴果球形或卵圆形。种子黄棕色。生于沙地。分布于广东、广西、云南、四川、贵州、福建、江西、安徽、山西及东北等。

采制　春秋采挖，洗净，去栓皮，晒干，生用。

性味功用　甘，微寒。①养阴清肺、化痰止咳：治肺阴虚燥咳，或咳嗽痰稠不易咯出，肺痨咳嗽。②益气生津：治热病气津不足、口干舌燥，脾胃虚弱、食少。

用量用法　10～15g，水煎服。不宜与藜芦同用。

选方　①燥咳无痰或痰少而粘：南沙参、桑叶、麦冬各 15g，川贝母、瓜蒌各 12g，水煎服。②肺痨咳嗽、痰中带血、潮热盗汗：南沙参、生地、百部各 15g，阿胶 10g（烊化），知母、黄柏各 10g，水煎服。③热病气津不足、咽干口燥：南沙参、石斛、玉竹各 15g，冰糖炖服。④脾胃气虚食少：南沙参、党参、麦谷芽各 15g，水煎服。

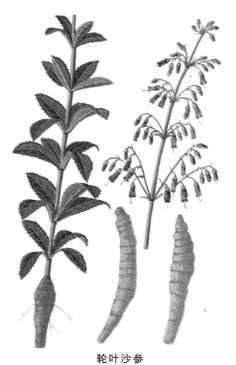

轮叶沙参

Adenophora tetraphylla（Thunb.）Fisch.

百 合

为百合科植物百合或细叶百合的肉质鳞叶。

原植物 百合:多年生草本。鳞茎球形,莲座状,鳞叶白色,卵状匙形,肉质。茎直立,不分枝,无毛,常带紫褐色斑点。叶互生,披针形或窄披针形。花1～4朵生于茎顶,花被6,喇叭形,乳白色,微黄,背面带紫色;雄蕊6,花丝细长。蒴果长圆形。生于山坡林下、溪沟,或栽培。分布于华南、西南、华东、中南及陕西、甘肃等省,各地也多见栽培。

采制 秋季采挖,剥取鳞片,置开水烫或蒸5～10分钟后,用清水洗净粘液,晒干,生用或蜜炙用。花也当药用,夏秋采,鲜用。

性味功用 甘,微寒。①养阴润肺:治阴虚久咳、咳血。②清心安神:治虚烦惊悸、失眠多梦、神情恍惚。此外,鲜品外用治面部疔疮、无名肿毒。花治咳嗽音哑。

用量用法 10～30g,水煎服。外用适量。

选方 ①阴虚燥咳:百合15g,旋覆花、麦冬各9g,蜜紫菀10g,甘草3g,水煎服。②风热咳嗽:百合、鲜枇杷叶各15g,薄荷6g,冰糖适量,水煎服。③肺痨咳血:百合、侧柏叶、白及各15g,桑白皮、百部各10g,水煎服。④咳嗽音哑:鲜百合花60g,蜂蜜15g,猪肺适量,炖服。⑤虚烦不宁:百合、知母、生地黄各15g,鸡蛋2个,炖服。

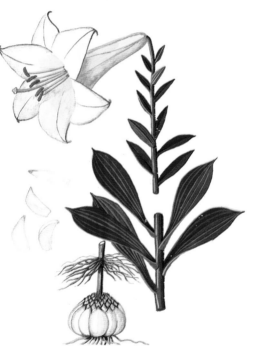

百合 *Lilium brownii* F. E. Brown

ex Miellez var. *viridulum* Baker

麦 冬

为百合科植物麦冬的块根。

原植物 多年生草本。地下具细长的匍匐茎，须根前端或中部常膨大为纺锤形块根。叶基生，禾叶状。花葶从叶丛中抽出，比叶短。总状花序顶生，花1～3朵，花梗具关节，花被6，紫红色或蓝紫色，长圆形。浆果球形，成熟时蓝黑色。生于山坡林下潮湿处、路旁、溪边，或栽培。除东北外，几乎遍布全国。

采制 夏季采挖，反复暴晒，堆置至七八成干，除去须根，干燥，生用。

性味功用 甘、微苦、微寒。①养阴润肺：治燥热咳嗽、肺痨久咳。②益胃生津：治热伤胃阴、消渴、津亏便秘、暑热、小儿夏季热。③清心除烦：治心阴不足，温热病热扰心神，心烦不眠。现代用治心肌炎后期、心力衰竭等。

用量用法 10～15g，水煎服。

选方 ①肺阴不足咳嗽：麦冬、百部、枇杷叶各15g，冰糖适量，炖服。②胃阴虚口腔溃疡：麦冬、淡竹叶各12g，生地15g，木通、甘草各5g，水煎服。③消渴饮水不止：麦冬、冬瓜皮各15g，乌梅12g，黄连3g，煎汤代茶。④津亏便秘：麦冬、生地、玄参、肉苁蓉各15g，水煎服。⑤暑热、小儿夏季热、心肌炎、心力衰竭：人参6g，麦冬15g，五味子6g，水煎服。

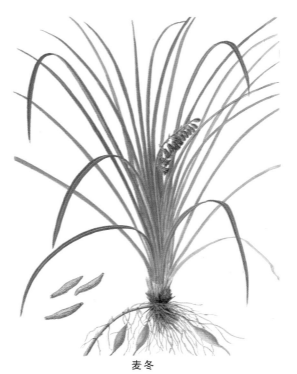

麦冬

Ophiopogon japonicus (L. f.) Ker-Gawl.

天 冬

为百合科植物天门冬的块根。

原植物 多年生攀援草本。块根丛生,肉质,纺锤形,表面灰黄色。茎多分枝,具细纵棱;叶状枝常 2～3 枚簇生叶腋,条形,有细刺。叶鳞片状,基部有硬刺。花小,1～3 朵簇生于叶腋,黄白色或绿白色;两性或杂性;雄蕊 6。浆果球形,熟时红色。生于林缘阴湿处。分布于华中、华东、西南、西北及山西、河北等。

采制 秋冬采挖,除去茎基及须根,入沸水中煮或蒸至透心,剥去外皮,晒干。切片,生用。

性味功用 甘、苦,寒。①养阴生津:治热病阴伤,内热消渴、津枯便秘。②清肺降火治肺胃燥热,咳嗽,心烦口渴;阴虚火旺,潮热遗精。现代用治乳腺小叶增生、乳房纤维腺瘤、糖尿病、肺结核等。

用量用法 10～15g,水煎服。

选方 ①热病伤阴、内热消渴、烦渴引饮:天冬、麦冬各 15g,天花粉、知母各 12g,黄芩、甘草各 6g,水煎服。②便秘:天冬、肉苁蓉各 15g,郁李仁、火麻仁各 9g,水煎服。③燥热、肺阴虚咳嗽:天冬、百部、麦冬各 12g,桔红 6g,冬瓜糖 30g,水煎服。④阴虚火旺潮热遗精:天冬、熟地各 15g,西洋参 6g(另炖),黄柏、知母各 9g,水煎服。

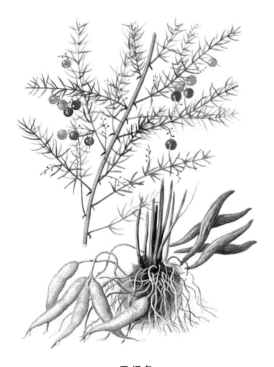

天门冬

Asparagus cochinchinensis (Lour.) Merr.

石　斛

为兰科植物环草石斛、马鞭石斛、黄草石斛、铁皮石斛或金钗石斛的茎。

原植物　铁皮石斛：多年生草本。茎圆柱形，细长。叶矩圆状披针形，稍带肉质。总状花序常生于具叶或无叶茎的中部，花被片黄绿色；唇瓣卵状披针形，基部边缘内卷并具1个胼胝体。生于树上及岩石上。分布于贵州、云南等，广东、广西、江西、安徽、福建等常有栽培。

采制　全年可采，以春末夏初和秋季采收为佳，鲜用，或蒸透烘软后，晒干。切段生用。

性味功用　甘，微寒。①养胃生津、养阴清热：热病伤阴而高热口干烦渴、胃痛嘈杂、消渴。②滋肾明目强筋骨：治肾精不足视力减退、白内障、夜盲，肾虚腰酸脚软。

用量用法　10～15g，鲜品加倍，水煎服。

选方　①热病高热、口干烦渴：鲜石斛、鲜芦根、生地黄、淡竹叶各20g，水煎代茶饮。②糖尿病：石斛、天花粉各15g，知母10g，黄连3g，水煎服。③肾精不足视物昏花、白内障：石斛、枸杞子、熟地黄各15g，菊花、决明子各10g，石决明20g，水煎服。④夜盲：石斛、苍术各15g，淫羊藿10g，炖猪肝或鸡肝食用。⑤腰膝酸软：石斛、杜仲、牛膝各15g，何首乌12g，水煎服，或炖猪排食用。

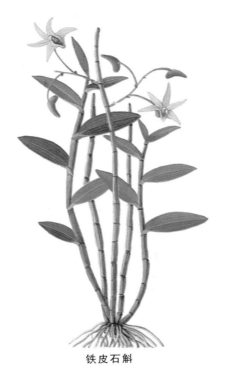

铁皮石斛

Dendrobium candidum Wall. ex Lindl.

玉 竹

为百合科植物玉竹的根茎。

原植物 多年生草本。地下茎横走,肉质,有结节,表面淡黄白色,密生多数须根。茎单一。叶互生,椭圆形至卵状椭圆形,背面粉白色。花腋生,1 至数朵;花被筒状、黄绿色至白色;雄蕊 6 枚。浆果熟时蓝黑色。生于林下或石隙间,喜阴湿处。分布于四川、福建、浙江、江西、江苏、青海、甘肃及华北、东北、中南等地。

采制 秋季采挖,去须根,晒至柔软,反复揉搓,晾至无硬心,晒干,生用;或蒸透,揉至半透明,晒干。

性味功用 甘,微寒。①润肺止咳:治肺燥干咳少痰。②益胃生津:治肺胃阴伤,咽干口渴,内热消渴。此外,治阴虚感冒、目赤涩痛、心脏病心悸怔忡。

用量用法 10～15g,水煎服。心动过速或血压偏高者慎用。

选方 ①燥咳咽干:玉竹、麦冬各 15g,川贝母 6g,甘草 3g,冰糖适量,炖服。②热病伤津或内热消渴,口干喜饮:玉竹、芦根、生地、麦冬各 15g,冰糖适量,水煎代茶。③阴虚感冒:玉竹 15g,薄荷 8g,白薇、淡豆豉各 10g,葱白 5 根,水煎服。④目赤涩痛:玉竹、黄连、赤芍各等分,煎汤熏洗。⑤心悸怔忡:玉竹、西洋参、麦冬各 10g,五味子 3g,水煎服。

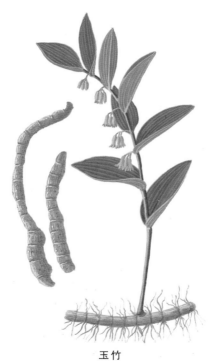

玉竹

Polygonatum odoratum (Mill.) Druce

黄　精

为百合科植物黄精、滇黄精或多花黄精的根茎。

原植物　黄精：多年生草本。根茎横走，淡黄色，肉质，先端有时突起如鸡头状。茎单一，直立。叶轮生，每轮4～5枚，线状披针形。先端拳卷或弯曲成钩。花2～4朵腋生，下垂；花被筒状，白色或淡黄色，裂片6；雄蕊6。浆果球形，熟时黑色。生于林下、灌丛中或山坡半阴处。分布于东北、华北及陕西、甘肃、山东、安徽、浙江等省。

采制　春秋挖取根茎，洗净，置沸水中略烫或蒸至透心，晒干或烘干。切厚片，生用或酒制用。

性味功用　甘，平。①润肺养阴：治燥咳、肺结核干咳、消渴。②益气健脾：治食少倦怠。③益肾补精：治须发早白、头昏腰酸。④杀虫：外用治足癣、鼻梁溃烂。

用量用法　10～30g，水煎服。外用适量。

选方　①肺燥干咳痰少、肺结核咳嗽：黄精30g，炖梨、鲜枇杷叶、冰糖各适量服用。②消渴：黄精、天花粉、知母、沙参各12g，水煎服。③腰酸头昏、须发早白：黄精、何首乌、枸杞子各30g，泡酒常服。④脾胃虚弱倦怠食少：黄精、黄芪、白术各15g，鸡内金10g，麦芽12g，陈皮6g，水煎服。⑤足癣、股癣糜烂水疱：黄精适量，粉碎，浸于95%酒精，蒸馏加水3倍取滤液，蒸去酒精，再浓缩成糊状，涂擦患处。

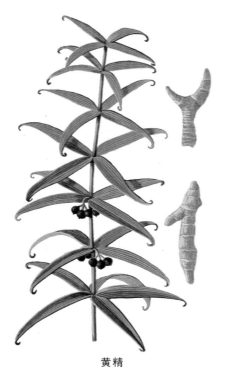

黄精

Polygonatum sibiricum Red.

墨旱莲

为菊科植物鳢肠的地上部分。

原植物 一年生草本,全株被粗毛,揉后汁液即变黑如墨。茎直立或匍匐,绿色或带暗红色,着地生根。叶对生,椭圆状披针形或线状披针形。头状花序顶生或腋生;总苞片5~6;舌状花雌性,白色;盘花管状,两性,黄绿色。舌状花瘦果四棱形;管状花瘦果三棱形,具瘤状突起。生于路旁、沟边、田间潮湿处。分布于全国各地。

采制 夏季花开时采收,鲜用或晒干生用。

性味功用 甘、酸,寒。①滋补肝肾:治肝肾阴虚的头晕目眩,遗精耳鸣、牙齿松动、带下白浊。②凉血止血:治阴虚血热吐血、尿血、鼻出血、血痢、崩漏下血、眼底出血、血小板减少性紫癜。此外,外用治外伤出血、稻田性皮炎、带状疱疹、急性结膜炎、阴道湿痒。

用量用法 10~15g,鲜品加倍。外用适量。

选方 ①头晕目眩、须发早白:墨旱莲、女贞子、何首乌、桑椹各15g,水煎常服。②吐血:鲜墨旱莲、鲜侧柏叶各30g,捣烂取汁,童便调服。③鼻出血、外伤出血:鲜墨旱莲捣烂布包成条状塞鼻,或外敷伤口。④白带、梦遗:墨旱莲30g,白果10g,冰糖适量,水煎服。⑤稻田性皮炎:鲜墨旱莲适量搓烂涂擦手脚。

560

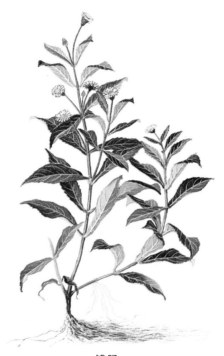

鳢肠

Eclipta prostrata (L.) L.

枸杞子

为茄科植物宁夏枸杞的成熟果实。

原植物 灌木。主枝数条,粗壮,果枝细长,先端通常弯曲下垂,外皮浅灰黄色,刺状枝生于叶腋。叶互生或簇生于短枝上,卵状长圆形或披针形。花簇生于叶腋,淡紫色。浆果长卵形或椭圆形,熟时红色或桔红色。生于山坡、田野向阳干燥处。分布于华北、西北。全国中部和南部各省也多有栽培。

采制 夏秋果实呈橘红色时采收,晾至皮皱后,再曝晒至外皮干燥,果肉柔软,除去果梗,生用。

性味功用 甘,平。滋补肝肾、益精明目,治肝肾亏虚阳痿遗精、精少不育,血虚头晕目眩、视物不明、两目干涩,消渴。现代用治慢性萎缩性胃炎、慢性肝炎。

用量用法 10～15g,水煎服。

选方 ①腰膝酸软、头晕、遗精、遗尿:枸杞子、菟丝子、覆盆子、金樱子各 15g,五味子 9g,水煎服。②男性不育症:枸杞子 15g,于每晚细嚼咽下,1 个月为 1 疗程。③视物昏花、目生翳障:枸杞子、当归、菟丝子各 15g,菊花 10g,水煎服。④肝虚胁痛:枸杞子、熟地黄、白芍各 12g,麦冬、川楝子各 10g,水煎服。⑤慢性萎缩性胃炎:枸杞子 500g,烘干打碎装瓶备用,空腹时每次嚼服 10g,2 个月为 1 疗程。

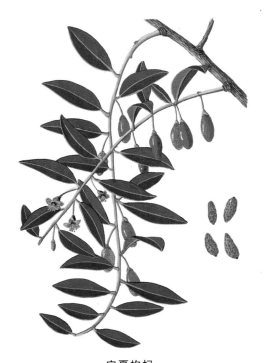

宁夏枸杞

Lycium barlarum L.

女贞子

为木犀科植物女贞的成熟果实。

原植物　常绿乔木或大灌木。叶对生，卵圆或长卵状披针形，圆锥花序顶生，花白色。浆果状核果，成熟时蓝黑色，肾形，表面有白粉。分布于华南、西南及福建、浙江、江苏、湖南、湖北等省。

采制　冬季采收成熟果实，晒干；或稍蒸或置沸水中略烫后，晒干。生用或酒制用。茎皮和叶鲜用。

性味功用　甘、苦，凉。①滋补肝肾、强筋健骨、明目乌发：治眩晕耳鸣、腰膝酸软、须发早白、视物昏花，现用治老年性白内障、中心性视网膜炎。②清热解毒（也可用茎皮及叶）：治阴虚燥热、小便赤涩、瘰疬、口腔炎、肺热咳嗽、肠燥便秘。此外，现代用治放疗或化疗后白细胞减少症。

用量用法　10～15g，鲜品加倍，水煎服。生用清热，酒炙补益。外用适量。

选方　①腰膝酸软、须发早白、视物昏花：女贞子、墨旱莲、枸杞子、何首乌各15g，水煎常服。②阴虚发热：女贞子、墨旱莲各15g，地骨皮、银柴胡各10g，水煎服。③目赤肿痛：鲜女贞叶适量，朴硝少许，捣烂敷眼周围。④咽喉肿痛：鲜女贞叶适量，捣汁含咽。⑤白细胞减少症：女贞子、虎杖各15g，水煎，阿胶15g 烊化冲服。

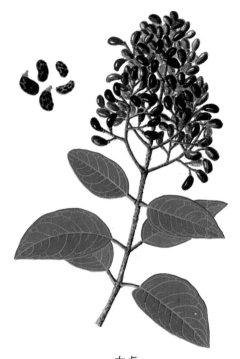

女贞

Ligustrum lucidum Ait.

黑芝麻

为脂麻科植物脂麻的成熟种子。

原植物 一年生草本。茎直立,方柱形,全株被毛。叶对生或上部叶互生,具长柄,披针形、狭椭圆形;或卵形,有锯齿。花单生或2~3朵生于叶腋,近无梗;萼5裂,花冠白色或淡紫色;雄蕊2对;花柱细长。蒴果长圆状圆筒形,有细毛。种子多数,黑色。全国各地广为栽培。

采制 秋季采收成熟种子,去杂质,晒干。

性味功用 甘,平。①滋补肝肾、益精养血:治肝肾不足,头晕目眩,须发早白,病后脱发。②润肠通便:治肠燥便秘。③通乳:治乳汁不足。

用量用法 10~30g,水煎服;或炒熟入丸、散用。

选方 ①肝肾不足,头晕目眩,须发早白:黑芝麻炒熟,研粉,开水调服;或黑芝麻、何首乌、旱莲草、女贞子各15g,水煎服。②贫血、面色无华:黑芝麻、枸杞子各15g,大枣10枚,炖瘦肉食用。③肠燥便秘:黑芝麻、肉苁蓉各15g,水煎服。④体虚乳汁不足:黑芝麻、王不留行各15g,猪蹄或乳狗肉炖服。

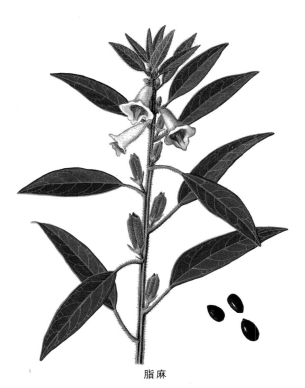

脂麻

Sesamum indicum L.

龟 甲

为龟科动物乌龟 Chinemys reevesii (Gray) 的背甲及腹甲。

采制 捕捉后杀死或用沸水烫死，剔去筋肉，剥取甲壳，晒干。沙炒后醋淬用。煎熬成的胶为龟甲胶。

性味功用 甘、咸，寒。①滋阴潜阳：治阴虚发热，阳亢头目眩晕、耳鸣，热病后期手足抽筋。②益肾强骨：治肾虚骨软、小儿囟门不合、齿迟、行迟。③补血止血：治血虚心悸、崩漏、月经过多。④解毒敛疮：外用治痔疮、脱肛、脐疮、头疮、婴儿湿疹、无名肿毒、慢性疮疡久不愈合。

用量用法 15～30g，打碎先煎半小时；外用烧存性，研末撒或调涂。孕妇慎用。

选方 ①低热、脑痛烘热：龟甲、牛膝各15g，知母、黄柏各10g，水煎服。②肝阳上亢头晕目眩：龟甲、生地、牡蛎各15g，白芍、钩藤各10g，水煎服。③肾虚脚软、小儿囟门不合、齿迟、行迟：龟甲、熟地各15g，水煎，鹿茸2g，药液冲服。④血虚失眠健忘、月经过多：龟甲胶、阿胶各15g，烊化冲服。⑤痔疮、脐疮：龟甲15g，黄连10g，黄柏12g，生地15g，焙干研细末，茶油调涂。⑥湿疹、疮疡久溃不敛：龟甲炮灰存性，黄连、冰片适量，共研细末，麻油适量调敷。

鳖 甲

为鳖科动物鳖 *Triongx sinensis* Wiegmann 的背甲。

采制 捕捉后杀死置沸水中煮至背甲上硬皮能剥落时取出,除去残肉,晒干,用沙炒炮用,或醋淬用。鳖血也当药用。

性味功用 咸,寒。①滋阴潜阳、退热除蒸:治阴虚内热、阴虚阳亢或阴虚动风。②软坚散结:治疟母、血淤闭经、肝脾肿大。③清湿热敛疮:治疮疡溃后久不收口。鳖血滋阴退热、祛风止痉,治潮热、小儿疳积发热、面神经麻痹。

用量用法 10~30g,打碎先煎半小时。外用适量。

选方 ①结核病低热、阴虚骨蒸潮热、小儿疳热:鳖甲 15g,青蒿 10g,知母、生地、牡丹皮各 10g,水煎服(小儿用量减半);或用鳖血生饮。②久疟疟母、肝脾肿大:鳖甲醋炙 15g,研末服。③肝硬化、肝脾肿大:鳖甲15g,琥珀 6g,大黄 9g,研末,每次服 10g,1 日 3 次。④疮疡溃后久不收口:鳖甲适量,烧灰存性,研细掺之。⑤面神经麻痹、口眼㖞斜:生川乌适量,研末,鳖血调敷。

9. 安神药

酸枣仁

为鼠李科植物酸枣的成熟种子。

原植物 落叶灌木或小乔木。枝直立,枝上具刺。叶互生,椭圆形或卵状披针形,托叶常为针刺状。花常2～3朵簇生于叶腋;花小,黄绿色;萼片、花瓣及雄蕊均为5。核果近球形或广卵形,熟时暗红褐色,果肉薄,味酸;果核两端常为钝头。生于向阳或干燥平原、山坡或路旁、山谷等。分布于四川、安徽、山东、湖北、河南、辽宁、陕西、甘肃及华北等省。

采制 秋季采收成熟果实,去果肉,晒干,碾破果核,取出种子。生用或炒用,捣碎。

性味功用 甘、酸,平。①养心安神:治神经衰弱、心悸、失眠、多梦。②生津敛汗:治自汗、盗汗、消渴。

用量用法 5～15g,水煎服;1.5～3g,研末冲服。

选方 ①心肝血虚、心悸失眠:酸枣仁、何首乌各15g,枸杞子、党参各10g,水煎服。②神经衰弱、失眠多梦:酸枣仁5g,研末,睡前开水冲服。③体虚多汗、气虚自汗:酸枣仁、党参、黄芪、茯苓各15g,五味子6g,水煎服。④阴虚盗汗:酸枣仁、山茱萸、茯苓各等分,研末,米汤调,睡前服。⑤消渴:酸枣仁、乌梅、麦冬各12g,桂心3g,水煎服。

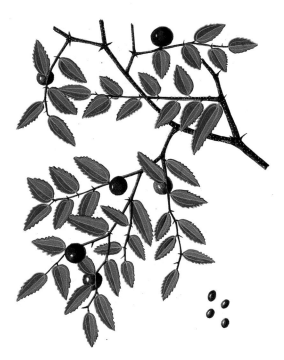

酸枣 *Ziziphus jujuba* Mill. var. *spinosa* (Bge.) Hu ex H. F. Chou

合欢皮

为豆科植物合欢的树皮。

原植物 落叶乔木。树皮灰棕色,平滑;小枝带棱角。2 回双数羽状复叶,互生,羽片 4～16 对;小叶 10～30 对,羽片镰状长圆形,日开夜合。头状花序,多数,生于叶腋或小枝先端,呈伞房状排列;花萼筒状;花冠漏斗状,淡红色。荚果长椭圆形,扁平,边缘波状。种子小。生于山谷、林缘及坡地,或栽培。分布于华东、华南、西南及辽宁、河北、河南、陕西等省。

采制 夏秋花开放时剥下树皮,晒干。切段生用。花择晴天摘下,迅速晒干或晾干。

性味功用 甘,平。①解郁安神:治忧郁不舒、失眠健忘。②活血消肿:治疮痈、肺痈、跌打损伤、淤血疼痛。

用量用法 10～15g,水煎服。

选方 ①神经衰弱、郁闷不乐、失眠健忘:合欢皮或花、夜交藤各 15g,酸枣仁 10g,柴胡 9g,水煎服。②肺痈咳吐脓血:合欢皮、鱼腥草、芦根各 15g,黄芩、桃仁各 10g,水煎服。③疮痈肿痛:合欢皮、蒲公英、紫花地丁各 15g,水煎服。④跌仆损伤、淤血肿痛:合欢皮15g,当归、川芎各 10g,乳香、没药各 8g,水煎服。

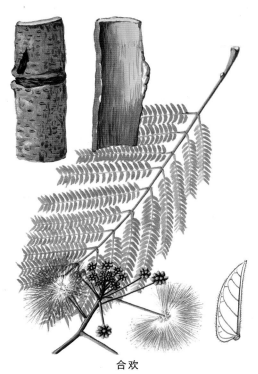

合欢

Albizia julibrissin Durazz.

远　志

为远志科植物远志或卵叶远志的根。

原植物　远志:多年生草本。主根圆柱形,弯曲。茎由基部丛生。叶互生,线形至狭线形。总状花序顶生,花小,稀疏;花萼 5 片;花瓣 3,淡紫色,中央 1 瓣较大,呈龙骨状,先端有丝状附属物。蒴果扁卵圆形,熟时沿边缘开裂。生于山坡、路旁或河岸边草丛。分布于东北、华北及山东、陕西等地。

采制　春秋采挖,去泥、残基,晒干,生用或炙用。

性味功用　苦、辛,微温。①宁心安神:治惊悸失眠、健忘。②祛痰开窍:治痰蒙心窍而精神错乱、癫痫发狂,咳嗽痰多、痰稠难咯。③消痈散肿:治痈疮肿毒、乳痈肿痛、咽喉肿痛。此外,治头风头痛。

用量用法　5～10g,水煎服。外用适量。实火、阴虚阳亢及胃炎、胃与十二指肠溃疡患者均禁用。

选方　①心肾不交而心悸失眠、健忘:远志、酸枣仁、当归、党参各 10g,麦冬、山茱萸、茯苓各 15g,水煎服。②癫狂:远志、石菖蒲、天竺黄各 10g,郁金 12g,胆南星 8g,白矾 3g,水煎服。③咳嗽痰多:远志、浙贝母各 10g,杏仁、紫苑各 8g,甘草 3g,水煎服。④疮痈肿痛:远志 10g,研末酒送服,远志适量,研末酒调外敷,或煎浓汁外涂。⑤喉痹肿痛:远志 10g,研末吹喉。

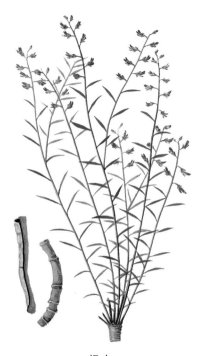

远志

Polygala tenuifolia Willd.

夜交藤

为蓼科植物何首乌的藤茎或带叶藤茎。

原植物　见"何首乌"。

采制　夏秋季采,除去细枝残叶,切段,晒干。生用。根也当药用,为何首乌。

性味功用　甘,平。①养心安神:治阴血不足虚烦不眠、多梦。②祛风通络:治血虚身痛、风湿痹证。③祛风止痒:外用治皮肤瘙痒。

用量用法　15～30g,水煎服。外用适量。

选方　①神经衰弱、失眠、多梦:夜交藤 15g,酸枣仁、柏子仁各 10g,合欢皮 18g,茯苓 12g,知母、川芎各 9g,甘草 3g,大枣 10 枚,水煎服。②血虚全身酸痛:夜交藤、鸡血藤各 30g,桑寄生、当归各 12g,赤芍 10g,水煎服。③风湿痹痛:夜交藤、海风藤各 30g,川芎、威灵仙各 10g,水煎服。④疮癣皮肤瘙痒:夜交藤、白鲜皮各 60g,煎汤外洗。

柏子仁

为柏科常绿植物侧柏的种仁。

原植物　见"侧柏叶"。

采制　冬初种子成熟时采收,晒干,压碎种皮,簸净,阴干,生用。

性味功用　甘,平。①养心安神:治心悸失眠,心阴虚盗汗,虚烦。②润肠通便:治肠燥便秘。此外,治血虚经闭、血虚血热肌肤燥痒、小儿囟门不闭。

用量用法　10～20g,水煎服。

选方　①心悸怔忡、失眠多梦:柏子仁、酸枣仁各10g,枸杞子、麦冬各15g,夜交藤12g,水煎服。②盗汗虚烦、梦遗健忘:柏子仁、酸枣仁各10g,石菖蒲、麦冬各12g,山药、山茱萸各15g,水煎,睡前服。③老年或体虚肠燥便秘:柏子仁、火麻仁、当归、肉苁蓉各12g,水煎服。④阴血虚经闭:柏子仁、熟地各15g,泽兰、牛膝、当归各10g,水煎服。⑤血虚血燥肌肤瘙痒:柏子仁、生地黄各20g,大枣10枚,水煎服。⑥小儿囟门不合:柏子仁、防风、白及各适量,研细末,乳汁调涂囟门处。

朱 砂

为三方晶系硫化物类矿物辰砂族辰砂,主含硫化汞(HgS)。

采制 采挖后,选取纯净者,用磁铁吸净含铁的杂质,再用水淘去杂石和泥沙,研细水飞,晒干。生用。

性味功用 甘,寒;有毒。①镇心安神:治心火亢盛惊悸不眠、癫狂、惊风、癫痫。②清热解毒:治疮痈肿毒、咽喉肿痛、口舌生疮。

用量用法 0.3～1g,入丸散或研末冲服。外用适量。不宜多服久服。忌火煅,不宜用铝制品盛药或煎药。孕妇、肝肾功能不全者禁用。

选方 ①心火亢盛而心悸、失眠、烦躁:朱砂0.5g,莲子心、黄连各6g,水煎,药液冲朱砂服。②心气虚惊恐不宁:朱砂0.5g,枸杞10g、龙眼肉15g,纳入猪心中炖食。③癫狂:朱砂1g,郁金、石菖蒲、黄连各10g,生铁落60g,水煎,药液冲朱砂服用。④疮痈肿痛:朱砂、山慈姑、生天南星各适量,研末外涂。⑤疮疡久溃不敛:朱砂、珍珠粉、炉甘石各适量,共研细末外敷。⑥咽痛、口舌生疮:朱砂、冰片、玄明粉、硼砂各适量,研末外涂或吹喉。

龙 骨

为古代多种大型哺乳动物的骨骼化石或象类门齿的化石。

采制 采挖后，除去泥土及杂质。生用或煅用。

性味功用 甘、涩，平。①镇心安神：治心神不宁、烦躁失眠、惊痫癫狂。②平肝潜阳：治肝阳上亢头晕目眩。③收敛固涩：治自汗、盗汗、带下、崩漏、遗精、遗尿、鼻衄。④生肌敛疮：治疮疡久溃不敛、湿疹、外伤出血、小儿脐疮。现代用治神经衰弱、高血压、植物神经紊乱等。

用量用法 10～30g，打碎先煎。生用安神平肝，煅用收敛生肌。外用适量。

选方 ①心悸失眠：生龙骨30g，酸枣仁、柏子仁各10g，夜交藤15g，水煎服。②惊痫、癫狂：生龙骨、生铁落各30g，胆南星6g，水煎服。③遗尿症：龙骨50g，水煎煮汤，用汤煮鸡蛋1个，每晚睡前服，1个月为1疗程。④自汗：煅龙骨、煅牡蛎各15g，黄芪、白术各12g，水煎服。⑤带下：煅龙骨、山药各15g，芡实、薏苡仁各20g，水煎服。⑥小儿脐疮：煅龙骨研细末，装瓶备用，将药粉撒于患处，用消毒纱布包裹，每日换药1次。

琥　珀

　　为古代松科植物，如枫树、松树的树脂埋藏地下经年久转化而成的化石样物质。

　　采制　全年可采，从地下或煤层挖出后，除去沙石、泥土等杂质。

　　性味功用　甘，平。①镇惊安神：治惊风癫痫、惊悸失眠。②活血散瘀：治血滞经闭、产后淤阻腹痛、跌打损伤、冠心病心绞痛。③利尿通淋：治小便不利、癃闭、尿血。④收敛止血、生肌敛疮：外用治疮疡溃后不敛、外伤出血。

　　用量用法　1.5～3g，研末冲服。外用适量。

　　选方　①惊风癫痫、抽搐神昏：琥珀末1g，以远志6g，石菖蒲10g、胆南星5g煎汤冲服。②失眠健忘、心神不宁：琥珀末3g，以酸枣仁、柏子仁各10g，龙骨15g，煎汤冲服。③闭经、痛经、产后腹痛：琥珀末3g，以益母草15g，当归、川芎各9g煎汤冲服。④冠心病胸闷胸痛：琥珀3g，三七、人参各6g，共研细末，每次服5g，1日3次，开水冲服。⑤肾癌、膀胱癌尿血尿痛：琥珀末3g，以小蓟、藕节、石韦、益母草各15g煎汤冲服。⑥泌尿系结石（尿血尿痛）：琥珀末3g，以金钱草30g、没药10g、海金砂15g煎汤冲服。⑦外伤出血：琥珀末适量，外掺。

10. 平肝息风药

羚羊角

为牛科动物赛加羚羊 *Saiga tatarica* Linnaeus 的角。

采制 捕捉后锯取羚羊的角,晒干,生用。

性味功用 咸,寒。①平肝息风:治高热神昏、惊风抽搐、癫痫、头痛眩晕。②清肝明目:治目赤肿痛、翳障、羞明流泪。③清热解毒:治感冒发热、咽喉肿痛、温病发斑疹、麻疹疹毒内陷、小儿肺炎咳喘。

用量用法 1～3g,镑成薄片,单煎 2 小时以上取汁服;0.3～0.6g,磨汁或研粉服。

选方 ①高热神昏、抽搐:羚羊角磨汁,甘草 9g、灯心草 6g 煎汤调服。②高血压病头痛眩晕:羚羊角片 3g,单煎 2 小时取汁,钩藤、菊花各 10g,夏枯草 15g,煎汤调羚羊角汁服。③感冒发热头痛、咽喉肿痛:羚羊角磨汁,薄荷 6g,连翘 9g,蔓荆子 10g,水煎调服。④目赤肿痛:羚羊角磨汁,龙胆草、决明子、车前子各 9g,水煎调服。⑤老年白内障:羚羊角磨汁,石斛、枸杞子、生地各 15g,水煎调服。⑥热病高热神昏、发斑:羚羊角磨汁,紫草、牡丹皮各 10g,水牛角 15g,水煎调服。⑦小儿肺炎、高热咳喘:羚羊角水解注射液注射;或羚羊角磨汁,鱼腥草 15g,黄芩 6g,石膏 15g,杏仁 3g,水煎服。

钩　藤

　　为茜草科植物钩藤、大叶钩藤、毛钩藤、华钩藤或无柄果钩藤的带钩茎枝。

　　原植物　钩藤：木质藤本。枝条四棱形或圆柱形，光滑无毛。常在叶腋处着生钩状向下弯曲的变态枝，钩对生，淡褐色至褐色。叶对生，卵状披针形或椭圆形，托叶1对，2深裂，线形。头状花序球形，顶生或腋生；花萼管状；花冠黄色，漏斗形。蒴果有宿存花萼。生于山谷溪边疏林中。分布于长江以南及云南、贵州等省。

　　采制　秋冬季采收带钩的嫩枝，剪成短段，晒干，或稍蒸或略煮后晒干。生用。

　　性味功用　甘，微寒。①清热平肝、降血压：治肝热，肝火头痛，肝阳上亢眩晕，小儿肝热夜啼。②息风止痉：治热病惊风、癫痫、小儿脾虚慢惊、妊娠子痫。此外，治疹发不透、痰喘型慢性支气管炎。

　　用量用法　10～15g，水煎不宜超过20分钟。

　　选方　①肝热夜啼：钩藤、白芍各8g，蝉衣、薄荷各3g，水煎服。②高血压病：钩藤、夏枯草、葛根、银杏叶各15g，水煎服。③肝风内动、惊痫抽搐：钩藤15g、栀子10g，天麻、天竺黄各12g，水煎服。④温热病热极生风：钩藤、石决明各15g，白芍、菊花各10g，水煎，羚羊角5g，磨汁冲服。

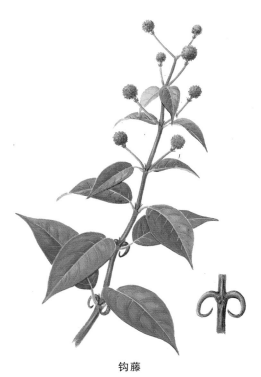

钩藤

Uncaria rhynchophylla (Miq.) Miq. et Havil.

天　麻

为兰科植物天麻的块茎。

原植物　多年生寄生草本。地下块茎横生,肥厚,肉质,长卵圆形或椭圆形,有不明显的环节,节上有膜质鳞叶。茎单一,直立,圆柱形,淡黄褐色。叶鳞片状、膜质。总状花序顶生,黄赤色。蒴果长圆形。生于林下阴湿处,现多栽培。分布于西南、中南、东北及河北、陕西等。

采制　冬至后采挖者为冬麻,质量较好;春季立夏前挖出者为春麻。擦去外皮,蒸透,晒干或烘干,生用。

性味功用　甘,平。①平肝潜阳:治肝阳上亢头晕目眩,现用治高血压、高脂血症。②息风止痉:治小儿急慢惊风、破伤风、癫痫。③通经活络:治中风后遗症、手足不遂、肢麻痉挛、风湿痹证。

用量用法　3～10g,水煎服;1～1.5g,研末服。

选方　①肝阳上亢头晕、高血压、高脂血症:天麻、钩藤各10g,石决明、牛膝各15g,山楂、丹参各12g,水煎服。②梅尼埃病:天麻、白术各10g,茯苓15g,半夏8g,陈皮6g,水煎服。③小儿急惊风:天麻、天竺黄各6g,胆南星3g,钩藤、白芍各6g,水煎服。④中风后遗症半身不遂:天麻、川芎、当归各10g,黄芪、地龙干、赤芍药各15g,水煎服。⑤头痛:天麻10g,炖鸡蛋服。

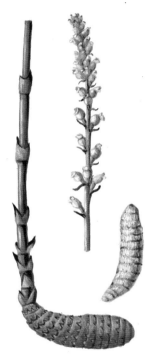

天麻

Gastrodia elata Bl.

刺蒺藜

为蒺藜科植物蒺藜的果实。

原植物 一年生或多年生草本。茎匍匐。全株有长硬毛和稍卷曲柔毛。双数羽状复叶互生，小叶对生，5～7对，长椭圆形，花小，单生于叶腋，黄色，萼片、花瓣均为5。离果由5个分果瓣组成，每个果瓣有长短棘刺各1对，背面有短梗毛和瘤状突起。生于海滨沙地、田野、路边荒地。分布于全国各地。

采制 秋季果实成熟时，割取全株，晒干，打下果实，碾去硬刺，去杂质。炒黄或盐炙用。

性味功用 苦、辛，平。①平肝潜阳：治肝阳上亢头晕目眩。②疏肝通络：治肝郁乳房胀痛、乳汁不畅、疝气疼痛及疤痕痛。③祛风明目：治风热头痛、目赤肿痛等。

用量用法 6～15g，水煎服。外用适量。

选方 ①高血压病、神经性头痛：刺蒺藜、牛膝、代赭石各15g，天麻、钩藤各10g，水煎服。②肝郁胁痛、闭经、痛经：刺蒺藜、香附各10g，当归、川芎各8g，川楝子、延胡索各12g，水煎服。③疤痕疼痛：刺蒺藜、山栀子各等分，研末醋调涂。④风热头痛、目赤肿痛：刺蒺藜、决明子、蔓荆子各12g，菊花10g，水煎服。⑤风疹瘙痒：刺蒺藜、黄芩、荆芥、防风各10g，徐长卿12g，水煎服。⑥白癜风：刺蒺藜15g，研末服，或水煎服。

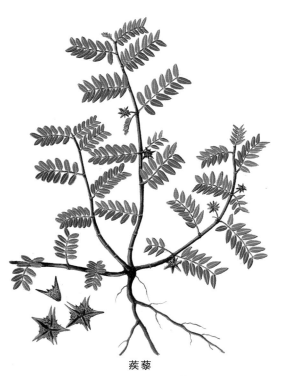

蒺藜

Tribulus terrestris L

罗布麻

为夹竹桃科植物罗布麻的叶或全草。

原植物　直立半灌木，全株有白色乳汁。叶对生，或中上部分枝处互生，椭圆状披针形至卵圆状长圆形。聚伞花序顶生，花萼5深裂；花冠钟形，粉红色或淡紫色，先端5裂，基部内侧有副花冠及花盘。蓇葖果叉生，长角状。生于河岸、海滨盐碱地或山沟沙地、干旱沙漠内陆盆地。分布于东北、华北、华东、西北地区。

采制　夏秋季或开花前采摘嫩叶或割取全草，阴干或蒸炒揉制后用。根也入药。

性味功用　甘、苦，凉。①平肝潜阳：治肝阳上亢、肝热、肝火头晕目眩，面红目赤。②安神：治心悸失眠，现代用根治慢性充血性心力衰竭。③清热利水：治水肿尿少。

用量用法　3～15g，水煎服或开水泡服。不宜过量长期服用。

选方　①高血压头晕面赤：罗布麻叶10g，开水泡服；或罗布麻、菊花各10g，钩藤、天麻各12g，水煎服。②心悸失眠：罗布麻15g，酸枣仁、柏子仁各10g，水煎服。③水肿尿少：罗布麻根、泽泻、车前子各15g，水煎服。④高脂血症：罗布麻、山楂各10g，开水泡代茶饮。

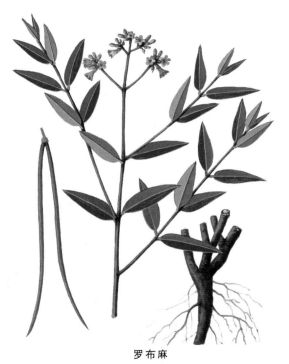

罗布麻

Apoeynum venetum L.

石决明

为鲍科动物杂色鲍（光底石决明）*Haliotis diversi-color* Reeve、皱纹盘鲍（毛底石决明）*H. discus hannai* Ino 等的贝壳。

采制　夏秋捕捉，剥除肉后，洗净贝壳，去除附着的杂质，晒干。生用或煅用。

性味功用　咸，寒。①平肝潜阳：治阴虚阳亢、肝热、肝火头晕头痛，现代用治高血压病、神经衰弱。②清肝明目：治目赤肿痛、视物昏花，夜盲证。此外，治外伤出血、胃脘痛、胃酸过多。

用量用法　15～30g，打碎先煎。生用平肝，煅用水飞点眼。

选方　①高血压眩晕头痛：石决明 15g，生地、白芍、牛膝各 12g，水煎服。②惊厥抽搐：石决明 15g，天麻、钩藤各 9g，僵蚕 10g，水煎服。③目赤肿痛：石决明 15g，菊花 9g，黄连 3g，水煎服。④夜盲症：石决明、苍术各 15g，共研细末，猪肝适量，炖服。⑤老人视物昏花：石决明、枸杞、熟地、山萸肉各 15g，水煎服。⑥外伤出血：煅石决明研末外敷。⑦胃脘痛、胃酸过多：石决明煅用研末，每次 10g，开水冲服（便秘患者不宜用）。

牡　蛎

为牡蛎科动物长牡蛎 *Ostrea gigas* Thunb.、大连湾牡蛎 *O. talienwhanensis* Crosse 或近江牡蛎 *O. rivularis* Gould 等的贝壳。

采制　采集后去肉取壳,洗净晒干,生用或煅用。

性味功用　咸、涩、微寒。①益阴平肝潜阳:治阴虚阳亢、头目眩晕,现代用治高血压病。②收敛固涩:治自汗、盗汗、遗精、小便余沥、带下、崩漏。③软坚散结:治淋巴结核、肝脾肿大。④制酸止痛:治胃及十二指肠溃疡。

用量用法　10～30g,打碎先煎。煅用收敛、制酸,生用平肝、软坚。

选方　①高血压病头目眩晕:生牡蛎 30g,白芍、牛膝各 12g,夏枯草 15g,水煎服。②自汗、盗汗:煅牡蛎适量,研细粉外扑;或煅牡蛎 15g,黄芪、浮小麦各 12g,水煎服。③遗精、滑精、带下:煅牡蛎 30g,芡实、莲子、菟丝子各 15g,水煎服。④崩漏:煅牡蛎 30g,荆芥炭、熟地炭各 15g,阿胶 15g(烊化),水煎服。⑤淋巴结炎、淋巴结结核、单纯性甲状腺肿大:生牡蛎 30g,夏枯草、玄参各 15g,浙贝母 10g,水煎服。⑥胃脘痛吐酸水:煅牡蛎 15g,煅鸡蛋壳 10g,玄胡索 9g,香附 10g,共研细末,每次 12g,开水冲服,1 日 3 次。

代赭石

为三方晶系氧化物类矿物赤铁矿的矿石。

采制 开采出矿石后，除去杂石泥土，打碎生用或醋淬研粉用。

性味功用 ①平肝潜阳：治高血压头痛眩晕、肝火烦躁易怒、癫痫、惊风。②重镇降逆：治呕吐、嗳气、咳喘。③凉血止血：治咯血、呕血、衄血、便血、崩漏。④养血：治血虚面色萎黄。味苦性寒。

用量用法 10～30g，打碎先煎；1～3g，研末冲服。煅用止血，生用平肝、降逆、补血。不宜多服久服，孕妇禁用。

选方 ①头痛眩晕：代赭石、夏枯草各15g，生地、牛膝各12g，水煎服。②癫痫：代赭石研细末，成人每次3g，儿童每次1g，开水冲服。③呕吐、呃逆：代赭石15g，旋覆花9g，半夏、生姜各6g，水煎服。④咳喘：代赭石15g，苏子、桑白皮、白果各9g，水煎服。⑤鼻衄：煅代赭石适量，研极细末，取少量蘸于棉球上，塞入出血鼻孔。⑥咯血：代赭石15g，侧柏叶12g，地骨皮10g，白及9g，水煎服。⑦血虚萎黄：代赭石15g，当归、白芍各10g，水煎服。⑧崩漏、月经过多：代赭石15g，贯众炭、荆芥炭各10g，水煎服。⑨脱发：代赭石研细末，每次服3g，1日2次。

牛 黄

为牛科动物黄牛 *Bos taurus domesticus* Gmelin 或水牛 *Bubalus bubalis* Linnaeus 的胆结石。

采制 宰牛时,在胆囊、胆管或肝管中发现牛黄,立即滤去胆汁,取出牛黄,去除外包薄膜,阴干。现也用牛胆汁或猪胆汁提取人工牛黄。

性味功用 苦,凉。①息风止痉、清心开窍:治壮热神昏、惊厥抽搐,中风、癫痫。②清热解毒:治咽喉肿烂、口舌生疮、瘰疬、痈疽疮毒、新生儿黄疸。

用量用法 0.2～0.5g,入丸散。外用适量。孕妇慎用。

选方 ①高热神昏、惊厥抽搐:牛黄 0.3g,冰片 0.1g,朱砂 0.1g,全蝎 3g,共研细末,每次 1g,开水冲服。②中风、癫痫:牛黄 0.3g,研末,竹沥 30ml 调服。③咽喉肿痛、口舌生疮:牛黄、珍珠、冰片各适量,研细末吹喉,或外撒疮面。④痈疮疔毒、瘰疬、乳腺癌等:牛黄、麝香、乳香、没药、熊胆各适量,研末茶油调涂。⑤新生儿黄疸:牛黄 0.01g,乳汁、蜜适量调服。

地 龙

为巨蚓科动物参环毛蚓(广地龙)*Pheretima aspergillum*(Perrier)或缟蚯蚓(土地龙)*Allolobophora caliginosa*(*Savigny*) Trapezoides(Ant. Duges)的全虫体。

采制 夏季捉广地龙,剖腹,去内脏、泥;土地龙用草木灰呛死,去灰;晒干或低温干燥。生用或鲜用。

性味功用 咸,寒。①清热平肝息风:治热病高热抽搐、小儿急慢惊风、癫痫。②清热平喘:治咳喘痰黄。③活血通络:治中风后遗症、半身不遂、风湿热痹、跌打损伤、闭经。④利尿:治小便不利、尿闭不通。此外,外用治腮腺炎、烧烫伤、下肢溃疡、灰指甲、鼻息肉。

用量用法 5～15g,水煎服;1～3g,研末吞服。鲜品加倍。外用鲜品适量。

选方 ①高热惊风、抽搐:地龙干15g,钩藤10g,水煎冲牛黄粉0.3g服。②高血压病头痛目赤、眩晕:地龙干、夏枯草、石决明各15g,菊花10g,水煎服。③中风后遗症:地龙干15g,黄芪30g,当归12g,桃仁6g,川芎10g,水煎服。④小便不利或尿闭:鲜地龙60g,捣烂浸凉开水,滤汁饮用。⑤腮腺炎、丹毒、烧烫伤、下肢溃疡、灰指甲等:活地龙适量洗净,加白糖化水外涂,或捣烂外敷。⑥鼻息肉:地龙、皂角各适量,煅烧存性,研末白蜜调敷。

全 蝎

为钳蝎科动物东亚钳蝎 *Buthus martensii* Karsch 的干燥体。

采制 野生蝎在春末秋初捕捉,饲养蝎在秋季捕捉。捕得后,先浸入清水中,待其吐出泥土,置沸水或沸盐水中,煮至全身僵硬,捞出,置通风处阴干。

性味功用 辛,平;有毒。①息风止痉:治高热惊风抽搐、癫痫、中风。②通络止痛:治顽固性偏正头痛、风湿顽痹。③攻毒散结:治疮疡肿毒、乳痈、急性扁桃体炎、腮腺炎、血栓闭塞性脉管炎、淋巴结结核、骨关节结核、烧伤。

用量用法 2~5g,水煎服;0.6~1g,研末吞服。外用适量。不宜多服久服,孕妇忌用。

选方 ①高热惊风抽搐:全蝎、蜈蚣各 0.6g 研末,钩藤10g,石膏30g,知母10g,甘草3g,煎汤送服。②中风口眼㖞斜:全蝎1g,僵蚕10g,白附子6g,研末,每次5g,开水送服。③偏头痛:全蝎适量,研为细末,装瓶备用,发作时取少许置于太阳穴,以胶布固定,每日换药1 次。④类风湿性关节炎、风湿性关节炎经久不愈:全蝎、蜈蚣、蕲蛇各等分研末,装胶囊,每次1.5g,开水送服,每日1 次,晨起服用。⑤烧伤:活全蝎30~40 只,放入 500ml 食油中浸泡 12 小时以上,用油涂抹患处。

蜈 蚣

为蜈蚣科动物少棘巨蜈蚣 Scolopendra sub-spinipes mutilans L. Koch. 的干燥体。

采制 捕捉后，用竹片插入头、尾，绷直，干燥；或先用沸水烫过，晒干或烘干。

性味功用 辛，温；有毒。①息风止痉：治热病高热惊风，手足抽搐，面瘫、癫痫。②通络止痛：治风湿痹痛、偏正头痛。③攻毒散结：治瘰疬、风癣、毒蛇咬伤、骨髓炎、癌肿、烧烫伤、鸡眼、瘘管、窦道、疮痈肿痛。

用量用法 1～3g，水煎服；0.6～1g，研末吞服。外用适量。不宜多服久服，孕妇忌用。

选方 ①高热惊风抽搐：蜈蚣 2g，钩藤 15g，薄荷 6g，石膏 30g，知母 10g，甘草 3g，水煎服。②中风口眼㖞斜、面瘫：蜈蚣、全蝎各 1g，白附子 3g，当归、羌活各 9g，水煎服。③癫痫：蜈蚣 1g，胆南星 3g，研末服。④偏正头痛：蜈蚣 1g，天麻 10g，僵蚕 9g，当归、川芎各 12g，水煎服。⑤颈淋巴结核、肺结核、骨结核、结核性胸膜炎：蜈蚣去头足，焙干研末，每次 1g，开水送服。⑥疮痈肿痛、烧烫伤：活蜈蚣数条，麻油或茶油浸泡 15 天以上，油以浸过蜈蚣为度，用油涂患处。⑦鸡眼：蜈蚣焙干研末，取适量加麻油调糊外敷，用胶布粘贴固定，1 周后揭去胶布。

僵　蚕

为蚕蛾科昆虫家蚕蛾 *Bombyx mori* Linnaeus 的幼虫在未吐丝前,因感染白僵菌而发病致死的干燥体。

采制　在养蚕区收集病死的僵蚕,倒入石灰中拌匀,吸去水分,晒干或焙干。生用或炒用。用蚕蛹经白僵蚕发酵的制成品,功用类似僵蚕。

性味功用　咸、辛、平。①息风止痉:治高热抽搐、痰热惊风、中风偏瘫、面瘫癫痫。②祛风止痛:治头痛、咽喉肿痛、风火牙痛、风疹瘙痒。③化痰散结:治瘰疬、痰核、流行性腮腺炎、乳腺炎、咳喘痰多。

用量用法　3～10g,水煎服;1～2g,研末服。

选方　①高热、痰热惊风抽搐痉挛:僵蚕2g,全蝎1g,胆南星3g,研末,竹沥汁20ml,调服。②癫痫:僵蚕2g,研末吞服。③面瘫、口角流涎:僵蚕、天麻各10g,天南星6g,蝉蜕5g,水煎服。④头痛目赤:僵蚕、菊花、蔓荆子各10g,水煎服。⑤咽喉肿痛:僵蚕、薄荷各6g,板蓝根15g,水煎服。⑥瘰疬、痰核:僵蚕10g,浙贝母9g,夏枯草15g,水煎服。⑦乳腺炎、腮腺炎:僵蚕10g,金银花12g,板蓝根、蒲公英各15g,水煎服。⑧牙龈肿痛:僵蚕、白芷、藁本各适量,研末涂擦,淡盐开水含漱。⑨咳喘咳痰:僵蚕研末,每次3g,茶末适量,沸水泡服。

珍珠母

为蚌科动物三角帆蚌 *Hyriopsis cumingii*(Lea)、褶纹冠蚌 *Cristaria plicata* (Leach)的蚌壳或珍珠贝科动物马氏珍珠贝 *Pteria martensii* (Dunder)除去角质层的贝壳。

采制 冬季自水底水草或石头上采收,去肉,洗净,放于碱水中煮过,刮去黑皮,生用或煅用。珍珠母内面闪光处为珍珠层,可用机械水磨法制取其细粉为珍珠层粉,功用类似珍珠(珍珠有镇心定镇、清肝除翳、收敛生肌作用)。

性味功用 咸,寒。①平肝潜阳、镇心安神:治肝阳上亢、心悸失眠。②清肝明目:治肝虚目暗。③收湿止酸:治湿疹瘙痒、烧烫伤、胃酸过多泛吐酸水。现代制成注射液治病毒性肝炎、子宫功能性出血等。

用量用法 15～30g,打碎先煎;2～4g,煅用研末服。外用适量。生用平肝镇心,煅用收湿涩酸。

选方 ①肝阳上亢头目眩晕:珍珠母15g,白芍、生地各10g,钩藤12g,水煎服。②热病惊风、癫痫:珍珠层粉3g,牛黄1.5g,开水冲服。③百日咳:珍珠母、代赭石、石决明各15g,水煎服。④肝热目赤:珍珠母、夏枯草各15g,菊花、决明子各10g,水煎服。⑤湿疹、烫伤:煅珍珠母研末或珍珠层粉适量,调茶油外涂。

11. 开窍药

麝 香

为鹿科动物林麝 *Moschus berezovskii* Flerov、马麝 *M. sifanicus* Przewalski 或原麝 *M. moschiferus* L. 成熟雄体香囊中的干燥分泌物。

采制 冬季至翌春猎取野生麝,割取香囊,阴干,剖开香囊,取仁;人工驯养麝多用手术取香,直接取出麝香仁。密封,避光保存。

性味功用 辛,温。①开窍醒神:治闭证神志不清。②活血消痈、散淤止痛:治疮疡肿痛、流注、咽痛、瘰疬、痰核、癌肿、跌打损伤、心绞痛、风湿痹证、闭经、痛经。③催生下胎:治胎死腹中、产后胞衣不下、宫外孕。

用量用法 0.06～0.1g,入丸、散。外用适量。孕妇忌用。

选方 ①闭证神昏:多制成丸散,如安宫牛黄丸、苏合香丸、至宝丹。②疮疡肿痛、瘰疬、痰核、乳癌:麝香0.06g,凉开水配服;或外涂患处。③心绞痛:麝香0.06g,桃仁6g,木香3g,丹参15g,水煎药汤送服麝香。④跌打损伤:麝香0.06g,乳香9g,血竭6g,研末,每次5g,红酒配服。⑤风湿顽痹:麝香0.1g,蕲蛇3g,研末,每次1g,红酒配服。⑥胎死腹中、胞衣不下:麝香0.1g,肉桂5g,研末吞服。

石菖蒲

为天南星科植物石菖蒲的根茎。

原植物 多年生草本,有香气。根状茎匍匐,横走,有密环节,叶基生,剑状线形。花茎扁三棱形,肉穗花序圆柱状,佛焰苞片叶状,较短,花两性,淡黄绿色;花被片6;雄蕊6。浆果倒卵形。生于山沟、溪涧流水旁的岩石间。分布于华东、西南、华南等。

采制 秋冬季采挖,除去须根及泥沙,鲜用或晒干生用。

性味功用 辛、苦,温。①豁痰开窍、宁心安神:治痰湿、痰热蒙蔽清窍,神志昏迷、癫痫抽搐,健忘,神思不定。②化湿和中:治湿阻中焦、霍乱吐泻、噤口痢。此外,治喉炎或声带水肿之声音嘶哑、阴痒阴肿、耳鸣耳聋、跌打损伤、痈疽疥癣。

用量用法 5～10g,鲜品加倍,水煎服。外用适量。

选方 ①痰湿蒙蔽清窍神昏:石菖蒲、远志各10g,郁金、山栀子各12g,天南星6g,水煎服。②声音嘶哑:鲜石菖蒲30g,捣汁饮;或石菖蒲10g,桔梗、绿萼梅、石斛各8g,水煎服。③阴痒阴肿:石菖蒲、苦参、蛇床子各30g,煎水熏洗。④耳鸣耳聋:石菖蒲10g,葱白5条,猪肾1个,炖服。⑤痈疽、跌打损伤:鲜石菖蒲,捣烂外敷。

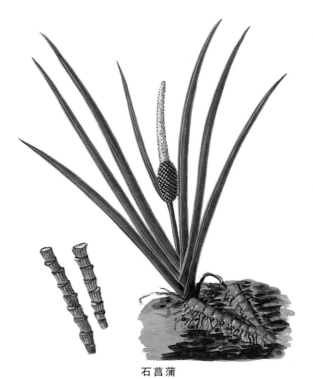

石菖蒲

acorus tatarinowii Schott.

冰 片

为龙脑香科常绿乔木植物龙脑香 *Dryobalanops aromatica* Gaerth. f. 树脂的加工品；或龙脑香的树干经蒸馏冷却而得的结晶；或用松节油、樟脑等，经化学方法合成。

性味功用 辛、苦，微寒。①开窍醒神：治神昏。②清热止痛：治目赤肿痛、喉痹口疮、疮痈、烧烫伤、冻疮红肿、牙龈肿痛、冠心病心绞痛、腮腺炎、腋臭。

用量用法 0.03～0.1g，入丸散。外用适量。孕妇忌用。

选方 ①窍闭神昏：如至宝丹、安宫牛黄丸等。②溃疡性口腔炎：冰片 0.2g，鸡蛋清适量调匀，先用淡盐开水漱口，擦干溃疡面后涂，每日 4～5 次。③咽喉肿痛：冰片、硼砂、朱砂各 1 份，玄明粉 2 份，研末吹敷。④急慢性化脓性中耳炎：冰片 1g，研末，入核桃油 16ml 中，搅和，用淡盐开水洗净耳内脓性分泌物，擦干，滴入药液 2～3 滴。⑤烧烫伤：冰片 2g，花生油 10ml，调和频涂。⑥冻疮红肿未溃：冰片 3g，溶于 75％酒精 20ml 中，外涂。⑦腮腺炎：冰片 1g，用粘稠冷米汤半汤匙调敷。⑧腋臭：冰片 3g，溶于 50％酒精 20ml 中，外涂。⑨晚期癌症疼痛：冰片 30g，溶于 500ml 白酒中，涂擦于癌症放射疼痛剧烈处，溃烂处禁用。

12. 消食药

神　曲

为面粉和多种药物混合后经发酵而成的加工品。

制法　以面粉或麸皮与杏仁泥、赤小豆粉,以及鲜青蒿、鲜苍耳、鲜辣蓼自然汁,混合拌匀,做成小块用鲜荷麻叶包严,经保温发酵1周,长出黄菌丝时取出,切成小块,晒干,生用或炒用。上述制法制成的为六神曲。范志曲是用麦粉、麸皮、紫苏、荆芥、防风、厚朴、白术、木香、枳实、青皮等数十种药物经发酵专制而成。

性味功用　甘、辛、温。消食化积、解表,治饮食积滞、脘腹胀痛、泄泻。范志曲理气化湿、健脾和中,治暑湿泄泻、呕吐。

用量用法　6～15g,水煎服。

选方　①胃肠型感冒:发热恶寒,泄泻呕吐,嗳腐厌食:神曲10g,紫苏12g,陈皮、木香各6g,水煎服。②小儿食积、不思饮食:神曲5g,研末炖汤服。③夏日感冒、泄泻、呕吐、胸闷脘痞:范志曲10g,水煎服。④麻疹疹出不透:神曲5g,香菇蒂10g,水煎服。

山　楂

为蔷薇科植物山里红、山楂或野山楂的成熟果实。

原植物　山里红:落叶小乔木。分枝多,无刺或疏生短刺,无毛。叶互生,有长柄,具托叶,镰形,边缘有齿,叶片菱状卵形,具5～9羽状浅裂,常稍偏斜,边缘具不规则重锯齿。伞房花序,花梗被短柔毛,花白色或稍带红晕。梨果球形,深亮红色,有黄白色小斑点。小核3～5。生于山坡砂地、河边杂林,或栽培。主要分布于河北山区,东北、华北、西北等有栽培。

采制　秋季成熟时采收,切片,干燥,生用或炒用。

性味功用　酸、甘、微温。①消食化积:治食积、疳积、痢疾。②活血散淤:治产后腹痛、疝气痛、冠心病、高血压病、高脂血症。

用量用法　10～30g,水煎服。活血生用,止痢炒焦用。胃酸过多、胃或十二指肠溃疡、龋齿患者及孕妇慎用。

选方　①肉食积滞、嗳腐、便溏:炒山楂、炒麦芽各15g,陈皮6g,水煎服。②痢疾:焦山楂30g,木香3g,黄连6g,水煎服。或山楂、红茶各30g,水煎服。③产后腹痛、恶露不尽:山楂、益母草各12g,川芎、当归各8g,水煎服。④高脂血症:山楂、玉米须各15g,水煎代茶。⑤高血压病、冠心病:生山楂、葛根、菊花各15g,水煎服。

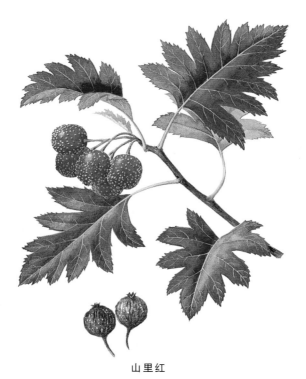

山里红

Crataegus pinnatifida Bge. var. *major* N. E. Br.

鸡矢藤

为茜草科植物鸡矢藤或毛鸡矢藤的地上部分及根。

原植物　鸡矢藤:多年生草质藤本,全株搓揉后有鸡屎臭味。叶对生,纸质或近膜质,卵形或长卵形;托叶三角形,圆锥状聚伞花序顶生或腋生;花萼、花冠钟形,浆果球形。生于溪边、路旁、林旁或山坡灌木丛中。广布于长江以南及安徽、山东、河南、甘肃、陕西等。

采制　夏季采收地上部分,秋冬挖掘根部,茎、叶切段,根部切片,鲜用或晒干。生用。

性味功用　甘、苦,微寒。①消食和胃:治食积腹泻、小儿疳积、痢疾。②化痰止咳:治痰热咳嗽。③解毒止痛:治痈疽肿毒、蛇虫咬伤、烧烫伤、各种疼痛。外洗,治湿疹、神经性皮炎、皮肤瘙痒。

用量用法　15~60g,水煎服。外用适量。

选方　①食积腹泻:鸡矢藤30g,水煎服。②小儿疳积:鸡矢藤根15g,猪小肚1个,水炖服。③咳嗽痰黄:鸡矢藤15g,枇杷叶20g,水煎服。④痈疽肿毒、咽喉肿痛:鸡矢藤、金银花各15g,水煎服;或鲜鸡矢藤茎叶,捣汁服。⑤毒蛇咬伤、毒蜂蜇伤、烧烫伤:鲜鸡矢藤嫩叶捣汁外敷。⑥湿疹、皮炎等皮肤瘙痒:鸡屎藤60g,煎汤外洗。

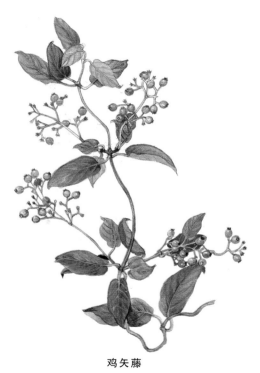

鸡矢藤

Paederia scandens (Lour.) Merr.

莱菔子

为十字花科植物萝卜的种子。

原植物　一年生或二年生草本。块根肥大,肉质。花葶高约1m,稍具白粉,分枝多。基生叶和下部叶大头羽状分裂,顶生裂片卵形,上部叶矩圆形。花序总状,顶生,花白色至紫堇色。长角果肉质,圆柱形,种子1~6粒,顶端具喙。全国各地均广泛栽培。

采制　种子成熟后,割取全株,晒干,打下种子,除去杂质,生用或炒用。

性味功用　辛、甘,平。①消食除胀:治食积腹胀、便秘、痢疾后重、单纯性肠梗阻腹胀痛。②降气化痰:治咳逆痰嗽。③降血压:治高血压。

用量用法　5~10g,水煎服,炒用打碎。

选方　①食积腹胀:炒莱菔子、炒麦芽、厚朴各10g,水煎服。②便秘、腹胀痛:生莱菔子10g,捣汁,皂荚末6g,开水冲服。③痢疾后重、泻而不爽:莱菔子、木香各10g,大黄8g,水煎服。④单纯性肠梗阻腹痛腹胀:莱菔子10g,大黄、枳实各12g,水煎,芒硝6g冲服。⑤咳喘气逆、咳痰:莱菔子、白芥子、苏子各10g,水煎服;或莱菔子10g,研末,和砂糖适量,开水送服。⑥高血压:莱菔子10g,钩藤15g,水煎服。

麦 芽

为禾本科一年生草本植物大麦 *Hordeum vuigare* L. 的成熟果实经发芽干燥而成。

采制　取成熟饱满的新鲜净大麦,用水浸泡至含水量达 42%～45% 时捞出,置竹制或其他漏水容器中,用湿布覆盖,每日淋水 2～3 次,芽长至 0.5cm 时,取出,干燥。生用或炒用。

性味功用　甘,平。①消食健胃和中:治食积腹胀、脾虚泄泻、小儿乳食积滞。②舒肝回乳:治断乳乳房胀痛、乳腺小叶增生、肝郁胁痛、急性肝炎。

用量用法　10～15g,回乳 120g,水煎服。哺乳期妇女不宜用。

选方　①米、面、薯、芋等食积腹胀:麦芽 60g,水煎服。②小儿乳食积滞而食少、时时吐乳:麦芽 10g,水煎服。③脾虚食少、泄泻:麦芽 15g,白术、党参各 12g,陈皮 6g,神曲 10g,水煎服。④妇女断乳或乳汁郁积、乳房胀痛:生、炒麦芽各 60g,水煎服;或生麦芽 120g,生山楂 30g,水煎服。⑤乳腺小叶增生:生麦芽 30g,柴胡、桔叶、香附各 10g,鹿角片 15g,水煎服。⑥急性肝炎:麦芽幼根制成糖浆用。⑦手足癣、股癣:生麦芽 40g,浸入 75% 酒精 100ml 约 1 周,早晚各涂搽 1 次。

谷 芽

为禾本科一年生草本植物稻 *Oryza sativa* L. 的成熟果实经发芽晒干而成。

采制 取拣净的稻谷,用水浸泡 1～2 天,捞出置容器内,每日淋水 2～3 次,待芽长至 0.5cm 左右,晒干生用,或炒焦用。

性味功用 甘,平。消食和中、健脾开胃,治饮食积滞、脾虚食少、病后不思饮食等证。

用量用法 10～15g,水煎服。生用养胃作用好,炒用消食力强。

选方 ①饮食积滞、脘腹胀满、不思饮食:谷芽、山楂各 15g,陈皮 6g,水煎服。②脾胃虚弱、消化不良、食后腹胀、饮食乏味:谷芽 15g,党参、白术各 10g,砂仁 6g,陈皮 8g,麦芽 15g,水煎服。③病后体虚、不饥不食、口干舌红:谷芽、麦芽各 15g,淮山、麦冬、石斛各 12g,佩兰 6g,煎汤代茶。④小儿消化不良、腹泻:谷芽 12g,神曲 9g,水煎服。

鸡内金

为雉科动物家鸡 *Gallus gallus domesticus* Brisson 的沙囊内壁。

采制 杀鸡后，取出鸡肫，立即取下内壁，洗净，晒干。生用或沙炒用。

性味功用 甘，平。①消食运脾：治食积胀满、脾虚泄泻、食滞不化、小儿疳积。②涩精止遗：治遗精、遗尿。③散淤化石：治泌尿系结石、寻常疣、结核病。④敛疮生肌：治口疮、牙疳、发背溃烂、外伤出血、创口不合。

用量用法 3～10g，水煎服；1.5～3g，研末服。

选方 ①食积胀满：鸡内金、神曲、麦芽各 10g，水煎服。②小儿积滞、食少：鸡内金 10 个，碎成小块，用半碗草木灰炒成焦黄色起泡，筛去草木灰，研末，拌适量白糖，分为 10 份，每次 1 包，1 日 2 次，开水冲服。③小儿疳积：鸡内金 5g，山药 12g，银柴胡 8g，水煎服。④小便频多、遗尿：鸡内金 10g，黄芪 15g，益智仁 8g，黄连 3g，水煎服。⑤泌尿系结石：鸡内金 10g，金钱草 30g，海金沙 15g，水煎代茶；或鸡内金适量，焙干研末，每次 15g，开水 300ml 冲，早晨空腹服。⑥胆结石：鸡内金 10g，郁金 15g，金钱草 30g，木香 3g，大黄 9g，水煎服。⑦口疮、牙疳：鸡内金适量，研末搽患处。⑧寻常疣：用温水浸泡疣至软化，鲜鸡内金内层贴患部，胶布固定。

13. 驱虫药

使君子

为使君子科植物使君子的干燥成熟果实。

原植物 落叶攀援状藤本,幼株被锈色毛。叶对生,长椭圆形至椭圆状披针形,两面有黄褐色短柔毛,宿存叶柄基部呈刺状。伞房状穗状花序顶生;萼筒细管状,花瓣5,白色后变红色,气味芳香。果实橄榄核状,黑褐色,有5棱,革质。生于山坡、平地、路边等向阳灌丛中,或栽培。分布于四川、广东、广西、云南、福建等地。

采制 秋季果皮变紫黑时采收,晒干。去壳,取种仁生用或炒香用。

性味功用 甘,温。①驱虫:治蛔虫病、蛲虫病、阴道滴虫。②消积健脾:治小儿疳积。

用量用法 10～15g,水煎服;6～9g,炒香嚼服;小儿每岁每日1～1.5粒,总量不超过20粒。空腹服,每日1次,连用3天。不宜大量服用,忌茶。

选方 ①蛔虫病:使君子15g,炒香嚼服,或研末服;或使君子、苦楝皮各10g,水煎服。②蛲虫病、阴道滴虫:使君子、百部各10g,水煎服,或使君子10g,炒研粉服。③小儿疳积、面黄肌瘦:炒使君子每岁1粒,嚼服,槟榔5g,神曲8g,麦芽10g,水煎服。

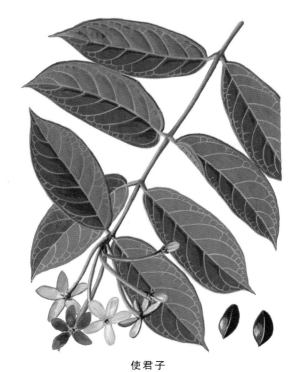

使君子

Quisqualis indica L.

鹤 虱

为菊科植物天名精的干燥成熟果实。

原植物　多年生草本,高30～110cm。茎直立,上部多分支,有细软毛,下部近无毛。基部叶宽椭圆形,上部叶渐小,长圆形,全缘或有不规则锯齿;叶片上面绿色较深,下面有细软毛和腺点。头状花序多数,沿茎枝条一侧腋生,有时下垂,总苞钟状球形,总苞片有3层,花黄色。生于路旁、草丛、田野、屋边。分布于华南、西南、华东、华中及河北、陕西等省。

采制　秋季果实成熟时采收,晒干,生用或炒用。

性味功用　苦、辛,平;有毒。杀虫消积,治蛔虫病、蛲虫病、绦虫病、小儿疳积、虫积腹痛。

用量用法　5～15g,水煎服;或5～10g,入丸散。服后数小时或次日有轻微胃肠道反应,可自行消失。

选方　①蛔虫病、蛲虫病、绦虫病等(腹痛、纳差、口吐清水):炒鹤虱10g,研末冲服。②小儿疳积:鹤虱3g,银柴胡、麦芽各10g,水煎服。

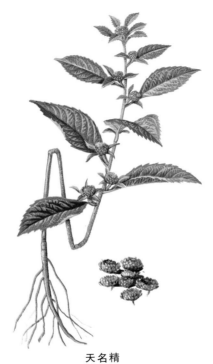

天名精

Carpesium abrotanoides L.

榧 子

为红豆杉科植物榧树的成熟种子。

原植物　常绿乔木。树皮灰褐色,小枝近对生或近轮生。叶坚硬,螺旋状着生,基部扭曲呈两列,条形,先端急尖如针,花雌雄异株,雄球花单生于叶腋,雌球花成对生于叶腋。种子椭圆形、卵形或卵圆形;假种皮肉质,熟时紫赤色,种皮坚硬。生于山坡向阳地带。分布于浙江、安徽、江西、福建、湖南、江苏等地。

采制　秋季种子成熟时采收,除去肉质假种皮,洗净,晒干,生用或炒用。

性味功用　甘,平。①杀虫消积:治蛔虫病、钩虫病、绦虫病、姜片虫病等虫积腹痛,丝虫病。②润肠通便:治肠燥便秘。③润肺止咳:治肺燥咳嗽。

用量用法　15～30g,水煎服,或炒香嚼服,每次15g。便溏者不宜用。

选方　①虫积腹痛:榧子30粒,炒熟嚼服;或生榧子15g,槟榔10g,大蒜10g,水煎服。②丝虫病:炒榧子15g,血余炭10g,共研末,开水送服。③小儿食积、便秘腹胀:炒榧子10g,嚼服。④肠燥便秘:榧子、火麻仁各15g,水煎服。⑤干咳少痰或无痰:榧子、川贝母各10g,研末服。⑥咽喉干燥、痒痛:榧子、杏仁、芫荽、山楂各6g,共研末,调蜜少量含咽。

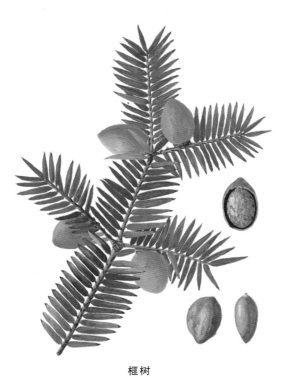

榧树

Torreya grandis Fort.

芜 荑

为榆科植物大果榆的果实加工品。

原植物 落叶小乔木或灌木。枝常具木栓质翅,小枝淡黄褐色或淡红褐色,有粗毛。叶互生,宽倒卵形,两边不对称或浅心形,先端常突尖,边缘具钝单锯齿或重锯齿,两面被短硬毛,粗糙。花5～9朵簇生,先叶开放,花大,绿色。翅果大,倒卵形或近卵形,两边或两面被毛,基部突窄成细柄。生于向阳山坡及杂木林中。分布于安徽、山东及华北、东北等。

采制 夏季果熟时采收,晒干,搓去膜翅,取出种子,浸水中发酵后,加入榆树皮面、红土、菊花末,用温开水调成糊状,放于席上平摊,切成小花块,晒干。

性味功用 辛、苦,温。杀虫消疳,治蛔虫病、蛲虫病、绦虫病等腹痛及小儿疳积。

用量用法 3～10g,水煎服;2～3g,入丸散。外用适量。

选方 ①虫积腹痛:芜荑10g,和面粉炒至黄色,研末,米汤送服。②小儿疳积:芜荑6g,白术8g,使君子2g,芦荟1g,研末,开水送服。③虫牙作痛:芜荑适量,塞入牙缝中。④冷积腹痛、食入难消:芜荑10g,木香6g,神曲10g,水煎服。⑤疥癣恶疮:芜荑30g,研末,蜂蜜调涂患处。

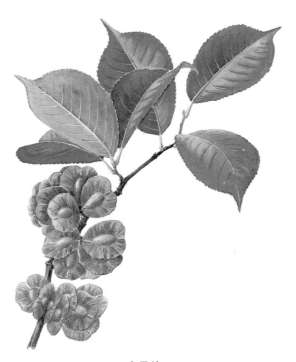

大果榆

Ulmus macrocarpa Hance

苦楝皮

为楝科植物楝树或川楝树的根皮或树皮。

原植物 见"川楝子"。

采制 全年可采,以春秋两季采更佳。剥取树干皮或根皮,刮去外层皮,洗净,鲜用或切片生用。鲜品应剥尽表面褐红色外皮。

性味功用 苦,寒;有毒。①杀虫:治蛔虫病、蛲虫病、钩虫病、滴虫性阴道炎。②疗癣:治头癣、疥疮、湿疹样皮炎瘙痒。

用量用法 6～9g,文火久煎,鲜品15～30g。外用适量。不宜多服久服。体虚、肝肾功能损害、心脏病、消化性溃疡、肺结核、孕妇、幼儿应禁用。

选方 ①蛔虫病:苦楝皮9g,水煎服。②胆道蛔虫症:苦楝皮9g,乌梅15g,黄连3g,川椒3g,木香5g,水煎服。③蛔虫性肠梗阻:鲜苦楝皮60g浓煎内服;或煎成25％水煎液保留灌肠。④滴虫性阴道炎:苦楝皮、苦参、蛇床子各30g 煎汤坐浴。⑤秃疮、头癣、疥疮、湿疹等:苦楝皮、皂角适量,研细末,猪油、茶油、桐油或醋均可,调敷患处;有溃烂者,苦楝皮适量,烧炭研末,茶油调敷。

槟　榔

为棕榈科植物槟榔的成熟种子。

原植物　见"大腹皮"。

采制　春末至秋初采收成熟果实,用水煮后,干燥,剥去果皮,取出种子,晒干。切片或捣碎用。

性味功用　苦,辛,温。①驱虫:治绦虫病、钩虫病、蛔虫病、蛲虫病、姜片虫病等。②行气消积导滞:治食积腹胀、便秘腹痛、湿热泻痢里急后重。③利水消肿:治水肿、二便不通、脚气肿痛。④截疟:治疟疾寒热。此外,外用治小儿头疮、癣疮等。

用量用法　6～15g,捣碎水煎服,单用驱虫用至60～120g。便溏、脱肛、子宫下垂、胃下垂等忌用。

选方　①绦虫病:槟榔60g打碎,加水500ml,浸1～2小时,煎煮1小时,冷后过滤,滤液用2.5％明胶液除去鞣质,过滤,浓缩为180～200ml。21岁以上服200ml,11～20岁服120ml,6～10岁服100ml,3～5岁服60ml,2岁以下服20ml。于晨起空腹服,30分钟后服或芒硝10～15g或硫酸镁,至中午进餐。②食积腹胀:槟榔1～2粒,嚼食。③便秘腹痛、泻痢后重、泻而不爽:槟榔10g,生大黄8g,木香6g,水煎服。④水肿(二便不通、腹胀):槟榔、泽泻各15g,大黄8g,木通6g,水煎服。

南瓜子

为葫芦科植物南瓜 *Cucurbita moschata* Duch. 的种子。

采制 采收老熟果实,切开取出种子,晒干,生用。南瓜根、茎、叶、花、蒂、果实均可当药用。

性味功用 甘,平。驱绦虫,治绦虫病。根、茎、花、叶、蒂有清热泻火功效。果实当糖尿病患者食物。

用量用法 60～120g,研粉,冷开水调服。肝功能不全及黄疸患者忌用。

选方 ①绦虫病:南瓜子90g,去皮研粉,冷开水调成糊状,早晨空腹服;半小时后,用槟榔60g,水煎服;再过半小时,用芒硝15g,开水冲服,通便以利虫体排出。②烧烫伤:南瓜适量,捣烂绞汁猪胆汁或鸡、鸭胆汁调涂患处。③糖尿病:南瓜适量煮食。④牙痛:南瓜茎30g,露蜂房10g,水煎服。

鹤草芽

为蔷薇科植物龙芽草(即仙鹤草)的冬芽。

原植物 见"仙鹤草"。

采制 于 9～11 月地上部分枯萎时至翌年 3～4 月植株萌发前期间，挖出根部，掰下冬芽。晒干，研粉用。全草于夏秋茎叶茂盛时采割，晒干，切段生用。

性味功用 苦、涩，凉。杀虫，治绦虫病、滴虫性阴道炎。

用量用法 每次 30～45g ，小儿 0.7～0.8g/kg，研粉吞服，每日 1 次，空腹服。

选方 ①绦虫病:鹤草芽粉 30g ，大黄粉 5g，吞服。②滴虫性阴道炎:鹤草芽粉适量，制成栓剂，睡前置于阴道，1 日 1 次，7～14 天为 1 疗程。

大　黄

为蓼科植物掌叶大黄、唐古特大黄或药用大黄的根及根茎。

原植物　掌叶大黄:多年生草本。根粗壮,肉质。茎直立,光滑,中空。叶互生,宽心形或近圆形。3~7掌状深裂,裂片全缘或有齿,有长柄;茎生叶较小。圆锥花序大型,顶生,淡黄白色。瘦果三角形。有翅,顶端微凹,基部略呈心形。生于高山林缘湿润的草坡上。分布于四川、甘肃、青海、陕西、西藏等省区。

采制　秋末茎叶枯萎或初春发芽前采挖,除去须根,刮去外皮,切块晒干。生用、酒炒或炒炭用。

性味功用　苦,寒。①泻下攻积:治实热便秘、食积停滞、腹痛。②泻火解毒:治火邪上炎诸证、热毒疮痈、肠痈、烧烫伤。③凉血止血:治血热出血。④活血祛淤:治血淤闭经、产后恶露不尽。⑤退黄通淋:治黄疸、淋证。

用量用法　5~10g,水煎服。外用适量。生用泻下,后入或泡服;酒炒活血,炒炭止血。脾胃虚弱慎用,妇女孕期、经期、哺乳期禁用。

选方　①便秘:大黄6g,泡服。②实热便秘、腹痛:大黄、厚朴各9g,枳实6g,水煎,冲芒硝6g服。③牙痛:

生大黄 60g，用 75％酒精浸泡 1 个月，过滤备用。用时用棉球蘸药液置于牙痛处。④脓疱疮：大黄、黄连各 9g，黄柏 3g，煅石膏 6g，共研细末，茶油调涂。⑤急性上消化道出血：生大黄粉 9g，白及粉 10g，开水调服。⑥高脂血症：大黄 6g，泡服。⑦血淤闭经、痛经：大黄、柴胡各 6g，赤芍 10g，水煎服。⑧跌打损伤、淤血肿痛：大黄、白芷各 30g，水煎浓汁搽洗。⑨急性黄疸型肝炎：大黄 10～30g，水煎服，大便次数过多者，可延长煎药时间；或大黄 9g，茵陈 15g，栀子 10g，水煎服。⑩急性胰腺炎、急性胆囊炎：大黄 30g～50g，开水泡服，或顿服。⑪急性化脓性扁桃体炎：生大黄 15g（儿童酌减），用开水 250ml 冲泡，待温后含咽。⑫小儿厌食、口疮、夜啼等：大黄、甘草（4：1）为末，用蜂蜜适量调匀，每次 0.5～1g，1 日 3 次。⑬痱子、暑疖：生大黄 10g，黄连 5g，冰片 4g，金银花 15g，浸入 75％酒精 200ml 中 1～2 天，将患处洗净擦干，用消毒棉签蘸药液外搽患处。⑭神经性皮炎：生大黄、甘草、芦荟以 3：2：1 配伍，共研细末，麻油调敷。

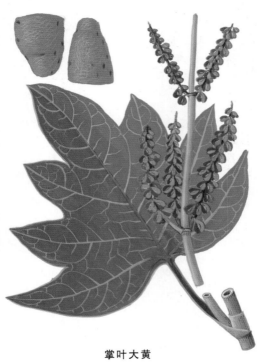

掌叶大黄

Rhcum palmatum L.

芒 硝

为含硫酸钠的天然矿物经精制而成的结晶体。

采制 天然产品用热水溶解,过滤冷却的结晶为皮硝;再取萝卜洗净切片,与皮硝共煮后,取上层液冷却的结晶为芒硝;芒硝经风化而成的粉末为玄明粉。

性味功用 咸、苦,寒。①通便导滞:治热结便秘、食积腹痛、胆石症腹痛便秘。②清热消肿:治疮痈肿痛、咽痛、口疮、目赤肿痛、牙齿痛、湿疹、皮炎、骨折肿痛、急性乳腺炎、急性阑尾炎初起。

用量用法 内服用芒硝10～15g,药液或开水溶化后服;外敷用朴硝,适量;眼科、咽喉、口腔用玄明粉,适量。孕妇、乳母及脾胃虚寒、肾炎水肿患者忌用。

选方 ①热结便秘、腹痛发热:芒硝10g,生大黄粉9g,开水冲服。②咽痛发热、便秘尿赤:芒硝10g,连翘、山栀子、牛蒡子各10g,水煎冲服。③口舌生疮、咽喉肿痛:玄明粉、冰片、硼砂各适量,制散外用。④目赤肿痛:芒硝10g,置豆腐上化水滴眼。⑤牙痛:玄明粉适量,置于牙痛处,上下牙轻度咬合,用口涎含化,药液吞服,可连续数次。⑥断乳、断乳时乳汁郁积、急性乳腺炎初起:朴硝200g,纱布包,胸带固定,外敷。⑦脚癣:芒硝10g,溶于500ml沸水中,水温适度时泡脚。⑧湿疹、皮炎:芒硝适量,溶于热水中,湿敷或浸泡。

番泻叶

为豆科植物狭叶番泻和尖叶番泻的叶。

原植物 狭叶番泻:草质小灌木,高达1m。双数羽状复叶,小叶5~8对;具短柄;托叶卵状披针形;小叶片卵状披针形至线状披针形,无毛或几无毛。总状花序,腋生;萼片5;花瓣5,黄色。荚果扁平长方形,果皮栗棕色。种子4~7枚。生于热带地区。分布于印度、埃及和苏丹,我国广东、广西、云南有栽培。

采制 9月在开花前摘取叶,阴干,按叶片大小和品质优劣分级。生用。

性味功用 甘、苦,寒。泻热导滞,治食物积滞、大便秘结、腹痛腹胀、臌胀水肿。

用量用法 1.5~3g,缓下,泡服;5~10g,攻下,水煎服,宜后下。妇女哺乳期、经期及孕期忌用。

选方 ①习惯性便秘:番泻叶3g,沸开水泡5分钟,去渣,拌蜂蜜2汤匙服用。②热结便秘:番泻叶9g,枳实12g,水煎服。③腹胀便难、纳食不佳、胃脘胀闷:番泻叶3g,白术10g,陈皮6g,水煎服。④腹部X线造影、腹部外科手术前清洁肠道:番泻叶8g,开水泡服。⑤腹水腹胀:番泻叶6g,大腹皮10g,泽泻12g,水煎服。

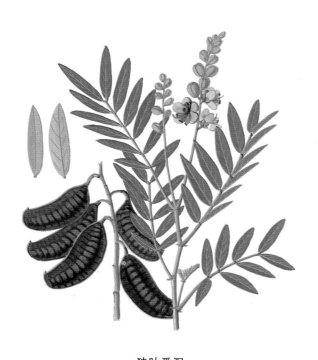

狭叶番泻

Cassia angustifolia Vahl.

芦 荟

为百合科植物库拉索芦荟及好望角芦荟的叶汁经浓缩后的干燥物。

原植物 库拉索芦荟:多年生草本。茎极短。叶肥厚多汁,汁液绿色;叶片披针形,先端长渐尖,基部宽阔,边缘有刺状小齿,灰绿色。花茎单生或稍分枝;总状花序顶生,花下垂,红黄色带斑点。多栽培于庭院,分布于非洲。我国广东、广西、福建有栽培。

采制 四季可采,鲜用;或割取叶片,收集液汁,蒸发到一定浓度,冷却凝固为膏。

性味功用 苦,寒。①泻下:治热结便秘。②清肝火:治肝经实热实火证。③杀虫:治小儿疳积、蛔虫腹痛。外用治湿癣、疮痈肿痛、烧烫伤、皮肤粗糙、雀斑。

用量用法 1~2g,研末或入丸散。外用适量。脾胃虚寒者、孕妇忌用。

选方 ①热结便秘:芦荟末2g,蜜水调服。②肝火目赤、头晕、便秘:芦荟末2g,龙胆草10g,黄连、栀子6g,水煎冲服。③小儿惊风、夜啼:芦荟1g,胆南星、天竺黄、川贝母各3g,研末,每次3g,温开水调服。④疳积、虫积:芦荟1g,使君子、胡黄连各6g,研末,每次3g开水调服。⑤烧烫伤、癣疾:鲜芦荟汁外涂。⑥皮肤粗糙、雀斑:鲜芦荟汁抹脸,早晚各1次,半小时后洗去。

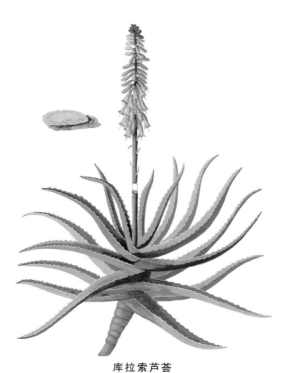

库拉索芦荟

Aloe barbadensis Miller

火麻仁

为桑科植物大麻的成熟种子。

原植物 一年生草本。茎粗壮，直立，表面有纵沟，密生短柔毛。叶互生，掌状全裂，茎下部叶对生；小叶披针形至线状披针形，边缘有粗锯齿。圆锥花序，顶生或腋生，单性，雌雄异株；雌花绿色，丛生叶腋。瘦果卵圆形，有细网状，外围包有黄褐色的苞片。生于排水良好的砂质地或粘质土。全国各地多有栽培。

采制 10～11月采收成熟果实，去净果皮，晒干生用。

性味功用 甘，平。润肠通便、滋养补虚，治肠燥便秘。外用治烧烫伤。

用量用法 10～15g，水煎服，打碎入煎。不宜过量服用。外用适量。

选方 ①老人、产妇、体虚、津血不足肠燥便秘：火麻仁15g，水煎服；或火麻仁10g，当归、生地、肉苁蓉各12g，水煎服。②习惯性便秘数日大便不解、腹胀：火麻仁12g，大黄6g，枳实、厚朴各8g，水煎服。③烧烫伤、丹毒：火麻仁20g，地榆15g，黄连10g，大黄12g，研末，加麻油或猪油调敷患处。

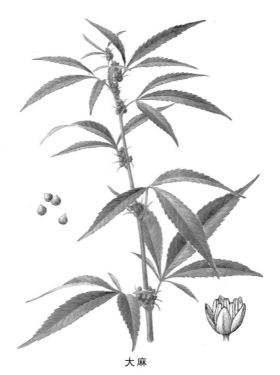

大麻

Cannabis sativa L.

郁李仁

为蔷薇科植物欧李或郁李的成熟种子。

原植物 欧李:多年生落叶灌木。叶互生,矩圆状倒卵形或长椭圆形,纸质,先端渐尖,基部宽楔形,边缘有浅细锯齿,两面光滑。花和叶同时开放,单生或2朵腋生;花梗有稀疏短柔毛;花萼5;花瓣5,色白或粉红。核果卵球形,成熟时鲜红色,光泽润亮。生于向阳山坡上。分布于全国各地。

采制 秋季果实成熟时采收,除掉果肉,去核取仁,晒干生用,煎时去皮捣碎。

性味功用 辛、苦、甘,平。①润肠通便:治肠燥便秘。②利水消肿:治水肿、小便不利。

用法 5~10g,水煎服。不可久服多服;孕妇忌用。

选方 ①津伤肠燥便秘、腹胀:郁李仁、火麻仁各10g,枳壳6g,水煎服。②血虚肠燥便秘:郁李仁10g,当归12g,生首乌15g,水煎服。③水肿、小便不利、大便不畅、胸腹胀满:郁李仁10g,大腹皮12g,桑白皮9g,大黄6g,水煎服。

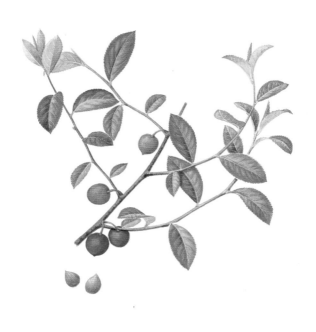

欧李

Prunus humilis Bge.

甘　遂

为大戟科植物甘遂的块根。

原植物　多年生草本。全株含乳汁。块状根细长而弯曲，部分呈连珠状或椭圆状，外皮棕褐色。茎直立。叶互生，条状披针形或披针形。杯状聚伞花序，每伞梗再二叉状分枝；苞叶对生，萼状总苞先端4裂，腺体4枚，呈新月形，黄色。花单性，无花被。蒴果圆形。生于荒地、山沟。分布于甘肃、陕西、山西、河南等地。

采制　春季开花前或秋末茎苗枯萎后采挖根部，撞去外皮，以硫黄熏后晒干。醋制用。

性味功用　苦、甘、寒；有毒。①泻水逐饮：治胸水、腹水、重型肠梗阻、风痰癫痫。②消肿散结：治疮痈肿毒。

用量用法　0.5～1g，入丸散。外用品适量。体虚、孕妇及严重心肾疾病、胃出血患者忌服。不宜与甘草同用。

选方　①渗出性胸膜炎：甘遂末1g，白芥子末8g，开水送服。②水肿腹水、腹大如鼓：或甘遂末0.5g，大戟、芫花末各1g，大枣适量煎汤送服。③痰迷癫痫：甘遂末0.5g，郁金15g，煎汤送服。④重型肠梗阻：甘遂末1g，厚朴、桃仁、大黄（后下）各8g，煎汤送服。⑤疮疡初起：生甘遂末10g，研末茶油调敷。

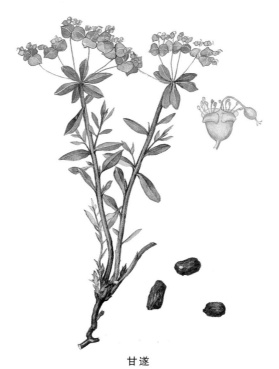

甘遂

Euphorbia kansui T. N. Liou ex T. P. Wang

京大戟

为大戟科植物大戟的根。

原植物 多年生草本。有白色乳汁。根细长,呈圆锥状。茎直立,被白色短柔毛。叶互生,长圆形或披针形。聚伞花序,杯状,通常5枚,排列为复伞形,萼状总苞内有雄花多数,每花仅有雄蕊1枚;花序中央有雌花1,仅有雌蕊1,子房圆形,花柱3,顶端分叉,伸出总苞外并下垂。蒴果三棱状球形,表面有疣状凸起物。生于山坡、路旁及林缘较阴湿地。几乎遍布全国。

采制 春初未发芽前或秋末茎叶枯萎时采挖,除去残茎及须根,晒干。醋制用。

性味功用 甘、辛,寒;有毒。①泻水逐饮:治胸胁积液、腹水、湿热黄疸、癫狂惊痫。②消肿散结:治痈疽肿毒、痛风。

用量用法 1.5～3g,水煎服;0.5～1g,入丸散。外用生品适量。孕妇、体虚、肾功能不全者忌用。不宜与甘草同用。

选方 ①胸水、腹水:见甘遂。②湿热黄疸、大便不通、小便赤涩:京大戟3g,茵陈蒿15g,开水泡服。③痈疽肿毒、瘰疬:生京大戟10g,山慈姑15g,蚤休15g,捣烂麻油调敷患处。④痛风:生京大戟10g,鲜忍冬藤30g、黄芩、乳香、没药各10g,共捣烂蛋清调敷。

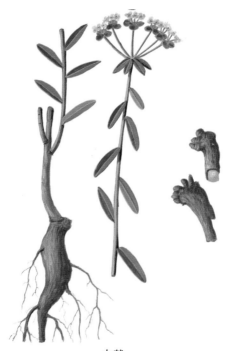

大戟

Euphorbia pekinensis Rupr.

芫 花

为瑞香科植物芫花的花蕾。

原植物 落叶灌木。根多分枝。茎直立,多分枝,幼时有灰白色短柔毛。叶对生,有时互生,椭圆形至长椭圆形,全缘。花先叶开放,淡紫色,3～7朵排为聚伞花,生于枝顶叶腋。花两性;萼细圆筒状,淡紫红色,密被短柔毛。核果革质,白色。种子1粒,黑色。生于山坡、路旁,或栽培。分布于长江流域及河南、陕西等省。

采制 春季花未开放前采摘,拣去杂质,晒干或烘干。醋炒用。

性味功用 辛、苦,温;有毒。①泻水逐饮:治身面浮肿、腹水、胸腔积液。②祛痰止咳:治寒痰咳喘。③杀虫疗疮:治白秃、头疮、顽癣、痈肿。

用量用法 1.5～3g,水煎服;0.6g,入丸散。外用生品适量。虚证及孕妇忌用。反甘草。

选方 ①胸腹积水:参见"甘遂"。②寒湿型慢性支气管炎(咳痰清稀量多色白、气喘):芫花0.6g,研末,开水送服;或芫花3g,大枣若干枚,同煮,食枣肉及汤。③蛲虫病:芫花0.5g,雷丸5g,研末,开水送服。④疥癣、秃疮:生芫花15g,或配雄黄3g,研末,用猪脂调膏外涂。⑤冻疮、痈肿:生芫花10g,白及15g,研末麻油调敷。

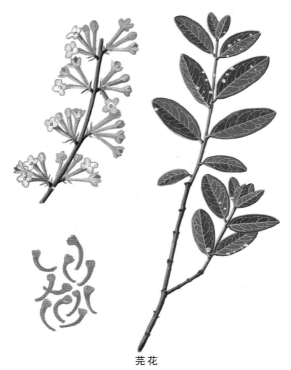

芫花

Daphne genkwa Sieb. et. Zucc.

商 陆

为商陆科植物商陆或垂序商陆的根。

原植物 商陆:多年生草本,高1～1.5m。全株无毛。根粗壮,肉质,圆锥形,外皮淡黄色。茎绿色或紫红色,多分枝。叶互生,卵状椭圆形或椭圆形,全缘。夏秋开花,初为白色,渐变为淡红色;排成穗状总状花序顶生或腋生;花序直立或俯垂。浆果,扁圆状,熟时呈深红紫色或黑色。生于路旁及阴湿林下,也多栽培。分布于全国各省区。

采制 野生品春秋两季采挖,挖取根部除去地上茎,切片,晒干或阴干。生用或醋制用。

性味功用 苦,寒;有毒。①泻水、利尿:治水肿、腹水、小便不利。②消肿散结:治痈肿疮毒、子宫颈糜烂(白带多)、跌打损伤、白癜风。

用量用法 5～10g,醋制,水煎服。饭后服。外用生品适量。脾虚及孕妇忌服。

选方 ①水肿尿少:商陆9g,赤小豆30g,鲫鱼1尾,煮食。②痈肿疮毒:鲜商陆30g,加食盐10g,捣烂外敷患处。③子宫颈糜烂(白带腥臭):商陆10g,猪瘦肉250g,煮烂,分3次吃完。④跌打损伤淤肿疼痛:商陆30g,研末,加热酒100ml调敷。⑤白癜风:商陆、白蔹、黄芩、附子各8g,研末,分3次服。

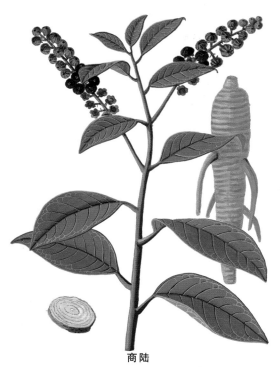

商陆

Phytolacca acinosa Roxb.

643

牵牛子

为旋花科植物裂叶牵牛或圆叶牵牛的成熟种子。

原植物 裂叶牵牛:一年生攀援草本。茎缠绕,多分枝。叶互生,心形,3裂至中部,中间裂片卵圆形,两面均被毛。花2~3朵腋生;萼5深裂;花冠漏斗状,紫色或淡红色。蒴果球形,种子5~6枚,黑褐色或白色、浅黄色,无毛。生于田野、墙脚、路旁,或栽培。分布于全国各地。

采制 秋季果实成熟时,割下藤,打出种子,除去果壳,晒干。生用或炒用。

性味功用 苦,寒;有毒。①泻下逐水:治水肿、腹水、痰饮咳喘。②攻积杀虫:治实热便秘、绦虫病、蛔虫病。

用量用法 3~9g,水煎服;1.5~3g,入丸散。生用泻水,炒用祛痰。孕妇及体虚忌服。不宜与巴豆同用。

选方 ①水肿、腹水:牵牛子9g,厚朴6g,水煎服;或牵牛子2g,小茴香6g,研末姜汁调服。②痰饮咳喘不得平卧:炒牵牛子9g,苏子10g,葶苈子6g,杏仁8g,水煎服。③便秘腹胀:牵牛子6g,枳实10g,水煎服。④蛔虫病、绦虫病:牵牛子8g(小儿减半),使君子3个,槟榔10g,水煎服。⑤肠痈脓溃不排:牵牛子9g,大黄6g,乳香、没药各3g,穿山甲6g,研末,每日9g,开水冲服。⑥梅毒:牵牛子9g,土茯苓15g,水煎服。

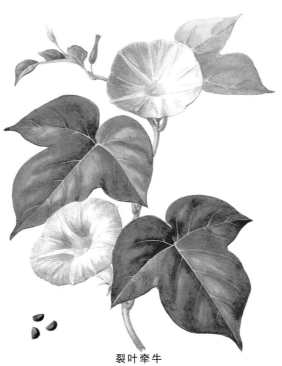

裂叶牵牛

Pharbitis nil（L.）Choisy

巴 豆

为大戟科植物巴豆的成熟种子。

原植物 常绿灌木或小乔木。树皮深灰色,平滑。叶互生,卵形或矩圆状卵形,两面被稀疏星状毛。总状花序顶生;花小,绿色;单性;雌雄同株。蒴果倒卵形或长圆形,有3个钝角,无毛或有星状毛,3室,每室含种子1粒。生于山坡、溪边林中,多为栽培。分布于浙江、福建、四川、广西、云南、贵州等省。

采制 秋季果实成熟尚未开裂时采,晒干,去壳,收集种子,用米汤浸拌曝晒或烘裂,去种皮,取种仁。巴豆仁炒黑用;或取仁碾碎,用多层油纸包裹,压榨去油,碾细过筛,为巴豆霜。制作中不宜接触皮肤,忌口尝。

性味功用 辛,热;有大毒。①峻下冷积:治寒积便秘急症。②逐水消肿:治腹水。③祛痰利咽:治喉痹痰阻、寒实冷积。④蚀疮:治痈肿疥癣。

用量用法 0.1～0.3g,用巴豆霜,入丸散。外用适量。体弱及孕妇忌用。不宜与牵牛子同用。

选方 ①寒积便秘急症:巴豆霜0.1g,冷开水送服。②血吸虫病肝硬化腹水:巴豆霜0.2g,神曲10g,为丸,冷开水送服。③白喉及急性喉炎引起的喉头梗阻:巴豆霜0.3g,朱砂1g,研末吹喉排痰。④神经性皮炎、慢性湿疹:巴豆仁适量,烧出油且酥,研如膏薄涂患处。

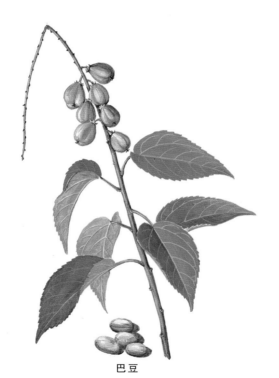

巴豆

Croton tiglium L.

千金子

为大戟科植物续随子的成熟种子。

原植物 二年生草本。全株略被白霜，有乳汁。茎直立，分枝多。叶交互对生，线状披针形至阔披针形，全缘。杯状聚伞花序，通常4枝排成伞状，基部轮生叶状苞4片。花单性，无花被。蒴果近球形，表面具黑褐两色相杂斑纹。生于田野、山坡等砂质地。原产欧洲，我国各地多有栽培或逸为野生。

采制 秋季种子成熟后，割取全草，晒干，打下种子，去壳取仁，晒干。用时碾碎，置蒸笼内蒸透，用吸油纸包裹压去油取霜用。

性味功用 辛，温；有毒。①泻下逐水：治水肿腹水、二便不利。②破血消症：治症瘕积聚、血淤闭经。③攻毒杀虫：治顽癣、疣赘、黑痣、疮痈、蛇伤。

用量用法 0.5～1g，制霜入丸散。外用适量。孕妇、体虚、消化性溃疡及心脏病患者均忌用。

选方 ①肝硬化、晚期血吸虫病腹水：千金子霜0.5g，研末装胶囊冷开水送服。②症瘕痞块：千金子霜0.3g，青黛3g，装胶囊服。③顽癣、赘疣：千金子取仁，外涂患处。③疮痈肿毒：千金子5g，红大戟6g，捣烂麻油调敷。④毒蛇咬伤：千金子8g，蚤休10g，捣烂外敷。

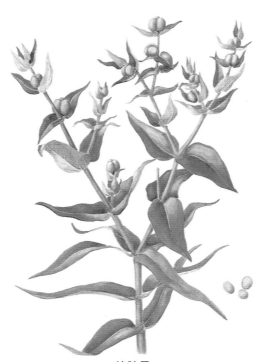

续随子

Euphorbia lathyris L.

15. 固涩药

山茱萸

为山茱萸科植物山茱萸的成熟果肉。

原植物 落叶小乔木或灌木。枝皮灰棕色，嫩枝绿色。叶对生，卵形至椭圆形，全缘，叶背被白色状毛。伞形花序，先叶开放，黄色；花萼裂片4，不显著；花瓣4。核果长椭圆形，熟时樱红色。生于山沟旁、溪边或山坡灌丛中，或栽培。分布于华东及四川、湖南、河南、山西、陕西、甘肃等省。各地常有栽培。

采制 秋末冬初采收，用文火烘焙或置沸水中略烫后即挤出果核，将果肉晒干或烘干，生用或酒制用。

性味功用 酸、涩，微温。①补益肝肾：治肝肾不足腰膝酸痛等。②涩精止遗：治遗精、遗尿。③固崩止血：治崩漏等。④敛汗固脱：治大汗虚脱。此外，治消渴等。

用量用法 5～15g，固脱20～30g，水煎服。

选方 ①腰膝酸软、头晕耳鸣、阳痿：山茱萸、熟地、淮山药各15g，杜仲、附子、淫羊藿各10g，水煎服。②遗精、尿频、遗尿：山茱萸、鹿角霜各15g，金樱子、鸡内金各10g，水煎服。③崩漏、月经过多色淡清稀：山茱萸、乌贼骨、棕榈炭各10g，黄芪15g，水煎服。④汗多欲脱：山茱萸25g，人参10g，水煎服。⑤老年性高血压：山茱萸、杜仲各12g，石菖蒲8g，水煎服。

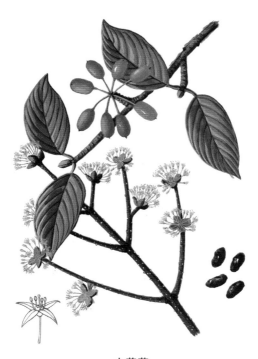

山茱萸

Cornus offcinalis Sieb. et Zucc.

五味子

为木兰科植物五味子或中华五味子的成熟果实。

原植物　五味子：多年生落叶藤本。小枝红棕色或灰紫色，皮孔明显。叶互生，质薄，卵形，宽倒卵形至宽椭圆形。花单性，雌雄异株，雌花心皮 17～40，花后花托逐渐伸长，结果时成长穗状。肉质浆果球形，熟时深红色。生于阴湿的山沟、灌木丛中。分布于东北、华北及湖南、湖北、江西、四川等省。

采制　秋季果熟时采。生用或醋、蜜拌蒸晒干用。

性味功用　酸、甘，温。①敛肺滋肾：治久咳虚喘。②益气生津：治气阴不足，津伤口渴，消渴。③涩精止泻：治遗精、久泻。④养心敛汗：治心悸、失眠、自汗、盗汗。此外，治慢性肝炎、疮疡溃烂、病后虚劳。

用量用法　3～6g，水煎服；1～3g，研末服。

选方　①久咳虚喘：五味子 6g，山茱萸 10g，熟地、山药各 15g，水煎服；或人参 10g，蛤蚧 1 对，五味子 6g，研末，每次 5g，1 日 2 次。②气阴虚而汗多口渴：五味子 6g，人参 5g，麦冬 15g，水煎服。③遗精、遗尿：五味子 6g，山茱萸、菟丝子、覆盆子各 15g，水煎服。④心悸、失眠：五味子 6g，生地、麦冬、丹参各 15g，酸枣仁 10g，水煎服。⑤疮疡溃烂、久不愈合：五味子适量，炒焦研末服。

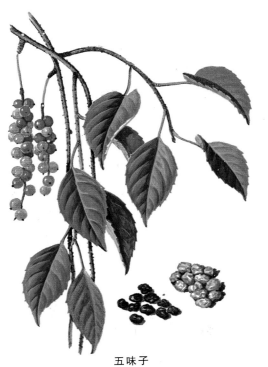

五味子

Schisandra chinensis (Turcz.) Baill.

覆盆子

为蔷薇科植物华东覆盆子的未成熟果实。

原植物 落叶灌木。幼枝绿色，被白粉，有少数倒刺。叶互生，掌状5裂，基部心形，中裂片菱状卵形，边缘有重锯齿，两面有稀短柔毛；叶柄细长，散生细刺；托叶线形。花单生于叶腋，白色，有长梗；花萼5，宿存；花瓣5；雌雄蕊均多数，生于凸起的花托上。聚合果球形或卵球形，成熟时红色。生于山坡疏林、路旁或灌丛中。分布于广西、福建、浙江、江西、安徽等地。

采制 4～6月果实近成熟或半成熟时摘下，于开水中烫2～4分钟后，晒干或烘干，生用。

性味功用 甘、酸，微温。①补益肝肾、固精缩尿：治肾虚遗精早泄、遗尿、尿频、溺后余沥、阳痿不育、不孕。②明目：治肝肾虚目暗不明、视物昏花。根治丝虫病。

用量用法 5～15g，水煎服。浸酒、熬膏服。

选方 ①遗精滑精、遗尿、尿频：覆盆子15g，焙干研末服；或覆盆子、山茱萸、芡实各15g，益智仁、鸡内金各10g，水煎服。②阳痿不育：覆盆子60g，雄蚕蛾10g，人参15g，蛤蚧1对，焙干研末，浸入白酒1 000ml，每次5～20ml，1日2次。③视物昏花：覆盆子、枸杞子、女贞子各10g，熟地、何首乌各15g，水煎服。④丝虫病：覆盆子根30g，炖鸡食用。

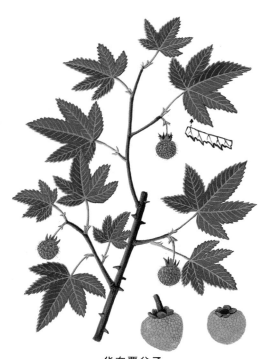

华东覆盆子

Rubus chingii Hu

金樱子

为蔷薇科植物金樱子的成熟果实。

原植物　常绿攀援状灌木，枝密生倒钩状皮刺和刺毛。3 出复叶互生，小叶 3 枚，稀 5 枚，椭圆状卵形至卵状披针形，先端尖，边缘有细锐锯齿；托叶条形，早落。花单生于侧枝顶端，白色；萼片、花冠各 5；雄雌蕊多数。蔷薇果倒卵形，由青黄色转红色，外有刺，内有多数瘦果，顶端有宿存花萼。生于路旁、山坡灌丛中。除东北、西北外，分布于全国大部分地区。

采制　10～11 月果实变红时采摘，去皮刺及剖开除去种子，鲜用或晒干用。花和叶也当药用。

性味功用　酸、甘、涩。①固精缩尿：治肾虚遗精、遗尿、白带过多。②涩肠止泻：治泻痢滑脱不禁。此外，治崩漏、消渴、脱肛、子宫下垂等。

用量用法　15～30g，水煎服。或浸酒、熬膏服。

选方　①遗精：金樱子、墨旱莲、桑椹各 15g，水煎服。②遗尿、多尿：金樱子 30g，益智仁 9g，水煎服。③带下：金樱子或根 1000g，煎煮去渣，文火熬成膏，每次服 15g，或金樱子花 30g，鸡蛋炖服。④脱肛、子宫下垂：金樱子或根、黄芪各 30g，升麻 15g，小母鸡 1 只，将药纳入鸡中，炖食鸡及汤。⑤脾虚泄痢不止：金樱子、白术各 15g，水煎服。

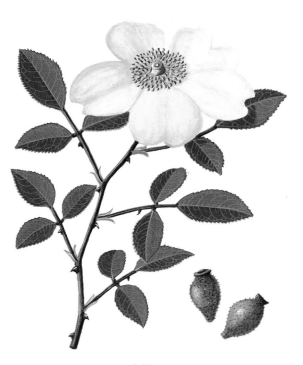

金樱子

Rosa laevigata Michx.

芡 实

为睡莲科植物芡的成熟种仁。

原植物 一年生水生草本。全株多刺。地下茎粗短，初生叶沉水，后生叶浮于水面，圆形或略呈心形，上面多皱折，下面紫色。花单生于花梗顶端；花蕾似鸡头状，花昼开夜闭；花萼4，宿存，内紫外绿；花瓣多数，紫红色；雄蕊多数。浆果球形，海绵质，暗红色。种子球形，黑色。种子打碎后，内为白色胚乳，多粉质。生于湖泊、池塘中。分布于全国各地。

采制 秋末冬初采收，除去果皮，取出种子，除去硬壳，晒干，生用或炒用。

性味功用 甘、涩，平。①补脾止泻：治脾虚久泻、小儿疳证。②益肾固精：治肾虚遗精、遗尿、尿频。③祛湿止带：治带下、白浊。

用量用法 10～15g，水煎服。

选方 ①脾虚泄泻、食少：芡实、白术、党参、淮山各12g，陈皮、山楂各8g，水煎服；或莲子、芡实各20g，煮粥食用。②小儿疳证：芡实15g，陈皮3g，猪肚1个，炖烂食用。③遗精、小便不禁：芡实、金樱子各15g，莲须10g，水煎服。④白带清稀：芡实15g，白果10g，鸡冠花9g，水煎服。⑤婴儿脾虚：芡实、莲子、淮山、茯苓、鸡内金各适量，焙干研细粉，每次1～3g，炖米粉食用。

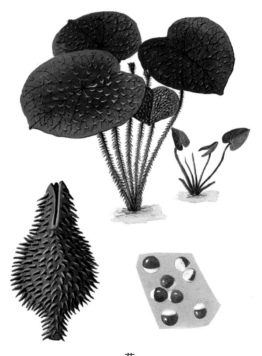

芡

Euryale ferox Salisb.

罂粟壳

为罂粟科植物罂粟的成熟蒴果的外壳。

原植物 一年生或二年生草本，全株无毛，表面稍被白粉。茎直立，少分枝。叶互生，茎下部叶具短柄，上部叶无柄，叶片长卵形或窄长椭圆形，边缘具不规则粗齿或为羽状浅裂。花单生于茎、枝顶端，具长梗；萼片2，早落；花瓣4，白色、粉红色或紫红色，雄蕊多数。蒴果卵状球形或椭圆形，熟时黄褐色，孔裂。种子多数，细小，棕褐色。在国家指定的药物种植场栽培，严格管理。

采制 夏季采收，去蒂，破开，除去种子，晒干。醋炒或蜜炙用。

性味功用 酸、涩，平。①涩肠止泻：治久泻久痢。②敛肺止咳：治久咳虚嗽、自汗。③止痛：治脘腹疼痛、筋骨疼痛。

用量用法 3～6g，水煎服；1.5～3g，研末服。止泻止痛宜醋制，止咳宜蜜炙。本品不宜多服久服，咳嗽痰多、泻痢初起不宜用。

选方 ①久泻久痢：罂粟壳5g，水煎服；或罂粟壳3g，诃子10g，木香3g，水煎服。②久咳虚嗽：罂粟壳6g，乌梅15g，焙干研末，每次3g，睡前白开水吞服；或罂粟壳3g，研末冲蜜水服。③胃脘疼痛、腹痛、关节肌肉疼痛：罂粟壳3g，研末冲服。

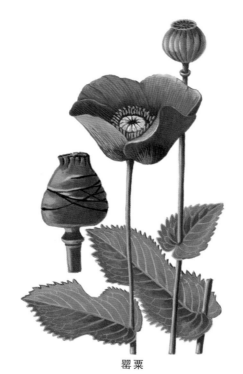

罂粟

Papaver somniferum L.

诃　子

　　为使君子科植物诃子的成熟果实。

　　原植物　落叶乔木。树皮暗褐色；新枝绿色。叶互生或近对生，革质，椭圆形或卵形，全缘。穗状花序圆锥状，密被柔毛；花两性；淡黄色；萼杯状，5裂；无花瓣。核果倒卵形或椭圆形，无毛，干时有5纵棱。生于疏林中或林缘。栽培于云南、广西、广东等地。

　　采制　秋冬将果摘下晒干，或水烫5分钟后再晒干。生用或煨用，或去核用。幼果为藏青果。

　　性味功用　苦、酸、涩，平。①涩肠止泻：治久泻久痢、脱肛、白带绵绵。②敛肺、止咳：治肺虚久咳。③利咽开音：治慢性咽喉炎、声音嘶哑、咽喉干燥。此外，治胃或十二指肠溃疡、口腔溃疡日久不愈。

　　用量用法　3～10g，水煎服；3～5g，研末服。止泻宜煨用，止咳利咽宜生用。

　　选方　①久泻久痢：煨诃子5g，研末吞服；或煨诃子、罂粟壳各5g，党参、白术各10g，肉豆蔻、木香各6g，水煎服。②慢性支气管炎久咳：诃子、甘草、桔梗各8g，百部、百合各12g，水煎服。③白带绵绵：诃子10g，黄芪、白术各12g，五味子、蛇床子各6g，杜仲、山茱萸各15g，水煎服。④消化性溃疡：诃子、白及、甘草各8g，延胡索、乌贼骨各10g，研末，每次3～5g，开水送服。

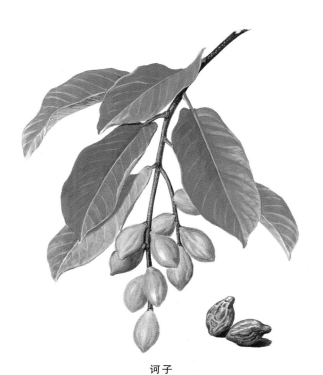

诃子

Terminalia chebula Retz.

肉豆蔻

为肉豆蔻科植物肉豆蔻的成熟种仁。

原植物 常绿高大乔木。全株无毛。叶片椭圆状披针形或长圆状披针形，革质，全缘。总状花序，花单性，雌雄异株；花小，小苞片鳞片状。果实梨形或近圆球形，淡红色至黄色，成熟后纵裂成 2 瓣，显出绯红色不规则分裂的假种皮。种子卵圆形或长圆形。种仁红褐色至深棕色，有网状沟纹，断面有花纹，气味芳香。原产亚洲热带，我国广东、广西、云南等地有栽培。

采制 栽培 7 年后开始结果，冬春果实成熟时采收。除去假种皮及种皮，干燥，面粉煨用，或炒黄用。

性味功用 辛，温。温中行气、涩肠止泻，治脾肾虚寒久泻不止或五更泄泻，胃脘胀痛食少呕吐、得温则减、得寒加剧，白带清稀。

用量用法 3～9g，水煎服；0.5～1g，入丸散用。煨用或炒用去油。湿热泻痢不宜用。

选方 ①久泻不止：肉豆蔻、厚朴各 9g，黄连、生姜各 6g，茯苓、党参、诃子各 10g，水煎服。②五更泄泻：肉豆蔻、五味子、大枣肉各 30g，补骨脂 15g，吴茱萸 10g，焙干研末，生姜 60g，绞汁，酌加冷开水，将药粉泛为小丸，每次 9g，早晚各服 1 次。③白带清稀、少腹冷痛：肉豆蔻 9g，吴茱萸 6g，附子 6g，赤石脂 10g，水煎服。

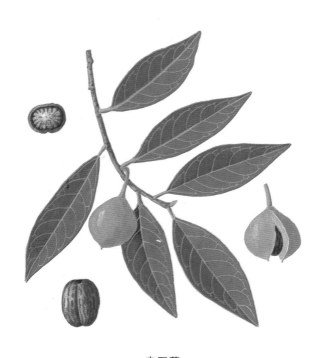

肉豆蔻

Myristica fragrans Houtt

石榴皮

为石榴科植物石榴的果皮。

原植物　落叶灌木或小乔木。幼枝稍带 4 棱形,顶端多成刺状。叶对生或簇生,倒卵形至长椭圆形,全缘。花 1 至数朵生于枝顶或叶腋,黄色;花萼合生成杯状,顶端 5 齿裂;花瓣红色。果实球形,果皮革质,顶端有宿存花萼,熟时黄色或红色。种子多数,有透明肉质外种皮,酸甜可食。全国大部分地区有栽培。

采制　秋季采收成熟果实,剥取果皮,晒干,生用或炒炭用。根皮、叶、花也当药用。

性味功用　酸、涩、温。①涩肠止泻:治久泻久痢、肠滑脱肛。②杀虫止痒:治蛔虫病或绦虫病腹痛、牛皮癣、稻田性皮炎。③止血止带:治便血、外伤出血、带下。

用量用法　3～10g,水煎服。入汤剂杀虫生用,研末服止泻止血炒用,或炒炭用。外用适量。

选方　①久泄久痢:石榴皮 10g,煎汤服;或炒用研末服。②细菌性痢疾:石榴皮 10g,黄连 8g,马齿苋 30g,水煎服。③脱肛:石榴皮 30g,五倍子 9g,白矾 3g,煎水洗患处,或研末,清洗肛门后外敷。④稻田性皮炎、牛皮癣、湿疮痒痛:石榴皮 60g 或根皮 60g,水煎浸泡患处。⑤便血、痔疮出血:石榴皮、地榆各 10g,研末服。⑥白带量多:石榴皮、白果各 10g,水煎服。

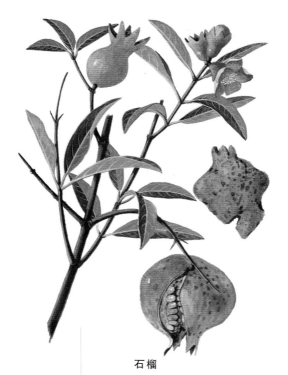

石榴

Punica fragrans Houtt

浮小麦

为禾本科植物小麦 *Triticum aestirum* L. 的干瘪颖果。

采制 收获小麦时,扬起其轻浮干瘪者,或以水淘之,捞起浮起者,晒干。生用或炒用。

性味功用 甘,凉。①益气敛汗:治自汗、盗汗。②退热除蒸:治阴虚发热,骨蒸劳热。

用量用法 15～30g,水煎服;3～10g,研末服。

选方 ①自汗:浮小麦 10g,炒焦,研末,米汤调服;或浮小麦、黄芪各 15g,煅龙骨、酸枣仁各 12g,水煎服。②盗汗:浮小麦、麦冬各 15g,山茱萸 10g,五味子 6g,水煎服。③虚热、骨蒸劳热:浮小麦、生地黄各 15g,知母、地骨皮各 12g,水煎服。

糯稻根须

为禾本科植物糯稻 *Oryza sativa* L. 的根和根茎。

采制 夏秋糯稻收割后,挖取根及根茎,洗净,晒干。

性味功用 甘,平。①益阴止汗:治气虚自汗、阴虚盗汗、骨蒸劳热。②健脾和胃:治脾胃不和而食少、脘腹胀痛。此外,治肝炎、乳糜尿、丝虫病、跌打损伤等。

用量用法 30～60g,水煎服。

选方 ①气虚自汗:糯稻根须、浮小麦各 30g,黄芪、白术各 12g,水煎服。②阴虚盗汗、骨蒸劳热:糯稻根须、熟地黄各 30g,地骨皮 10g,鳖甲 15g,水煎服。③脾虚食少:糯稻根须 30g,麦谷芽各 15g,淮山 12g,陈皮 6g,水煎服。④乳糜尿(小便混浊如米泔水):糯稻根须 100g,水煎分 2 次服,20 天为 1 疗程。⑤丝虫病:糯稻根须 120g,水煎分 2 次服,7～10 天为 1 疗程。

麻黄根

为麻黄科植物草麻黄或中麻黄的根及根茎。

原植物 见"麻黄"。

采制 立秋后挖取,剪去须根,干燥切段。生用。

性味功用 甘,平。敛肺止汗,治自汗、盗汗。

用量用法 3~9g,水煎服。外用适量。

选方 ①自汗:麻黄根、浮小麦各 9g,黄芪、白术各 12g,水煎服。②盗汗:麻黄根、五味子各 8g,生地、石斛各 15g,水煎服。③产后虚汗:麻黄根、当归各 9g,黄芪 15g,羊肉 500g,煮食肉饮汤;或麻黄根、煅牡蛎各适量,共研细粉,外扑身上。

乌 梅

为蔷薇科植物梅的近成熟果实。

原植物 见"绿萼梅"。

采制 立夏前后采收,低温烘干至果肉呈黄褐色、皱皮,再焖至黑色,即成。去核生用或炒炭用。

性味功用 酸、涩,平。①敛肺止咳:治肺虚久咳。②涩肠止泻:治泄泻、痢疾,反复不愈。③生津止渴:治暑热伤津口渴、虚热烦渴、消渴。④安蛔止痛:治肠蛔虫病、胆道蛔虫症。⑤止血:治崩漏下血、便血、尿血。⑥消肿敛疮:治疮痈、咽喉肿痛、痔疮、白癜风、牛皮癣、寻常疣。

用量用法 3~10g,治蛔虫病用至30g,水煎服。止血止泻宜炒炭。外用适量。

选方 ①久咳无痰或少痰:乌梅肉9g,焙干,罂粟壳3g,共研末,睡前用蜜水送服。②小儿慢性腹泻:乌梅肉炒炭、神曲各10g,研末,炖服,每次3~5g。③慢性结肠炎:乌梅15g,水煎加适量白糖,每日1剂当茶饮。④蛔虫病腹痛、胆道蛔虫病腹痛呕吐:乌梅30g,细辛、川椒各3g,附子6g,黄连9g,川楝子10g,水煎服。⑤暑热虚热口渴、消渴病:乌梅30g,煎汤代茶;或乌梅、西洋参、葛根各10g,煎汤代茶。⑥疔疮:乌梅、皂角各适量,烧炭研末醋调服。

莲 子

为睡莲科植物莲的成熟种子。

原植物 见"藕节"。

采制 秋季采收,晒干,生用。莲须、莲房、莲子心、荷叶、荷梗均当药用。老熟果实为石莲子。

性味功用 甘、涩、平。①益肾固精止带:治遗精、遗尿、白浊、带下。②补脾止泻:治脾虚食少、久泻。③养心安神:治虚烦、心悸、失眠。此外,莲须固肾涩精,莲房止血化淤,莲子心清心安神、交通心肾,荷叶清暑利湿、升阳止血,荷梗通气宽胸、和胃安胎。

用量用法 10~15g,去心打碎用。

选方 ①遗精、遗尿、白浊、带下:莲子15g 或莲须5g,沙苑子、金樱子、鹿角霜各15g,水煎服。②久泻、食少:莲子50g,胡椒10g,炖猪肚服;如小儿食少,莲子、芡实、淮山、茯苓各适量,炒黄研末,每次1小匙炖米粉食用。③心悸、虚烦失眠:莲子肉15g,或莲子心3g,麦冬12g,酸枣仁、夜交藤各15g,水煎服。④痔疮出血、产后淤阻、崩漏:莲房炒炭15g,地榆、贯众炭各10g,水煎服。⑤暑热烦渴:鲜荷叶、鲜芦根各30g,水煎代茶。⑥高脂血症:荷叶、决明子、山楂各15g,水煎代茶。⑦暑湿胸闷呕恶:鲜荷梗、鲜藿香各15g,陈皮6g,水煎服。⑧小儿疳积:石莲子、鸡内金等量焙干研末,每次3g,开水调服。

五倍子

　　为漆树科落叶灌木或小乔木植物盐肤木、青麸杨或红麸杨叶上的虫瘿，主要由五倍子蚜 *Melaphis chinensis* (Bell) Baker 寄生而形成。

　　采制　秋季摘下虫瘿，煮死寄生虫，干燥。生用。

　　性味功用　酸、涩，寒。①收敛固涩：治肺虚久咳、虚火咳痰带血、久泻久痢、脱肛、子宫下垂、自汗、盗汗、崩漏下血、便血、痔疮出血、外伤出血、牙缝出血。②解毒疗疮：治疮痈肿毒、溃疡不敛、口舌生疮、湿疹、手足皲裂。此外，治消渴、目赤肿痛。

　　用量用法　3～9g，水煎服；1～1.5g，入丸散。外用适量，煎汤熏洗或研末掺敷。

　　选方　①久咳或痰中带血：五倍子、五味子各 6g，白及 10g，川贝母 5g，水煎服。②自汗、盗汗：五倍子适量，研末于睡前用温水调敷脐窝。③脱肛、子宫下垂：五倍子、白矾各 10g，煎汤熏洗。④鼻出血、牙缝出血：五倍子适量，烧灰存性，研末蘸涂。⑤外伤出血：五倍子生研敷贴。⑥痔疮出血：五倍子 9g，槐花炭、地榆炭各 10g，水煎服。⑦口舌生疮：五倍子 3 份，青黛、冰片各 1份，研末调敷患处。⑧消渴：五倍子9g，研末服。⑨疮疡不敛、手足皲裂：五倍子适量炒黑、研末，蜂蜜、米醋各半，调成糊状围敷。

海螵蛸

为乌鲗科动物无针乌贼 *Sepiella maindronide* Rochebrune. 或金乌贼 *Sepia esculenta* Hoyle 的内壳。

采制　收集内壳,洗净,干燥,生用。

性味功用　咸、涩,微温。①收敛止血:治崩漏、胃溃疡出血、鼻衄、外伤出血、拔牙出血。②涩精止带:治遗精、带下。③制酸止痛:治胃和十二指肠溃疡、胃痛吐酸水。④收湿敛疮:治湿疹、湿疮、溃疡不敛。

用量用法　6～12g,水煎服;3～5g,研末服。外用适量。

选方　①崩漏、月经过多:海螵蛸、棕榈炭各 10g,山萸肉 12g,茜草 9g,水煎服。②胃溃疡出血:海螵蛸、白及、大黄各 9g,研末分 2 次服。③鼻出血、外伤出血、拔牙出血等:海螵蛸研细末,外敷。④胃与十二指肠溃疡,胃痛吐酸水:海螵蛸、浙贝母、延胡索各 10g,甘草 5g,研细末,每次服 5g,开水冲服。⑤湿疹、疮疡不敛:海螵蛸适量,研末外敷。

赤石脂

为硅酸盐类矿物多水高岭石族多水高岭石,主含含水硅酸铝[$Al_4(Si_4O_{10})(OH)_8 \cdot 4H_2O$]。

采制　产于福建、山东、河南等地,采挖后,除去杂质,打碎或研细粉煅制,水飞用。

性味功用　甘、酸、涩、温。①涩肠止泻:治泻痢不止、脱肛不收。②止血止带:治崩漏带下、痔疮出血。③生肌敛疮:治疮疡久溃不敛、湿疮流水、烧烫伤。

用量用法　10～30g,布包,水煎服。外用适量,研细末敷患处。

选方　①虚寒泻痢不止:赤石脂15g,干姜、附子各6g,白术10g,水煎服。②脱肛不收:赤石脂、灶心土各适量,研末外敷。③崩漏下血、色淡而稀:赤石脂、山茱萸各15g,水煎,阿胶15g烊化冲服。④带下色白清稀、腰酸冷痛:赤石脂20g,芡实15g,鹿角霜15g,蛇床子10g,水煎服。⑤疮疡不敛、烧烫伤:赤石脂、乳香、没药、黄柏各适量,研细末外敷。

蛇床子

为伞形科植物蛇床的成熟果实。

原植物　一年生草本。茎直立，具纵棱，中空，多分枝。2～3回羽状复叶互生，最后裂片窄条形或条状披针形。复伞形花序，顶生或腋生；总苞片8～10，小苞片2～3，均条形；花瓣5，白色，倒卵形。双悬果宽椭圆形，有香气。生于山坡、田野、河边、路边。分布于全国各地。

采制　夏秋采收成熟果实，稍晒干脱壳，扬去杂质，晒干，生用。

性味功用　辛、苦，温。①祛湿杀虫止痒：治寒湿带下、阴部湿痒、湿疹、疥癣。②温肾壮阳：治阳痿不育、宫冷不孕。

用量用法　3～10g，水煎服。外用适量，煎汤外洗，或制成油膏、软膏、栓剂用。

选方　①滴虫性阴道炎、带下色黄气臭、阴部湿痒、阴囊湿疹：蛇床子30g，川椒10g，白矾9g，苦参20g，水煎熏洗患部，1日2次。②湿疹、疥癣：蛇床子或全草30g，煎汤外洗；或蛇床子、苦参、黄柏、枯矾、硼砂各适量，研末麻油调涂。③阳痿不育、宫冷不孕：蛇床子、菟丝子各15g，淫羊藿、熟地各12g，金樱子、肉桂各9g，水煎服。④子宫脱垂：蛇床子30g，乌梅20g，水煎熏洗。

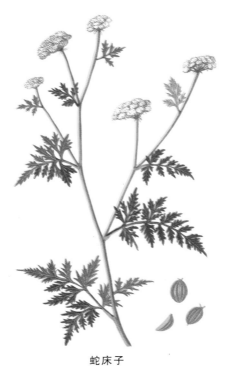

蛇床子

Cnidium monnieri (L.) Cuss.

白 矾

为天然产矿物硫酸盐类明矾经加工提炼而成的结晶,主含硫酸铝钾[$KAl(SO_4)_2 \cdot 12H_2O$]。

采制 采得后经加工提炼,生用或煅用,煅后为枯矾。

性味功用 酸、涩、寒。①外用:解毒杀虫、燥湿止痒,治疥癣、湿疹、疮痈肿毒、急慢性中耳炎流脓、黄水疮、滴虫性阴道炎、带下、阴痒、外伤出血、痔疮、子宫脱垂。②内服:止血、止泻、清热消痰,治便血、崩漏、久泻、久痢、癫痫、癫狂。

用量用法 1~3g,入丸散;外用适量,研末敷,或化水洗。生用解毒、化痰;煅用收湿敛疮。

选方 ①疥疮、湿疹:白矾、硫黄、煅石膏各适量,研末外用。②手足癣:白矾5g,川椒8g,蛇床子10g,苍术15g,水煎外洗。③急慢性中耳炎耳内溃烂流脓:枯矾5g,冰片2g,研末吹耳。④滴虫性阴道炎、带下、阴痒:白矾5g,苦参、百部各15g,川椒10g,水煎坐浴。⑤鼻衄、外伤出血:白矾研末,外敷。⑥癫痫、狂躁:白矾、郁金各10g,研末,每次5g,开水送服。⑦便血、崩漏:白矾3g,棕榈炭、海螵蛸10g,研末服。

附录

常见病症选药

一、常见急症

高热　石膏　知母　柴胡　鲜芦根　鲜竹叶　大黄　栀子　金银花

心绞痛　丹参　三七　桃仁　红花　川芎　赤芍　麝香　冰片　苏合香　檀香　降香　银杏叶　瓜蒌　薤白　桂枝　人参

休克　人参　附子　干姜　枳实

昏迷　麝香　苏合香　冰片　石菖蒲　牛黄　竹沥汁　羚羊角　皂荚　白矾　郁金

中暑　青蒿　荷叶　藿香　佩兰　香薷　芦根　刘寄奴　滑石　白茅根

吐血(呕血)　大黄　白及　三七　海螵蛸　侧柏叶　血竭

咯血(咳血)　阿胶　白及　生藕汁　三七

便血　大黄　白及　三七　炮姜　地榆　槐花　海螵蛸

尿血　白茅根　琥珀　石韦　小蓟　藕节　栀子　蒲黄　仙鹤草

鼻衄　马勃　海螵蛸　藕节　青黛

崩漏　艾叶　阿胶　贯众炭　荆芥炭

外伤出血　白及　三七　琥珀　穿山甲　马勃　血竭　儿茶　紫珠　海螵蛸　煅石膏　四季青　赤石脂

急性喉梗阻 巴豆霜 僵蚕 皂角 乌梅肉 络石藤

烧烫伤 鲜蒲公英 鲜大蓟叶 地榆 羊蹄 大黄 白及 女贞叶 甘草 石榴皮 紫草 煅石膏 贯众 白蔹 鲜地龙 侧柏叶 紫珠 冰片 青黛 黄连 积雪草

诸骨鲠喉 威灵仙 淫羊藿

急性阑尾炎 红藤 败酱草 大黄 芒硝 牡丹皮 冬瓜仁 薏苡仁 桃仁 赤芍 乳香 没药

急性扁桃体炎 山豆根 射干 马勃 玄参 青果 冰片 西瓜霜 薄荷 胖大海 板蓝根 桔梗 僵蚕 冰片 牛蒡子 大黄 金银花 连翘 丹参 马蹄金

急性结膜炎 青葙子 决明子 夏枯草 黄连 木贼 菊花 龙胆草 芒硝 冰片 白蒺藜 熊胆 羚羊角 蒲公英 紫花地丁 栀子 车前子

鱼蟹中毒 紫苏 生姜 桔梗汁 鲜芦根汁

毒蕈中毒 绿豆 生甘草 金钱草 忍冬藤

饮酒中毒 葛根 葛花 鲜萝卜汁

砒霜中毒 土茯苓 白芷 防风 积雪草

汞中毒 土茯苓 金钱草

铅中毒 金钱草 大青叶 贯众 草薢 党参 鸡血藤 菊花 甘草 木贼

有机磷杀虫剂中毒 鸡矢藤 生甘草 滑石粉 洋金花

乌头、附子中毒 黄连 绿豆 甘草 冰片 柿蒂 金银花 芫荽

半夏、天南星中毒 生姜 白矾

巴豆中毒 绿豆 黄连 大黄 板蓝根

马钱子中毒 乌梅　肉桂　绿豆　甘草　鸡蛋清

毒蛇咬伤 蚤休　鲜半边莲　禹白附　鸭跖草　紫花地丁　穿心莲　白花蛇舌草　垂盆草　白矾　青木香　金钱草　虎杖

蜂蜇伤 紫花地丁　蒲公英　生半夏　五灵脂

蝎蜇伤 白矾　五灵脂　蒲黄　椿树叶　大蒜　海螵蛸　冰片

家犬咬伤 生甘草　地龙　益母草　野菊花　青黛　细辛

二、传染病与寄生虫病

流行性感冒 大青叶　板蓝根　蒲公英　连翘　贯众　野菊花　桑叶　苍术　鲜藿香　鲜佩兰　薄荷　金银花　半边莲　葛根　虎杖　鱼腥草　鸭跖草　艾叶　柴胡　麻黄　桂枝

流行性腮腺炎 大青叶　板蓝根　青黛　金银花　鸭跖草　积雪草　野菊花　蒲公英　鱼腥草　侧柏叶　地龙　冰片　大黄　天南星　苍耳子　海金沙

肝炎 茵陈蒿　金钱草　鸭跖草　海金沙　垂盆草　虎杖　积雪草　羊蹄　栀子　大黄　大青叶　柴胡　秦艽　郁金　五味子　龙胆草　黄连　黄芩　地锦草　大蓟　三七　矮地茶　山豆根

百日咳 百部　白及　侧柏叶　鱼腥草　黄药子　穿心莲　黄连　地龙　猪胆　鸡胆　旱莲草　厚朴

麻疹 紫草　荆芥　荠菜　穿心莲　苍耳子　柽柳　浮萍　薄荷　蝉蜕　牛蒡子　升麻　葛根　金银花　贯众　胡荽

白喉 黄芩 土牛膝 生地 玄参 白芍 牡丹皮 地锦草 金银花 连翘 鱼腥草 蚤休 虎杖 野菊花 大蒜 甘草 仙鹤草 诃子

肺结核 百部 白及 丹参 大蓟 白果 夏枯草 侧柏叶 泽漆 黄连 黄柏 艾叶 甘草 仙鹤草 金银花 紫菀 地骨皮 远志 黄精 玉竹 冬虫夏草 艾叶 全蝎 蜈松 升麻 枳实 地榆 大蒜 莱菔子 紫草 矮地茶

淋巴结结核 白头翁 半夏 白附子 槐花 僵蚕 玄参 鳖甲 牡蛎 威灵仙 蜈蚣 皂角 禹白附 川贝母 浙贝母 海藻 昆布 生首乌

疟疾 青蒿 柴胡 草果 鸦胆子 豨莶草 常山 槟榔 艾叶 徐长卿 乌梅 鳖甲 仙鹤草 地骨皮 苍耳子 黄芩 黄连 黄柏 龙胆草 苍术 生首乌

流行性脑脊髓膜炎 贯众 鸭跖草 积雪草 黄芩 黄柏 大蒜 金银花 板蓝根 紫花地丁

流行性乙型脑膜炎 大蒜 大青叶 板蓝根 虎杖 大蓟 金银花 连翘 蚤休 穿心连 蒲公英 紫花地丁 牛黄 知母 栀子 败酱草 龙胆草 山豆根 黄连 黄芩 黄柏 夏枯草

猩红热 黄芩 黄连

麻风病 小蓟 苍耳草 鸡矢藤 穿心连 皂角刺 郁金 大黄 朴硝

痢疾 黄连 马齿苋 鸦胆子 秦皮 白头翁 地锦草 苦参 鱼腥草 仙鹤草 地榆 穿心连 虎杖 黄柏 木香 山楂 乌梅 黄柏 栀子 金银花 黄芩 龙胆草 紫花

682

地丁　败酱草　蒲公英　白芍　青木香　诃子　大青叶　旱莲草　毕澄茄　大黄　老鹳草　刘寄奴

钩端螺旋体病　大青叶　鱼腥草　板蓝根　穿心莲　土茯苓　栀子　黄连　黄芩　黄柏　连翘　地榆　虎杖　金樱子　青蒿

血吸虫病　南瓜子　大戟　丹参　小茴香　苦参　商陆　栀子　花椒　瞿麦

蛔虫病　使君子　苦楝根皮　槟榔　贯众　乌梅　芜荑　榧子　花椒　吴茱萸　薏苡根　石榴皮

丝虫病　雷丸　威灵仙　桑叶　青蒿　五加皮　糯稻根须　皂角

蛲虫病　百部　苦楝根皮　使君子　贯众　鹤虱　大蒜　榧子　冰片　花椒　牵牛子　槟榔

绦虫病　石榴皮　仙鹤草　槟榔　鹤草芽　雷丸　贯众　榧子　鹤虱

钩虫病　槟榔　雷丸　榧子　苦楝根皮　石榴皮　马齿苋　乌梅　贯众

三、内科病症

感冒　（以下伤风感冒）生姜　葱白　紫苏叶　芫荽　荆芥　防风　薄荷　淡豆豉　（以下风寒感冒）麻黄　桂枝　紫苏　荆芥　防风　羌活　独活　白芷　细辛　藁本　辛夷　苍耳子　毕澄茄　艾叶　（以下风热感冒）薄荷　牛蒡子　蝉蜕　浮萍　桑叶　菊花　金银花　前胡　蔓荆子　葛根　升麻　柴胡　大青叶　野菊花　（以下暑热感冒）藿香　香

薷　佩兰　紫苏　香薷　扁豆花　厚朴　荷叶

咳喘　（以下寒性咳喘）麻黄　干姜　细辛　桂枝　白前　半
夏　天南星　皂荚　苏子　白芥子　厚朴　杏仁　紫菀
款冬花　陈皮　远志　莱菔子　旋覆花　五味子　白果
（以下热性咳喘）浙贝母　瓜蒌　桑白皮　地骨皮　石韦
车前子　鱼腥草　黄芩　瓜蒌　胆南量　竹沥汁　竹茹
马兜铃　桑白皮　葶苈子　射干　知母　地龙干　芦根
天花粉　青黛　前胡　（以下虚性咳喘）川贝母　百合　北
沙参　南沙参　玉竹　紫菀　款冬　百部　阿胶　五味子
诃子　白果　乌梅　冬虫夏草　蛤蚧　核桃仁　罂粟壳
洋金花　紫河车　人参　黄芪　党参　山萸肉

大叶性肺炎　生石膏　知母　黄芩　鱼腥草　麻黄　芦根
金银花　连翘　大青叶　蚤休　山豆根　蒲公英　紫花地
丁　青黛　穿心莲

肺脓疡　鱼腥草　桔梗　芦根　桃仁　冬瓜仁　薏苡仁　蒲
公英　金银花　浙贝母　金荞麦　合欢皮　黄芩　青黛
三七　白及　甘草　黄连　连翘

渗出性胸膜炎　白芥子　葶苈子　桑白皮　芫花　甘遂　大
戟　夏枯草　黄连

心律失常　苦参　黄连　冬虫夏草　青皮　延胡索　葛根
人参　丹参　甘草　党参　当归　麦冬　附子　桑寄生
仙鹤草　郁金

肺源性心脏病　赤芍　人参　川芎　水蛭

病毒性心肌炎　丹参　淫羊藿　半夏　太子参　西洋参

高血压病　葛根　菊花　天麻　钩藤　银杏叶　刺蒺藜　罗

布麻　汉防己　臭梧桐　莸莱　青木香　大蓟　小蓟　槐花　马兜铃　豨莶草　夏枯草　生石决明　青木香　地龙　决明子　山楂　车前子　地骨皮　丹参　川芎　牡丹皮　益母草　茺蔚子　炒杜仲　桑寄生　野菊花　山楂　大黄　吴茱萸　泽泻　黄芩　玉竹　白矾　王不留行　栀子　黄精　全蝎　桑白皮　地龙

高脂血症　山楂　荷叶　决明子　大黄　三七　生首乌　泽泻　虎杖　野菊花　茵陈　白僵蚕　没药　罗布麻　枸杞子　葛根　水蛭　丹参　郁金　穿心莲　萆薢　薤白　益母草　姜黄　蒲黄

冠心病　山楂　水蛭　丹参　川芎　赤芍　徐长卿　瓜蒌　三七　薤白　葛根　红花　补骨脂　银杏叶　附子　仙茅　汉防己　桑寄生　菟丝子　益智仁　月季花　蒲黄　益母草　淫羊藿　人参　茵陈　金银花

低血压　麻黄　麝香　枳实　鹿茸　人参　五加皮　黄芪　艾叶　补骨脂　红花　细辛

血栓闭塞性脉管炎　丹参　松香　穿山甲　金银花

呃逆　丁香　柿蒂　刀豆　沉香　荜茇　荜澄茄　威灵仙　韭子　山楂　砂仁

呕吐　（以下寒呕）半夏　生姜　吴茱萸　砂仁　木香　丁香　桔皮　柿蒂　刀豆　旋覆花　藿香　佩兰　白豆蔻　草豆蔻　紫苏　沉香　（以下热呕）黄连　竹茹　芦根　枇杷叶　代赭石　石膏　栀子

胃及十二指肠溃疡、胃酸过多　海螵蛸　甘草　白及　生姜　蚤休　红花　煅牡蛎　徐长卿　鸡矢藤　青木香　地龙

蒲公英　大黄

萎缩性胃炎　枸杞子　大蒜　麦芽　鸡内金

胃下垂　黄芪　升麻　葛根　枳实　石菖蒲

消化不良　山楂　麦芽　谷芽　鸡内金　莱菔子　槟榔　木瓜　鸡矢藤　神曲　枳实　大黄　青皮

胃脘痛　（以下寒痛）高良姜　生姜　干姜　吴茱萸　荜茇　荜澄茄　丁香　小茴香　花椒　胡椒　白芷　桂枝　肉桂　附子　檀香　益智仁　威灵仙　青木香　（以下热痛）黄连　生石膏　白芍　川楝子　枳实　栀子　芦根　郁金　（以下气滞痛）川楝子　佛手　延胡索　香附　木香　砂仁　陈皮　枳壳　乌药　青木香　甘松　厚朴

急性胰腺炎　大黄　番泻叶

肝硬化　丹参　鳖甲　山慈姑　三棱　莪术　泽兰　王不留行　鸡内金　地龙

胆囊炎　大黄　虎杖　王不留行　金钱草　茵陈　郁金　乌梅　姜黄　枳实　栀子　柴胡　玫瑰花　木香　黄连　黄芩　黄柏　香附

便秘　瓜蒌仁　郁李仁　火麻仁　柏子仁　杏仁　决明子　桃仁　黑芝麻　核桃仁　紫苏子　当归　生首乌　锁阳　肉苁蓉　冬葵子　玄参　麦冬　天冬　大黄　芒硝　番泻叶　芦荟　牵牛子　巴豆　甘遂　大戟　芫花　商陆　千金子　枳实　槟榔　白术　虎杖

急性胃肠炎　紫苏　藿香　黄连　黄芩　黄柏　葛根　白头翁　马齿苋　苍术　车前子　地锦草　鱼腥草　仙鹤草　厚朴　陈皮　焦山楂　焦神曲　焦麦芽　鸡矢藤

慢性腹泻　黄芪　党参　白术　茯苓　山药　炒扁豆　炒薏
苡仁　芡实　木香　砂仁　益智仁　煨肉豆蔻　附子　肉
桂　补骨脂　五味子　吴茱萸　乌梅　五倍子　石榴皮
干姜　炮姜　胡芦巴　金樱子　菟丝子　煨诃子　椿根皮
罂粟壳

肠粘连　三七

慢性结肠炎　黄连　苦参　鸦胆子

脱肛　黄芪　升麻　葛根　五倍子　白矾　石榴皮　蝉蜕
诃子

急性肾小球肾炎　麻黄　猪苓　茯苓　泽泻　车前子(草)
半边莲　海金沙　萹蓄　瞿麦　石韦　滑石　白茅根　芦
根　香薷　浮萍　鸭跖草　茵陈　益母草　大腹皮　防己
五加皮　桑白皮　生姜皮　淡竹叶　木通　琥珀　荠菜
白花蛇舌草

慢性肾炎　黄芪　白术　茯苓　山药　人参　附子　桂枝
菟丝子　蝉蜕

尿毒症　大黄　丹参　冬虫夏草

肾病综合征　丹参　水蛭　玉米须　雷公藤　鱼腥草

肾性腹水　甘遂　大戟　芫花

尿路感染(肾盂肾炎、膀胱炎、尿道炎)　车前子(草)　海金沙
鸭跖草　木防己　半边莲　地耳草　荠菜　蒲公英　小蓟
石韦　萹蓄　穿心莲　野菊花　白茅根　黄柏　黄连　关
木通　虎杖　垂盆草　土茯苓　滑石　冬葵子　薏苡仁
琥珀　龙胆草　苦参　大黄

尿潴留　地龙　生姜　蝉蜕

遗尿、尿频 益智仁 鸡内金 乌药 覆盆子 补骨脂 海
螵蛸 威灵仙 人参 洋金花 沙苑子 菟丝子 淫羊藿
桑螵蛸 山茱萸 莲子 龙骨 狗脊

乳糜尿 萆薢 瞿麦 荠菜 玉米须 萹蓄 椿皮 槟榔
射干 桑叶 玄参 穿山甲 黄芪

贫血 鹿茸 紫河车 当归 熟地 阿胶 枸杞子 龙眼肉
制首乌 锁阳 夜交藤 鸡血藤 人参 白术 茯苓 党
参 大枣 巴戟天 补骨脂 丹参 白芍药

血小板减少性紫癜 水牛角 王不留行 甘草 连翘 商陆
冬虫夏草 当归 白芍 生地 熟地 山茱萸 紫河车
龙眼肉 赤小豆 花生衣 大黄 羊蹄 三七 白及 仙
鹤草 肉苁蓉 黄柏 藕节

白细胞减少症、血小板减少症 鸡血藤 虎杖 黄芪 太子
参 白术 当归 阿胶 鹿茸 丹参 鸡矢藤 生地 熟
地 冬虫夏草 枸杞子 五味子 补骨脂 蛇床子 石韦
石斛 玄参 益智仁 穿山甲 女贞子 旱莲草

过敏性紫癜 雷公藤

阳痿、男性不育症 枸杞 鹿茸 杜仲 淫羊藿 紫河车
制附子 仙茅 蛇床子 蛤蚧 肉苁蓉 杜仲 巴戟天
锁阳 人参 黄芪 菟丝子 五加皮 细辛

甲状腺肿大 海藻 昆布 玄参 牡蛎 黄药子 浙贝母
半夏 穿山龙

糖尿病 山茱萸 五倍子 山药 麦冬 知母 天花粉 玉
竹 五味子 葛根 枸杞子 人参 黄芪 白术 苍术
茯苓 黄精 生地 熟地 玄参 制首乌 淫羊藿 泽泻

玉米须　地骨皮　虎杖　仙鹤草　鸡内金　天冬　南瓜　白僵蚕　白芍　枇杷叶　乌梅

肥胖病　大黄　决明子　山楂　泽泻　白芥子　枸杞子　荷叶　番泻叶　生首乌

尿崩症　甘草

痛风　忍冬藤　穿山龙　秦艽　防己　豨莶草　制川乌　制草乌　石膏　知母　穿山甲　臭梧桐　海桐皮　络石藤

风湿性关节炎、类风湿性关节炎　独活　威灵仙　川乌　草乌　防己　秦艽　穿山龙　海桐皮　五加皮　雷公藤　木瓜　蚕沙　伸筋草　寻骨风　松节　海风藤　老鹳草　路路通　桑枝　豨莶草　臭梧桐　桑寄生　狗脊　巴戟天　千年健　细辛　牛膝　羌活　防风　苍耳子　藁本　白芷　苍术　天麻　三七　附子　徐长卿　络石藤　虎杖　凌霄花　肉桂　桂枝　薏苡仁　忍冬藤　地龙　全蝎　蜈蚣　僵蚕　生地黄　姜黄　仙茅　川芎　乳香　没药　麝香　石菖蒲　淫羊藿　马钱子　鸡血藤　夜交藤

头痛、头晕　白芷　川芎　蔓荆子　藁本　葛根　天麻　细辛　羌活　薄荷　僵蚕　枳实　寻骨风　钩藤

偏头痛　全蝎　蜈蚣　天麻　地龙

癫狂、癫痫、惊风　白矾　石菖蒲　地龙　全蝎　蝉蜕　牵牛子　芫花　地龙　胆南星　天南星　禹白附　竹沥　磁石　远志　羚羊角　牛黄　天麻　蜈蚣　僵蚕　皂荚　生姜汁　代赭石

失眠　茯神　酸枣仁　柏子仁　远志　五味子　夜交藤　合欢皮　何首乌　党参　黄芪　白术　黄连　阿胶　麦冬

丹参　百合　莲子心　生栀子　淡竹叶　竹叶　生地　玄
参　龙骨　半夏　淡豆豉　王不留行　苦参　朱砂　磁石
龟甲　龙眼肉　琥珀

面瘫　禹白附　地龙　全蝎　蜈蚣　僵蚕　天南星　蕲蛇
生姜　马钱子　白芥子

脑血栓、中风后遗症　丹参　川芎　赤芍　当归　地龙　全
蝎　蜈蚣　僵蚕　蕲蛇　葛根　银杏叶　黄芪　桂枝　肉
桂　红花

重症肌无力　马钱子　黄芪　白芷

梅核气　紫苏　半夏　马兜铃　厚朴　茯苓　柴胡　郁金
绿萼梅　旋覆花　全瓜蒌

自汗　麻黄根　浮小麦　糯稻根须　五味子　山茱萸　酸枣
仁　人参　黄芪　白术　煅龙骨　煅牡蛎

盗汗　知母　黄柏　生地黄　熟地黄　白芍　龟甲　鳖甲
天冬　酸枣仁　牡丹皮　地骨皮　煅龙骨　煅牡蛎　山茱
萸　浮小麦　麻黄根　糯稻根须

四、骨伤、外科病症

跌打损伤、骨折　三七　血竭　儿茶　乳香　没药　麝香
川乌　草乌　刘寄奴　虎杖　洋金花　石菖蒲　细辛　续
断　骨碎补　月季花　凌霄花　牛膝　泽兰　益母草　红
花　桃仁　五灵脂　姜黄　三棱　莪术　川芎　延胡索
茜草　鸡矢藤　地耳草　合欢皮　生栀子

急慢性肌肉劳损　仙鹤草　红花　苍耳子

骨髓炎　地榆　虎杖　黄连　蜈蚣　雷公藤　蒲公英

胆结石 金钱草 海金沙 郁金 鸡内金 大黄 木香

泌尿系结石 金钱草 海金沙 石韦 琥珀 萹蓄 瞿麦
冬葵子 虎杖 鸡内金 王不留行 核桃仁

疝气疼痛 小茴香 乌药 木香 吴茱萸 荜澄茄 香附
青皮 延胡索 高良姜 桔核 山楂 胡芦巴 川乌头
附子 肉桂

痈、疽、疔、疖 金银花 忍冬藤 连翘 蒲公英 紫花地丁
野菊花 穿心莲 大青叶 板蓝根 青黛 贯众 鱼腥草
黄连 黄芩 黄柏 金荞麦 红藤 败酱草 栀子 蚤
休 地锦草 拳参 半边莲 白花蛇舌草 熊胆 牛黄
甘草 大黄 马齿苋 垂盆草 白及 乳香 没药 全蝎
蜈蚣 土茯苓 苎麻 鸿跖草 黄药子 生半夏 生南
星 仙鹤草 紫珠 益母草 川贝母 浙贝母 远志 合
欢皮 生首乌

痔疮 地榆 槐花 马兜铃

乳腺炎 蒲公英 瓜蒌 麦芽 浙贝母 鱼腥草 芒硝 远
志

乳腺小叶增生 天门冬 黄药子

血栓闭塞性脉管炎 丹参 当归 乳香 没药 鹿角霜 麻
黄 地龙 红花 五加皮

五、妇科病症

月经失调、痛经、闭经 丹参 川芎 当归 白芍 桃仁 红
花 益母草 泽兰 牛膝 鸡血藤 王不留行 月季花
凌霄花 香附 玫瑰花 肉桂 赤芍 牡丹皮 虎杖 苏

木　刘寄奴　三棱　莪术　穿山甲　矮地茶　琥珀　红藤
茜草　山楂

崩漏、月经过多　荆芥炭　贯众炭　阿胶　大蓟　小蓟　地
榆　侧柏叶　苎麻根　羊蹄　三七　茜草　蒲黄　仙鹤草
紫珠　棕榈炭　藕节　炮姜　艾叶　山茱萸　海螵蛸　五
倍子　乌梅炭　龟甲　墨旱莲　鹿角胶

子宫脱垂　升麻　葛根　黄芪　五倍子　金樱子　白矾　三
七

子宫糜烂、宫颈炎　蚤休　山豆根　半夏　鱼腥草　马钱子
紫草　益母草　黄柏　金银花　莪术

白带　白果　芡实　莲子　海螵蛸　金樱子　石榴皮　山药
苎麻　白蔹　鸡矢藤

霉菌性阴道炎　大蒜　虎杖　鸦胆子　益母草　黄柏

滴虫性阴道炎　百部　苦参　仙鹤草　蛇床子　贯众　鸦胆
子　吴茱萸　白矾　苦楝根皮　鹤草芽　皂角　白头翁

乳汁不通　木通　通草　冬葵子　穿山甲　路路通　丝瓜络
生南瓜子　续断　王不留行　紫河车

回乳　麦芽　花椒　芒硝　番泻叶

妊娠呕吐　砂仁　苏梗　半夏

胎动不安　苏梗　砂仁　黄芩　苎麻根　杜仲　续断　桑寄
生　阿胶

子宫肌瘤　黄药子　三棱　莪术　白矾

乳头皲裂　白及

产后尿潴留　蝉蜕　地龙

产后腹痛　川芎　山楂　当归　红花　益母草　丹参　荔枝

核

不孕症 鹿茸　紫河车　蛤蚧　菟丝子　杜仲　巴戟天　附
子　仙茅　淫羊藿　肉苁蓉　人参　锁阳　黄芪

六、儿科病症

小儿惊风 蝉蜕　钩藤　牛黄　羚羊角　白芍　僵蚕　地龙
制南星　天麻　柴胡　石菖蒲

百日咳 百部　黄连　地龙　马齿苋　侧柏叶

小儿夏季热 青蒿　地骨皮　银柴胡　胡黄连　荷叶　香薷

小儿疳积 使君子　鸡内金　鸡矢藤　地骨皮　银柴胡

胎毒 黄连　甘草

七、五官科病症

牙痛 细辛　拳参　半夏　茜草　苍耳子　鸡矢藤　丁香
白头翁　石膏　知母　黄连　荜茇　甘松　牛膝　冰片

口腔溃疡 白及　五倍子　灯心草　淮山　细辛　吴茱萸
冰片　朱砂　仙鹤草　板蓝根　牛黄

急慢性鼻炎 苍耳子　白芷　辛夷　细辛　丹参　当归　冰
片

急慢性咽喉炎 桔梗　诃子　薄荷　牛蒡子　山豆根　玄参
麦冬　玉竹　胖大海　半夏　黄连　甘草　板蓝根　丹参
绞股蓝　人参叶　熊胆　金荞麦　冰片　石菖蒲　马勃
射干

中耳炎 冰片　紫草　虎耳草　半夏　荷叶　麝香

耳鸣、耳聋 当归　丹参　红花　葛根　山茱萸　磁石　石

菖蒲　何首乌　骨碎补

急性结膜炎　黄连　车前子　密蒙花　青葙子　决明子　夏枯草　谷精草　栀子　羚羊角　槐花　冰片　元明粉　茺蔚子　蝉蜕　秦皮　熊胆　蒲公英　牡蛎　珍珠母　桑叶　菊花　蔓荆子　木贼　荠菜　麦粒肿　大黄　鸭跖草　淡竹叶　紫花地丁

视物昏花、白内障　蝉蜕　沙苑子　枸杞子　女贞子　菟丝子　石斛　黑芝麻　桑椹　磁石　石决明

夜盲　苍术

脱发　侧柏叶　羊蹄

八、皮肤科病症

湿疹、湿疮　苦参　土茯苓　虎杖　羊蹄　鸡矢藤　白矾　白鲜皮　地肤子　蛇床子　白蒺藜　黄连　黄柏　龙胆草　野菊花　穿心莲　地榆　艾叶　煅龙骨　紫草　臭梧桐　海桐皮　豨莶草　苍术　益母草　滑石　萹蓄　茵陈蒿　花椒　青木香　苦楝皮　椿皮

风疹　荆芥　防风　苍耳子　刺蒺藜　薄荷　蝉蜕　升麻　浮萍　蕲蛇　蚕沙　路路通　凌霄花

疥癣　海桐皮　芫花　泽漆　川楝子　苦楝皮　椿皮　芜荑　羊蹄　凌霄花　皂荚　百部　石菖蒲

神经性皮炎　蚤休　生地黄　红花　吴茱萸　鸡矢藤　苦参

银屑病　乌梅　全蝎　徐长卿　商陆　紫草　槐花　雷公藤　洋金花

寻常疣　乌梅　艾叶　三七　半夏　鸡内金　野菊花　刺蒺

藜　蒲公英

扁平疣　地骨皮　板蓝根　香附　鸦胆子　柴胡　紫草　刺
蒺藜

鸡眼　半夏　冰片　芦荟　鸦胆子　骨碎补　蜈蚣

手足皲裂　白及　甘草

带状疱疹　升麻　王不留行　乌贼骨　当归　板蓝根　海金
沙　菟丝子　地龙

稻田性皮炎　川椒　旱莲草

头虱、体虱　百部

白癜风　马齿苋　乌梅　生姜　刺蒺藜　骨碎补　麝香　补
骨脂　菟丝子

斑秃　侧柏叶　墨旱莲　骨碎补

带状疱疹　马齿苋　半边莲　当归　王不留行　升麻　地龙
板蓝根　海螵蛸　海金沙

九、肿瘤

恶性肿瘤　山慈姑　白花蛇舌草　莪术　蚤休　天花粉　薏
苡仁　茯苓　猪苓　瓜蒌　山豆根　射干　汉防己　黄药
子　夏枯草　全蝎　蜈蚣　半边莲　蒲公英　鱼腥草　羊
蹄　丹参　赤芍　三七　大蓟　小蓟　鸦胆子　石菖蒲
儿茶　紫草　生南星　威灵仙　补骨脂　女贞子　山茱萸
淫羊藿　半夏　海带　海藻　昆布　麝香　瞿麦

食道癌　泽漆　黄药子　蜈蚣

肺癌　鸦胆子　蜈蚣　蒲公英　黄药子　山豆根

胃癌　大黄　黄药子　蜈蚣　麝香　白花蛇舌草

肝癌　蕲蛇　莪术　黄药子　麝香　虎杖

白血病　鸡血藤　青黛　莪术

乳腺癌　蜈蚣　夏枯草　蒲公英

子宫颈癌　天南星　蜈蚣　莪术　鸦胆子

绒毛膜上皮癌　天花粉

直肠癌　黄药子　麝香

膀胱癌　山豆根

癌症疼痛　冰片　罂粟壳

常见病症选方

一、传染病与寄生虫病

流行性感冒

方1　大青叶或板蓝根 30g，煎汤代茶，连服 3～5 天。

方2　蒲公英或连翘 15g，水煎服。

方3　野菊花、桑叶各 12g，水煎服。

方4　贯众、苍术各 9g，水煎服。

方1～4 用于预防。

方5　鲜藿香、鲜佩兰各 10g，鲜薄荷 5g，水煎服。用于春、夏流感。

方6　鸭跖草、金银花各 10g，水煎服。用于发热咽痛、口干者。

方7　葱白、生姜各 10g，红糖 30g，水煎温服取汗。

方8　艾叶 15g，红糖 30g，水煎服。

方9　紫苏叶、胡荽各 9g，水煎服。

方10　麻黄、桂枝各 8g，水煎温服取汗。

方7～10 用于发热恶寒、无汗身痛者。

流行性腮腺炎

方1　青黛适量，醋调外敷。

方2　鲜蚯蚓 3 条，洗净，加白糖适量，捣烂外敷患处。

方3　蒲公英、鱼腥草、大青叶、鸭跖草或野菊花，任选一味，鲜品 60g，捣烂外敷患处。

方4　板蓝根 15g，金银花 12g，生甘草 5g，水煎服。

方 5　海金沙或藤 12g，水煎服。

方 6　生天南星适量，用醋磨汁外涂患处。

方 7　生大黄粉 5g，冰片 1g，水调外涂患处。

病毒性肝炎

方 1　大青叶或板蓝根 30g，水煎服。

方 2　茵陈蒿、虎杖各 30g，水煎服。

方 3　茵陈蒿 15g，大黄 9g，甘草 3g，黄芩 6g，水煎服。

方 4　茵陈蒿 15g，栀子 10g，水煎服。

方 5　柴胡、郁金各 12g，龙胆草 10g，五味子 5g，水煎服。

方 6　鸭跖草、地锦草各 15g，水煎服。

方 7　秦艽 12g，矮地茶 15g，大蓟 15g，水煎服。

方 8　金钱草、积雪草各 15g，水煎服。

方 9　茵陈蒿 15g，丹参 12g，柴胡 10g，黄连 3g，五味子 3g，水煎服。

方 10　山豆根 10g，羊蹄 12g，陈皮、枳壳各 6g，水煎服。

百日咳

方 1　款冬花、百部、白及、紫菀、车前子各 30g，共研细粉，1～3 个月每次服 0.3g，周岁以内每次服 1g，4 岁以内每次 2～3g，4～8 岁每次 5～6g，日服 4 次，开水冲服或水煎服。

方 2　鲜鱼腥草 60g，绿豆 120g，冰糖 30g，煮食，日服 3～4 次。

方 3　川贝母 3g，鲜鸡胆 1 个，刺破鸡胆，挤出胆汁烘干，与川贝母共研细末，加白糖适量，分 3～4 次开水调服。

方 4　地龙 5g，旱莲草 8g，黄连 1g，水煎服。

方 5　核桃仁、冰糖各 30g，梨 150g，共捣烂，加水煮成汁，每次服 1 汤匙,1 日 4 次。

麻疹

方 1　贯众 30g,或紫草 15g,水煎代茶。用于预防。

方 2　荆芥、薄荷、升麻各 10g,金银花 12g,淡竹叶 15g,水煎服。

方 3　葛根 6g,前胡 5g,牛蒡子 10g,川贝母 3g,甘草 3g,水煎服。用于有咳嗽咽痛者。

方 4　鲜胡荽、桎柳、浮萍各 60g,布包煎煮,趁热湿敷额、面、手等皮肤暴露处。

方 2～4 用于初起透疹。

方 5　金银花、连翘各 10g,牛蒡子 6g,淡竹叶、芦根各 15g,水煎服。

方 6　苎麻根、生石膏各 15g,葛根 12g,薄荷 6g,生甘草 3g,水煎服。

方 5～6 清热解毒,用于出疹期。

方 7　鲜芦根 60g,老母鸭 1 只,水煮喝汤。

方 8　绿豆 60g,煮食。

方 9　生地、玄参、麦冬各 10g,水煎代茶。

方 7～9 清热生津、清解余毒,用于疹子没收期。

肺结核

方 1　白及、百部、牡蛎、炮山甲各等分,研细粉,每次 3～5g,1 日 2～3 次。

方 2　夏枯草 30g,青蒿 5g,鳖甲 3g,水煎服。用于肺结核低热者。

方 3　百部、白及各 250g,玉竹 200g,黄精 500g,侧柏叶

300g，共研细末，炼蜜为丸，每次9g，每日3次。用于肺结核咳血者。

方4　生白及30g，百部、麦冬、川贝母、黄芪各15g，白果10g，共研细末，以蜜调成稀糊灌入新鲜猪肺内，将气管扎紧，煮熟，分数次食之。用于肺结核气阴两虚者。

流行性脑脊髓膜炎

方1　大青叶或板蓝根15g，加白糖适量，煎汤代茶。

方2　贯众30g，板蓝根15g，煎汤代茶。

方1～2用于预防。

方3　紫花地丁、金银花、板蓝根各15g，桑叶、菊花各12g，水煎服。用于初起发热恶寒、咽痛者（配合西药治疗）。

方4　鸭跖草15g，栀子10g，生石膏60g，鲜竹叶30g，水煎服。用于高热、头痛、烦躁者（配合西药治疗）。

痢疾

方1　鲜马齿苋750g，洗净，干蒸5分钟，捣烂取汁，加适量冷开水，再捣取汁，合并药液，代茶频饮。

方2　穿心莲30g，研粉，每次2g，吞服，1日3次。

方3　黄连5g，大黄8g，地锦草15g，槟榔10g，木香3g，水煎服。用于初起里急后重，下痢脓血者。

方1～3用于细菌性痢疾。

方4　白头翁15～30g，水煎，1日4次，连服5～7天。

方5　荜澄茄30g，研末，每次1g，1日4次，7天为1疗程。

方6　乌梅10g，旱莲草15g，白芍12g，木香3g，水煎服。

方4～6用于阿米巴痢疾。

疟疾

方1　鲜青蒿60g,绞汁,发作前2小时服。

方2　柴胡、常山各15g,姜半夏9g,水煎,在发病前一天晚上、发病前半天和发病前2小时各服1次。

方3　鸦胆子仁5～10粒,龙眼肉包裹吞服。每次3粒,1天3次,连服3～5天。胃溃疡、胃炎、肝肾功能不全者忌用。

方4　辣椒、大茴香各等分,研末,于发作前2小时用膏药贴于大椎穴。

蛔虫病

方1　使君子,炒香,每岁每天1粒,炒香空服嚼服,每天1次,连用3天。用于小儿蛔虫病。

方2　苦楝根皮(刮去外层红皮)15g,薏苡根20g,熟鸡蛋2个,去壳与上药同煮,空腹吃蛋。

方3　乌梅20g,水煎浓汁服;或米醋10ml,加等量开水服,每天3～4次,服3天。

方4　乌梅15g,花椒5g水煎,生姜适量,取汁,药液冲姜汁服。

方3～4用于胆道蛔虫症。

方5　葱白10根,捣烂绞汁,菜油或麻油2汤匙调服。用于蛔虫性肠梗阻。

蛲虫病

方1　鹤虱、苦参、百部各15g,花椒6g,水煎,临睡前温洗肛门、前阴局部,连洗3天。

方2　苦参、百部各30g,消毒药棉30g,共煮2小时,取药棉烘干,取冰片6g拌和做成15～20个带线小棉球,每晚取1

个塞入肛门,次日换药时取出,连用15～20次。

二、内科病症

感冒

方1 葱白2根,生姜15g,红糖30g,前2味切碎,入锅内加水适量煎煮10分钟,再入红糖,乘热饮服后上床盖被取汗,每日2次,小儿用量酌减。

方2 生姜60g,淡豆豉30g,食盐30g,葱白适量,上药共捣为糊,贴脐部,用消毒纱布或净布覆盖,并用热水袋敷其上,每天2次,头痛甚者,加用葱汁涂双侧太阳穴。

方1～2用于伤风感冒(感冒轻症或年老体弱或幼儿)。

方3 紫苏叶30g,生姜30g,红砂糖15g,将前二味药洗净,切碎,装入茶杯中,用200～300ml沸水浸泡5～10分钟,再加入红糖搅匀,趁热饮之。用于感冒兼恶心呕吐、腹痛腹泻者。

方4 艾叶15g,生姜30g,羌活10g,水煎加红糖10g,温服取汗。用于淋雨涉水感冒身痛。

方3～4用于风寒感冒。

方5 薄荷10g,金银花12g,桑叶15g,水煎温服取汗。

方6 芫荽9g,薄荷6g,生姜5g,沸水泡服。

方5～6用于风热感冒。

方7 藿香、荷叶各15g,水煎服。用于暑热感冒。

咳嗽

方1 鲜枇杷叶30g,梨60g,蜂蜜1汤匙,水煎服。用于轻症,尤宜于幼儿。

方 2　沙参、百合各 15g，水煎代茶饮用。用于秋燥干咳。

方 3　川贝母 6g，法半夏 9g，生姜汁 10ml，前二药研粉，每次 5g，与姜汁温开水冲服。用于咳嗽痰多，胸闷纳呆，欲呕。

方 4　鲜桔皮 150g，煎取药汁，去渣，粳米适量煮粥，调入橘皮汁食用。

方 5　冬虫夏草 5g，黄芪 12g，大枣 10 枚，猪肺 1 具，与诸药炖烂，饮汤食肺。用于久病体虚哮喘。

方 6　麻黄 10g，豆腐 1 块，杏仁 9g，共煮，去药渣，吃豆腐喝汤。

方 7　地龙，焙研细粉，每次 3g，饭后吞服，1 日 3 次。用于咳喘痰黄。

方 8　生麻黄 9g，紫菀 10g，鸡蛋 1 个，煎服。儿童减半。用热冷哮。

肺炎

方 1　生石膏 30g，蝉衣 6g，知母 15g，连翘 10g，水煎服。

方 2　鱼腥草 30g，桔梗 6g，水煎服。用于咳痰不爽。

方 3　金银花、紫花地丁、大青叶、蒲公英各 15g，栀子 10g，水煎服。

肺脓疡

方 1　鲜鱼腥草 120g，冷开水洗净，捣汁服。

方 2　鱼腥草、鲜白茅根、鲜芦根、生薏苡仁各 30g，桃仁 9g，水煎服。用于痰稠不易咯出、口干者。

方 3　三七、白及等量，研末，每次 6g，白开水送服。用于咳吐脓血久不愈者。

高血压病

方 1　菊花、槐花各 6g，绿茶 3g，沸水冲沏，当茶饮用。

方 2　夏枯草、葛根各 30g，豆腐 2 块，水煎，去渣饮汤吃豆腐。

方 3　川芎 12g，菊花 20g，地龙 10g，川牛膝 15g，夏枯草 30g，地骨皮 15g，玉米须 15g，水煎服。

方 4　吴茱萸 30g，生地 30g，捣烂，每晚贴敷足心涌泉穴，纱布包扎，次晨去之。

方 5　菊花 1 000g，川芎 400g，牡丹皮 200g，白芷 200g，打碎装入布袋中，当枕头用。

方 6　钩藤 30g，加水 100ml，煮 10 分钟，早、晚 2 次分服。

方 7　罗布麻 3～6g，开水泡当茶喝，或早晚定时煎服。

方 8　豨莶草 30g，地骨皮 15g，野菊花 9g，水煎服。

高脂血症、肥胖病

方 1　决明子 15g，海带丝 1 小碗，同煎，吃海带喝汤，每日 1 次。便溏者不宜用。

方 2　丹参 30g，蜜枣 5 个，瘦肉 100g，煮汤食肉，30 天为 1 疗程。

方 3　何首乌、绵茵陈、麦芽各 30g，煎汤代茶。

方 4　山楂 15g，煎水代茶。

方 5　三七粉，每次 0.6g，每日 5 次，饭前服，连服 1～2 个月。

方 6　荷叶、生薏苡仁各 30g，泽泻 10g，煎汤饮用。

呃逆

方 1　丁香、柿蒂各 10g，水煎服。用于寒呃。

方 2　鲜芦根 30g，柿蒂 15g，水煎服。用于热呃。

方 3　熟附片、葛根、白豆蔻、旋覆花、法半夏、茯苓各10g，丁香、枳实、甘草各6g，炮姜3片，水煎少量频服。用于手术后顽固性呃逆。

呕吐

方 1　生姜适量，醋250g，红糖1匙，茶叶1小撮，用醋浸泡生姜片1昼夜，用时取生姜3片，红糖、茶叶以沸水冲泡，代茶频频饮服。

方 2　丁香、肉桂、小茴香各10g，纳入洗净猪肚，加适量姜、葱、盐、酒等煨极烂，用粳米煮粥，加入同煮，空腹日服3次。用于寒呕或反胃吐食。

方 3　吴茱萸20g，葱适量，姜12g，盐20g，上药共捣烂，入铁锅炒热，温敷脐中、胃脘处。

方 4　芦根、竹茹各15g，水煎，生姜汁半匙，少量频服。用于胃热呕吐。

胃、十二指肠溃疡

方 1　蚤休20g切碎，用冷水浸透，塞入洗净的猪肚内，文火慢煲，分数次食肚片喝汤，隔4～7天1剂。

方 2　生黄芪250g，延胡索250g，木香150g，海螵蛸100g，甘草100g，高良姜200g，白及150g，鸡蛋壳煅后研粉15g，附子50g，上药洗净晒干，粉碎过筛备用。每次6g，日服3次，姜汤冲服。用于胃痛、吐酸水、烧心。

方 3　海螵蛸300g，甘草150g，生香附150g，石菖蒲150g，焙干，共研细末，每次3～5g，每天3次，饭前半小时吞服。

方 4　海螵蛸、青木香各等分，焙干研细末，吞服，每次

3g，每天3次，饭前半小时服。用于胃脘胀痛、嗳酸。

胆囊炎

方1　金钱草120～240g，煎汤代茶饮用。

方2　柴胡、虎杖各15g，大黄、郁金各12g，蒲公英、金钱草各30g，水煎服。

便秘

方1　生大黄粉3～5g，温开水送服。用于热结便秘。

方2　番泻叶5～10g，开水泡服。

方3　芒硝10g，烊化冲服。用于燥结便秘。

方4　柏子仁15g，蜂蜜适量，粳米50～100g。将柏子仁去皮壳杂质，捣碎，和粳米共煮，待粥将成时调入蜂蜜，续煮10分钟即可食用。用于肠燥便秘。

方5　白术120g，水煎服。用于气虚便秘。

方6　当归20g，生地12g，火麻仁15g，桃仁9g，瓜蒌30g，生首乌30g，蜂蜜适量，水煎，早晚饭前服。用于妇女产后阴血虚或年老体弱便秘。

方7　葱白3个，生姜1块，盐3g，淡豆豉12g，共捣作饼，烘热贴脐。

方8　皂角12g，细辛5g，共研细末，用熟蜂蜜调匀制成栓剂，阴干，塞入肛内。

急性胃肠炎

方1　鲜鱼腥草120g，洗净，捣汁冲服；或干鱼腥草30g，水煎服。

方2　仙鹤草30g，水煎服。

方3　紫苏、藿香各12g，黄连5g，水煎服。

方 4　炒麦芽 15g，炒山楂 12g，水煎服。用于伤食泄泻。

方 5　干姜丝 3g，茶末 5g，沸水泡服。

方 6　荜澄茄 15g，捣碎吞服。

慢性腹泻

方 1　陈皮、青皮、丁香、诃子、甘草各等分，研末，每次服 1～3g，1 日 3 次。用于小儿脾胃不和，呕吐泄泻。

方 2　熟附片 15g，羊肉 1 000g，生姜 50g，胡椒 6g，食盐 10g，附子先煎半小时，文火炖羊肉熟烂，吃肉喝汤。用于脾肾阳虚久泻。

方 3　白术、山药、鸡内金各 30g，焙干研末，每次吞服 5g，1 日 3 次。用于脾虚久泻。

急性肾小球肾炎

方 1　益母草 120g，水煎服。1 日 4 次。

方 2　麻黄 10g，苍术、石膏各 20g，白术、茯苓、车前子各 15g，水煎服。

方 3　白花蛇舌草、荠菜各 30g，水煎服，1 日 4 次。

方 4　绿茶、桑白皮各 30g，葱白 8 根，鲜鲤鱼 1 条，水煮，温服汤汁，食鱼肉。

慢性肾炎

方 1　熟附子 15g，黄芪 60g，党参、白术各 30g，绿豆 250g（附子、绿豆先煎 1 小时），水煎服。用于慢性肾炎水肿。

方 2　太子参 10g，黄芪 15g，白术 10g，白花蛇舌草 20g，薏苡仁 15g，丹参 10g，菟丝子 10g，水煎服。用于慢性肾炎、水肿、蛋白尿。

尿路感染(肾盂肾炎、膀胱炎、尿道炎)

方1　车前草 30g,海金沙 15g(包煎),水煎服。

方2　蒲公英 60g,石韦 30g,水煎代茶频饮。

方3　野菊花、白茅根各 30g,黄柏 10g,水煎服。

方4　忍冬藤、鸭跖草各 30g,水煎服,便秘者加生大黄 6g。

尿潴留

方1　食盐、生姜、葱白各适量共捣烂,炒热布包熨脐周围及小腹,冷却调换再熨。

方2　蝉蜕 9g,水煎加红糖服用。

遗尿、尿频

方1　鸡内金 2 个,猪膀胱 1 只,将鸡内金焙干研末;猪膀胱烘干研末,混合,睡前服,分 2～3 次服。

方2　麻黄、钩藤、益智仁、白果各 10g,水煎睡前 1～2 小时服。

贫血

方1　阿胶 15g,瘦肉 60～120g,炖服,2 周为 1 疗程。

方2　枸杞 15g,大枣 10 枚,龙眼肉 30g,水煎常服。

方3　当归 10g,黄芪 30g,水煎服。用于气血两虚,便溏者不宜用。

方4　鸡血藤 30g,巴戟天 15g,猪排骨 1 000g,煮食,食肉饮汤。

血小板减少性紫癜

方1　仙鹤草、牡蛎、丹参各 15g,连翘 10g,甘草 3g,大枣 10 枚,水煎服。

方2　大枣 30 枚,花生衣适量,水煎代茶。

方 3　川芎、赤芍、丹参、鸡血藤、益母草各 15g，红花 10g，当归 15g，水煎服。

阳痿、男性不育症

方 1　淫羊藿 250g，浸纯白米酒 1 500ml，15 天后去渣，取澄清液，每晚饮服 30ml，平时多食韭菜、鲜虾。2 个月为 1 疗程。

方 2　细辛 3g，开水泡服。

方 3　枸杞子 15g，每晚嚼碎，开水送服，1 个月为 1 疗程，精液常规检查正常后再用 1 疗程。

方 4　熟附子 6g，蛇床子 15g，菟丝子 15g，益智仁 10g，甘草 6g，水煎服。

方 5　人参、蛤蚧、鹿茸各适量，研末，每次 3g，1 日 2 次；或浸酒饮用。

糖尿病

方 1　山萸肉 30g，五味子、乌梅、苍术各 20g，加水 2000ml，煎至 1000ml，分早、中、晚 3 次饭前温服。

方 2　鸡内金 10g，鲜菠菜根 250g，大米 50g，菠菜根与鸡内金先煮 30～40 分钟后，下米煮作烂粥，每日分 2 次食用。

方 3　生地、玄参、牡丹皮各 20g，天花粉、黄芪、生龙骨、生牡蛎各 30g，枸杞子 18g，山茱萸 15g，五味子 10g，水煎服。

痛风

方 1　鲜车前草 60g，水煎代茶。

方 2　地龙、炮山甲、桂枝各 12g，蜈蚣 6g，生石膏、生薏苡仁、生地、忍冬藤各 30g，牡丹皮 15g，水煎服，药渣外敷。

风湿性关节炎、类风湿性关节炎

方 1　豨莶草、忍冬藤各 30g，水煎服。用于急性期红肿热痛。

方 2　干姜 60g，乌头 20g，干辣椒 30g，将上药放入 2000ml 水中煮沸 30～40 分钟，乘热熏患部，温度适宜时用毛巾蘸药汁热敷患部，每日早晚各 1 次，每剂可用 2 天。

方 3　全蝎 10g，地龙 15g，蕲蛇 15g，共捣碎，加白酒 500ml 浸泡 1 周后，每次 5～10ml，早晚各 1 次。

方 4　桑枝 15g，独活、松节各 9g，忍冬藤 30g，水煎服。

方 5　生川乌、生草乌、生天南星、生半夏各 30g，共研末，浸白酒，擦局部。用于关节变形、屈伸不利、冷痛甚者，切勿内服。

头痛、头晕

方 1　天麻 15g，炖鸡蛋食用。

方 2　白芷 30g，川芎 15g，细辛 10g，升麻 10g，冰片 6g，薄荷 10g，上药共研末，装瓶密封备用。用药棉蘸少药粉塞鼻，深吸气。

方 3　蝉蜕 60g，葛根、川芎、白芷各 15g，细辛 3g，甘草 6g，水煎服。

偏头痛

方 1　全蝎 3g，地龙 15g，甘草 3g，共研细末，每次 3g，1 日 3 次。

方 2　川芎 60g，浸白酒 500ml 中 1 周，每次 10～20ml，1 日 3 次。

失眠

方 1　茯神 15g，水煎取药液约 1 杯，鸡蛋黄 1 枚，搅匀，睡前先用温水洗足,后服下药液。

方 2 酸枣仁粉 10g,茶叶 15g,清晨 8 时泡茶饮,晚上就寝前服酸枣仁粉,忌茶。

方 3 生龙骨、生牡蛎、丹参、夜交藤各 30g,麦冬、朱茯苓、合欢皮各 15g,水煎服。

面神经炎(面瘫)

方 1 生南星、白及、生草乌、白僵蚕各 6g,共研细末,生鳝鱼血调成糊状,敷患侧,外用敷料保护固定。

方 2 豨莶草 30g,水煎服。

方 3 羌活、防风、白附子、僵蚕各 10g,全蝎 6g,水煎服,黄酒 30ml 分次兑服。

自汗、盗汗

方 1 黄芪、党参各 15g,五味子 5g,将黄芪等 3 味纳入猪心内,加水炖熟,吃肉饮汤。

方 2 糯稻根须 30g,泥鳅 90g,水煎服,吃鱼饮汤。

方 3 当归、生地、熟地各 15g,黄芩、黄连、黄柏各 10g,黄芪 20g,水煎服。用于盗汗。

三、骨伤、外科病症

跌打损伤

方 1 生栀子 30g,桃仁 18g,捣烂,加蛋清或醋外敷。

方 2 鲜地锦草或月季花或石菖蒲 30g,捣烂外敷患处。

方 3 鸡矢藤 30g,水煎服。

方 4 当归、川芎各 12g,细辛 3g,水煎服。

方 5 三七粉 5g,肉桂粉 3g,红酒冲服。

胆结石

方 1　金钱草、海金沙各 30g，鸡内金 15g，郁金 10g，川楝子 12g，水煎服。

泌尿系结石

方 1　虎杖 30g，水煎代茶。

方 2　核桃仁适量，食油炸酥，与半量白糖或红糖共研混和，呈糖糕状，成人每剂用核桃仁 120～150g，分 2 次服完。

方 3　海金沙、金钱草、车前草各 30g，水煎代茶。

疔疮疖肿

方 1　蒲公英、紫花地丁、野菊花、忍冬藤等任选一种，干品 30g，鲜品加倍，水煎服，外用鲜品捣烂外敷。

方 2　生南星适量，用醋磨成糊状，搽患处。

方 3　金银花、连翘、黄柏各 15g，生大黄 9g，水煎服。

方 4　白及粉适量，麻油调敷。用于疮疡溃后久不收敛。

痔疮

方 1　鸭跖草、马兜铃各 30g，朴硝 50g，煎汤熏洗。用于痔疮下坠肿痛。

方 2　地榆、槐花各 15g，水煎服。用于痔疮出血。

乳腺炎

方 1　芒硝 120g，纱布包，敷患乳。

方 2　蒲公英、瓜蒌各 30g，水煎服。

四、妇产科病症

痛经、闭经

方 1　艾叶 10g，生姜 3 片，先煎 10 分钟，去渣，加鸡蛋 1

个煮熟,调红糖服用。用于寒痛。

方2　益母草 30g,水煎服。

方3　香附 15g,延胡索 30g,月季花 10g,焙干研末,经前3天开始服用,每次 5g,1 日 3 次。

月经过多

方1　阿胶 15g,烊化冲服。

方2　墨旱莲、海螵蛸各 15g,荆芥炭 10g,水煎服。

方3　地榆炭 30g,米醋、水各 100ml,煎服。

带下异常

方1　白果 4 粒(去皮.心)鸡蛋 1 个,从鸡蛋小头打 1 洞,将白果填入,以纸糊洞,煮熟内服。

方2　莲子、薏苡仁各 30g,淮山 15g,金樱子 15g,水煎服。

方3　何首乌 30g,海螵蛸 10g,鸡蛋 2 个,上药同煮,吃蛋喝汤。

滴虫性阴道炎

方1　蛇床子 60g,煅明矾 15g,煎汤洗。

方2　苦参、蒲公英、仙鹤草各 30g,花椒、薄荷各 6g,穿心莲 15g,水煎,先熏后洗,每日 1 次,7 天为 1 疗程。

乳汁不通

方1　冬葵子、王不留行各 15g,布包,猪蹄 1 只,炖服。

方2　丝瓜络、通草各 10g,鲫鱼 1 尾,煮汤食鱼喝汤。

方3　生南瓜子 18g,去壳取仁,捣成泥状,开水冲服,或加白糖,早晚空腹各服 1 次,连服 3～5 天。

回乳

方1　生麦芽、炒麦芽各 30g，山楂 15g，水煎服。

方2　皮硝 250g，外敷乳部。

五、儿科病症

小儿疳积

方1　鸡内金 60g，焙干研末，每次 3g，开水调服。

方2　鲜山楂 20g，鲜白萝卜 30g，鲜桔皮 6g，水煎，加冰糖少量，代茶饮。

方3　莲子、芡实、淮山、茯苓各等分，研细粉，炖米粉食用。

小儿惊风夜啼

方1　蝉蜕 5g，钩藤 9g，开水泡服。

方2　地龙、白芍各 10g，水煎服。

小儿夏季热

方1　荷叶、青蒿各 10g，煎汤代茶。

六、五官科病症

牙痛

方1　蚤休 15g，白酒浸泡 1 周，牙痛时用药棉蘸药酒少许，搽患牙。

方2　生石膏 30g，生地、牡丹皮各 15g，黄连 5g，水煎服。用于胃火牙痛。

方3　韭菜子 9g，研末，加米醋适量，捣烂敷患牙。

慢性鼻炎、过敏性鼻炎

方1　辛夷花、苍耳子、白芷各等分，研末纱布包，每包

6g，开水泡先熏鼻，后服用。每天1包，泡2次。

方2　鲜鱼腥草60g，部分捣汁滴鼻，部分加水煎汤。

麦粒肿

方1　紫花地丁或蒲公英30g，水煎服。

结膜炎

方1　野菊花30g，煎服。或滤去渣，冷后冲洗眼。

方2　谷精草、白菊花、桑叶、车前子各15g，水煎服。

口腔溃疡

方1　白及粉10g，维生素C 5片研粉，混和，撒于疮面。

方2　黄连、甘草各3g，开水泡含服。

慢性咽炎

方1　人参叶5g，开水泡服。

方2　胖大海1个，开水泡服。

方3　熊胆粉1g，含化慢慢咽下。

方4　玄参、板蓝根、麦冬各15g，水煎服。

七、皮肤科病症

痱子

方1　臭梧桐或马齿苋60g，煎汤洗浴。

方2　蒲公英、忍冬藤各15g，水煎服。

方3　鲜苦瓜叶，捣汁外涂。

湿疹

方1　紫草120g，茶油或麻油适量浸泡2周，外涂患处。用于婴幼儿尿布湿疹。

方2　苦参、黄柏、地肤子、白鲜皮各30g，白矾10g，煎汤外洗。

方3　猪胆汁、黄柏末各适量,用猪胆汁拌黄柏末,晒干,研粉,外擦患处。

神经性皮炎

方1　苦参200g,陈醋500ml,将苦参加入陈醋内浸泡备用,用时患部先抓后用温水洗净,再用消毒棉签蘸药液外涂。

方2　徐长卿15g,蝉蜕6g,防风、牡丹皮各10g,芋环干15g,水煎服。

风疹

方1　浮萍150g,青蒿60g,煎汤擦洗患部。

方2　荆芥、防风各10g,蝉蜕8g,麻黄5g,白鲜皮15g,甘草10g,水煎服。

方3　地龙干、甘草各9g,水煎服。

冻疮

方1　生姜5片,擦患部。用于未溃烂者。

方2　芫花、甘草各20g,煎汤先熏后洗,每日3次。

甲癣足皲

方1　羊蹄180g,75%酒精500ml,浸泡7天,去渣备用,外涂患指。

方2　生大蒜10瓣,食醋30~60ml,将生大蒜捣烂,用醋浸泡2小时后,将患指伸到醋蒜液中,每日浸泡3~5次,每次10~15分钟。

带状疱疹

方1　鲜地龙5条,白糖适量,将地龙擦净,放入白糖内,取出浸液,外涂患处。

方2　冰片 15g,生石灰 15g,食醋 100ml,将冰片、生石灰研为末,以食醋拌成糊状,平摊于大块纱布敷于疱疹上,以胶布固定。

方3　板蓝根、海金沙、升麻各 15g,瓜蒌 30g,红花 10g,生甘草 6g,水煎服。

药名索引

721